U0189252

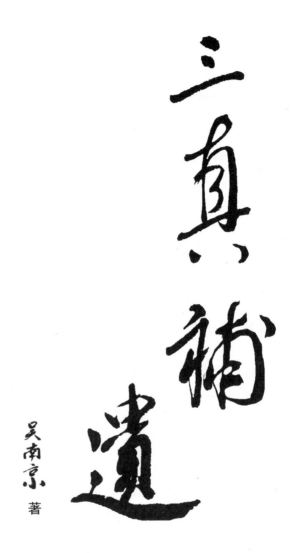

三真补遗

吴南京 著

中国科学技术出版社
·北京·

图书在版编目（CIP）数据

三真补遗 / 吴南京著 . — 北京 : 中国科学技术出版社 , 2021.8
ISBN 978-7-5046-9073-9

Ⅰ . ①三… Ⅱ . ①吴… Ⅲ . ①《内经》—研究 Ⅳ . ① R221.09

中国版本图书馆 CIP 数据核字 (2021) 第 103220 号

策划编辑	刘 阳 韩 翔	
责任编辑	王久红	
装帧设计	佳木水轩	
责任印制	李晓霖	

出　　版	中国科学技术出版社	
发　　行	中国科学技术出版社有限公司发行部	
地　　址	北京市海淀区中关村南大街 16 号	
邮　　编	100081	
发行电话	010-62173865	
传　　真	010-62179148	
网　　址	http://www.cspbooks.com.cn	

开　　本	710mm×1000mm　1/16	
字　　数	313 千字	
印　　张	18	
版　　次	2021 年 8 月第 1 版	
印　　次	2021 年 8 月第 1 次印刷	
印　　刷	天津翔远印刷有限公司	
书　　号	ISBN 978-7-5046-9073-9 / R · 2726	
定　　价	69.00 元	

内容提要

　　著者从医近三十年，博采众长，独辟蹊径。为求医术精进，曾问业浙江省中医院宋世华教授、脾胃病专家周亨德前辈，后师从中国中医科学院陶广正教授和吴中朝教授。

　　本书是著者对"医道求真""医道存真""医道传真"三真系列的补充。著者以《黄帝内经》为主题，针对其中适用于临床实际但又学习有困难的内容，以经注经，以历代名家为补充，同时根据自己真实的治病经验来解读说明，再针对其中不足处，以历代名家理论进行补充完善，并结合自己的治学心得进一步疏注，帮助读者整理出一条清晰的中医学脉络，以便理解及应用。著者所述看似随意，实则思路精巧，一气呵成，尽显画龙点睛之妙。

　　全书内容原创，写作质朴，真实可参，实为研习中医治学的上佳读本。

中医的发展在于继承

（代前言）

我从事中医近三十年，曾问业于浙江省中医妇科专家宋世华教授和浙江省脾胃病专家周亨德教授，后又拜中国中医科学院陶广正教授和吴中朝教授为师，成为陶广正教授的关门弟子。

从医历程一路艰辛，但有所得。于是我把自己的中医心得整理出版了"医道求真""医道存真""医道传真"三个系列丛书，以及中医通俗读物《百姓中医实用手册》、讲述病因的《杏影》。在学习治病的过程中，自觉对中医有了些许新发现，所以我自2019年开始做科普视频《吴南京中医科普100讲》，然而仍有未尽之处，于是写了这部《三真补遗》，对本人之前的三个系列丛书进行补充。

中医之根是《黄帝内经》，不在此下功夫，中医是很难理解的。有人说现在是什么年代了，分子、原子、量子学说等新兴理论层出不穷，还在两千年前的《黄帝内经》上折腾，有什么意思？中医有自成体系的系统理论，有大处着眼、小处入手的治病防病方式。中医以天人合一的宏观理论为总指导思想，进行局部疾病的论治。如果不好好继承《黄帝内经》和历代名家的思想，留下的只会是某药某方机械地治疗某种疾病，这种对号入座的方式，其实是守株待兔。

现在全民都在谈论医药，中医更是成为人们茶余饭后的谈资，但我发现一个问题，民众谈中医，都是仅仅局限于偏方、秘方，或是一些显得很神秘的内容。大学毕业出来的中医学生则以"证型＋药方"的模式机械应付。这些内容也就仅仅作为谈资罢了，治不了病，也指导不了养生。人们都在感叹医院人多为患，治病不易，又有谁会静心反思自己道听途说，自己折腾出一身毛病。

中医是一个系统工程，要研究的内容有人体脏腑功能、中药、针灸，以及天、地、人文的大环境对健康的影响等。本人牢记师父的教诲，治学要"务真求实"，之前出版的三个系列丛书都有一个"真"字，就是指真实之意，写的是自己对中医理解、应用的真实内容。图书出版后，很多业内人把我的书作为治病的参考书，遇到治不了的疾病，从我的书中抄一个相似的药方对应治疗，于是从原来的套方治病，又走向了另一个套方治病。

《黄帝内经》建立了中医的基础理论体系，但内容很混乱，一篇文章的内容有的前言不搭后语，有的自相矛盾，有的还很迷信。加上历代注家的注解，意见不一，有的更是脱离临床实际，望文生义，于是学者只能望书兴叹，无所适从。

本人刚开始读《黄帝内经》时也是一片迷糊，后来随着对中医的理解深入，读遍了历代注本，比如《类经》《黄帝内经证注发微》《读素问钞》《黄帝内经集注》等等，由是发现了诸多问题。我曾问自己"中医的基础在《黄帝内经》,《黄帝内经》的基础又在哪里呢？"因为任何一种学问的理论基础都不可能无缘无故出现。于是我去看先秦和两汉的书，在《吕氏春秋》和《淮南子》中发现有大量内容和《黄帝内经》是一致的，于是我又去找《吕氏春秋》的基础理论，得出《黄帝内经》是以先秦和汉代的诸子学说、天文、地理、历法、易学、政治等为基础，再结合人体的生理和疾病而成。

现在中医教育最大的缺陷主要在于几点，一是对疾病的分证型套用药方的机械应付，或采用现在实验室小白鼠的数据为指导堆积拼凑组方治疗，或偏方、协定方套方治疗。用这种方式学习时觉得中医很简单，但不适合临床实际治病。二是针灸和汤药脱离，懂针的不懂药，懂药的不懂针，实际治病时对很多疾病不能根据使用汤药还是针灸取长补短；三是没有一个作为对中医学总指导的核心理论模式，使学中医者缺少整体观念。

几年前，本人曾打算重注《黄帝内经》，如果全注是一个巨大的工作量，加上事多，于是就耽搁下来。2020 年因为疫情隔离在家，事情也较少，我看了一年的书，于是决定把《黄帝内经》进行一次系统的整理。所以本书以《黄帝内经》为主体，针对中医学习有困难但适用于临床实际的内容进行摘录，对现代中医药大学教材中已有完善记录的则不再摘录。对于《黄帝内经》中的不足处，取历代名家的理论进行补充完善，再结合本人的治学心得疏注而成。试图把中医学整理出一条清晰的脉络，方便读者对中医的理解和实际应用。

我师父陶广正教授的导师是王玉川教授，我师娘高春媛教授的导师是任应秋教授，王玉川和任应秋前辈，是我的祖师爷，在师父和师娘的指引下，我把王玉川和任应秋的书认真翻阅，后来在王玉川写的《运气探秘》这本书中发现了很多与我观念一致的内容，很多内容他仅仅提出了疑问，并没有实际落实。也有些内容和我的观念是不一致的，比如五行学说，我与王玉川前辈就完全不同。

没有继承就没有发展，没有继承就没有创新，没有继承就是无根的浮萍。

本人在中医界是以治疗疑难病和危重病立足的，对于中医急诊亦颇有心得，有人说我的中医自成一家，其实我是取《六微旨大论》"出入废则神机化灭，升降息则气立孤危。故非出入，则无以生长壮老已，非升降，则无以生长化收藏。是以升降出入，无器不有。"为治病和学习的总纲领，一切治病方式都是以"五脏三焦气化"为宏观指导，结合局部病变的微观辨病。长期应用于临床治疗，颇能应手，特别是对于疑难病和危重病的治疗，确实有意义。治病最主要在于方向性和原则性的把握，如果不以宏观思想来指导微观局部疾病，见病治病的方式就会迷失方向。

2012 年，我拜在陶广正教授门下时，师父意味深长地对我说："南京，好好学习，你要再沉潜十年。当年我的导师对我的文、史、哲、医都颇为满意，你是我的关门弟子，今后就看你的了。"我认真地听从师父教诲，后来师父又指引我拜吴中朝教授为师学习针灸，又介绍我认识谷世喆教授、严季澜教授等前辈，这些年，我时常与谷世喆教授探讨针灸的内容，有时治疗一些有意义的病例也会与前辈们分享、交流。前些年本人在横店集团创始人徐文荣身边工作，徐文荣前辈虽说是一名企业家，但他的思想很独特，让我对中医的理解又长进了不少。

编写过程中，本人翻阅了大量文献，以经注经，以历代名家为补充，再结合自己的实际治病经验来解说，力求通俗实用。当然，书中内容不可能尽善尽美，仅作抛砖引玉，愿与大家分享。

目 录

天 文

　　天文学是一门古老的科学，自有人类文明史以来，天文学就有重要的地位。不论古今中外都非常重视，因为地球上的气候变化，是天体运行的结果，人类在天体面前非常渺小，所以自古就有"顺天者昌，逆天者亡"的理念，事实也证明了人类的力量无法和天对抗。中国是一个农耕社会，种植、战争等都得有物候历法，所以就得有专门的人员进行观天象以定历法。

　　中国古代天文学很发达，早在《书经》就有世界最早（公元前 2137 年）的日食记录；公元前 2000 年左右，测定木星绕天一周的周期为 12 年；公元前 14 世纪，殷商甲骨文中已有日食和月食的常规记录，以及世界上最古老的日珥记录；公元前 12 世纪，商末周初采用二十八宿划分天区；公元前 11 世纪，传说周朝建立测景台，最早测定黄赤交角；公元前 2 世纪，司马迁等完成的《史记·天官书》是最早详细记载天象的著作。

　　西周、春秋时设太史令，掌管记载史事、编写史书、起草文书，兼管国家典籍和天文历法等。到了汉属太常，掌天时星历。

　　因为历史时代问题，古时的天文学和现在的大不相同，一是为了定历法方便种植；二是为了统治者更好地统治，把天文学中的天理解为具有神学性质的天，把一些天文现象用于统治手段。古时中国对天的理解有两种，一种是道家的理解，这是自然的天；儒家的天，就是为了统治需要的神学之天，到了西汉董仲舒时更是将其推向了高潮。

　　《着至教论》上知天文，下知地理，中知人事，可以长久，以教众庶，亦不疑殆，医道论篇，可传后世，可以为宝。

　　《大医习业》凡欲为大医，必须谙《素问》《甲乙》《黄帝针经》、明堂流注、十二经脉、三部九候、五脏六腑、表里孔穴、本草药对、张仲景、王叔和、阮河南、范东阳、张苗、靳邵等诸部经方。又须妙解阴阳禄命，诸家相法，及灼龟五兆,《周易》六壬,并须精熟,如此乃得为大医。若不尔者,如无目夜游,动致颠殒。次须熟读此方,寻思妙理,留意钻研,始可与言于医道者矣。又须涉猎群书,何者?若不读五经,不知有仁义之道;不读三史,不知有古今之事;不读诸子,睹事则不能默而识之;不读《内典》,则不知有慈悲喜舍之德;不读《庄》《老》,不能任真体运,则吉凶拘忌,触涂而生。至于五行休王、七耀天文,并须探赜,若能具而学之,则于医道无所滞碍,尽善尽美矣。

文中所说一个真正的医生,除了要深谙中医学的内容外,还要精熟易学,通诸子学说,并且对天文学也要明白。上文中的五行休王是中国的古历法,七耀天文就是指中国的古天文学,七耀是指金星、木星、水星、火星、土星和太阳及月亮。因为太阳和月亮在天空中看起来要比其他星体大得多,对地球的影响也最大,所以古人并没有把太阳、月亮和其他的星体视为一体。如《周易》:"县象著明,莫大于日月。"《尚书·益稷》:"予欲观古人之象,日、月、星辰。"都是直接把太阳、月亮和其他星体进行区分。

其实古人对天象的观察,也是逐渐完善的。起初古人认为地球是中心,太阳是围绕地球转,抬头向天看,天像是一个圆圆的大锅反盖在头上一样,于是提出了天圆地方的概念。虽说古人认为太阳是围绕地球转的,但太阳对地球的影响最大,地球万物靠太阳。古人就是通过观日影的长短发现了日影有规律的回归,于是定了回归线和太阳运行的路线,也就是俗称的"黄道"。自然界年复一年地遵循这个规律,于是出现了以太阳运行为基准的历法,这就是古代的十月太阳历。太阳历和现在应用的历法的不一样,太阳历的一年共360天,再把一年分成10个月(就是天干地支中的十天干),每月36天,每两个月为一季,每个季度72天,但一年的天数是多于360天的,多出的几天用于过年。一年分五季就是中国的五行学说(五行其实就是古人定五季的五个时间点,后来经过不断的发展,到了西汉将其推上了高潮,把天下万物都用五行来归类。中医的五运六气之五运也是取于此)。现在我们所看到的一些360周天、36天罡、72地煞,这些神秘数字,就与古历法的时间计算有关。10月历法,上半年两季为阳,下半年两季为阴,中间的季节同属阴阳,但前一个月属阳,后一个月属阴(中医学上的五行理论中脾主中、主长夏,理论源于此)。

晚上月亮比其他星星要大要亮,并且月有圆缺的变化,于是古人也探寻了月亮的运行规律。古人发现了一年中月亮的圆缺次数为12次左右,于是又出现了以 12 月为一年的历法（12 月历法就是天干地支的 12 地支。结合地球上湿度和温度的变化规律，两个月为一个节点，这就是中医学上的"六气"学说，结合上述的五运，就形成了很有特色的"五运六气"学说），但一年的天数不是刚好月亮的 12 次圆缺，会多出几天，于是就创了闰月。

但这种算法并不是很精准，于是又结合了星星一起来观察。人们发现了地球的北边有一群星星像勺子一样的，随着季节的变化，勺子柄也在有规律地转动，并且勺子的星星始终对着一颗很亮的星星，这就是北斗星和北极星。因为不论其他星星怎么变化，北极星始终不动，于是古人就认为那是天的中心（因为其他星星都是围着它在转），并且把不同时间观察到的星星进行了整理，发现了 28 个星群，这就是 28 星宿，把 28 星宿分成四个大组，这就是一年的四季，这四个大组就是苍龙、朱雀、白虎、玄武"四象"。

随着对天文学研究的越来越深入，人们总结出用太阳定四季，用月亮定月份，两个结合就是阴阳合历。中国的历法发展史上，有阳历、阴历、阴阳合历等区别，现在的历法是五天为一候、三候为一气（节气）、六气为一时（季）、四时为一岁，这些内容全是天文学研究的结果。这些内容从《夏小正》到《吕氏春秋》，再到《淮南子》的演变过程，很明确地表达了中国天气历法的发展史，因为内容很多，这里不再一一摘录。

人是天地的产物，和天地息息相通。为了生存，古人长期观察总结天文变化造成地球气候变化，进而对人的健康造成的影响，常听说"油菜花开了，疯子多了"。为什么油菜花天疯子会多，是因为油菜花开的季节是春天，我们中国处于北半球，春天来了，气温在逐渐的升高，阳气动起来，对于一些阳气过亢或肾精亏虚的人来说，承受不了这种气机升发季节变化，阳气上扰心神，于是发生了神志病。

但为什么春天来了气温会升高？这是因为地球围绕太阳转，天体转动变化带来了气候变化，从而直接影响了人的健康。所以一个真正的医生是有必要了解天文和历法的，这样才能更好地掌握疾病的变化规律。比如《黄帝内经》里讲到"必先岁气，无伐天和""不知年之所加、气之盛衰、虚实之所起，不可以为工矣"。中医讲究"天人合一"，把自然天道融入医学之中，这是中医不同于西方医学的一个很明显的地方，是非常合理的。

地　理

　　地理环境是地球上人们赖以生存的空间，所以没有地理就没有人类的文化，文化之根源在于地理，谈文化离开了地理就会毫无意义。

　　人活在地球上，首先要解决的问题是生存问题，一切学问都是为了生存而服务的。比如中国历史上的中央集权问题，很多人只会从文字或历史角度去理解，这样是永远也理解不通的。生存问题，最原始的就是为了不饿着，于是人们到处寻找食物；出现了种植后就开始研究天文历法，寻找大自然的气候规律以方便种植；社会发展了，有了阶级的区分，就要对百姓进行管理，于是就出现了教化百姓的学说，这就产生了文化，比如中国的儒学、道学等。到了战国时期，有识之士发现了长江和黄河时常发洪水，个人的力量难以对抗洪灾，意识到国家要统一，于是很多贤才去帮秦统一了天下。这一切全是为了生存，所产生的文化也全是为了生存。所以做学问，本人认为要以地理为总纲。离开生存谈文化，这是笑话。

　　地球是一个球体，它围绕太阳转时自己会形成一个倾斜的角度，并且围绕太阳转的轨道平面也是一个椭圆形，随着地球的倾斜角度不同，阳光照射地表的角度也不同，于是地表的气温和湿度就会随着变化，从而产生了四季更迭，孕育了地球万物。但地表凹凸不平，山岚湖泊也不一样，虽说在同一个半球，气候特点还是有所差别。比如中国，整体地势是西北高而东南低。《五常政大论》说："天不足西北，左寒而右凉；地不满东南，右热而左温。"古人认为天高是一定的，西北山高了，天就少，所以天不足西北；东南低了于是天就多。这个地理知识是来源于一个神话故事。

　　说一个人面蛇身朱发叫共工的神，他是水神，《列子·汤问》说到"共工氏与颛顼争为帝，怒而触不周之山，折天柱，绝地维，故天倾西北，日月星辰就焉；地不满东南，故百川水潦归焉"。因为不周山是把天顶住不塌下来的山，不周山倒了，于是天塌下来，女娲就去补天。并且这个故事一直流传，如《管子·揆度》："共工之王，水处什工与颛顼之战。"《淮南子·天文训》："昔者共工与颛顼争为帝，怒而触不周之山，天柱折，地维绝，天倾西北，故日月星辰移焉；地不满东南，故水潦尘埃归焉。"《黄帝内经》成书于汉，就取材于此。

但从中国的地势来看，除了西北高，还有北边的蒙古高原。中国的气候变化方面主要源于北边西伯利亚寒流和太平洋的季风。冬至过后，太平洋的暖流就开始活动；随着地球倾斜角度的变化，立春过后，气温回暖明显，太平洋的水蒸发上来，随着太平洋季风吹到中国大陆上，于是就形成春天整体气候是暖和而多雨，但寒流还时不时地活动，又会时不时地降温，但气温总是在升高；因为气温起伏往来，时常刮风，所以中医学上讲春天主风；到了夏天，天气炎热，所以夏天主火；夏至时，太阳直照北半球，虽然是一年最热时，但北方的寒流又开始活动了，立秋过后，气温逐渐下降，北方的寒流不断侵袭，地表晒后的水蒸气遇上了寒流就降雨，于是出现了一场秋雨一场凉；随着地球倾斜角度和围绕太阳转运的变化，天气越来越冷，于是进入了冬天，年复一年地如此循环。但中国因为地域大，春天太平洋季风到了淮河流域就减弱，而北方有蒙古高原的阻拦，寒流也是一样到了淮河流域就减弱。淮河流域和秦岭基本上处于同一纬度，所以中国气候的分界线是在秦岭－淮河一线。中国气候特点的江北江南划分，不是以长江划分。

因为地理位置不同，对人体的影响也不同，所以中国就产生了很多地方饮食习惯，比如北方多冷，于是就多食肉类以抗寒；四川是一个盆地，四周高山，所以湿而闷热，水是雪山融化之水，硬而寒，所以就要吃辣椒。对于吃辣椒，湖南、湖北、江西、贵州的人都很厉害，但辣的物各不相同，江西是咸辣、湖南和湖北是硬辣、四川是油辣、贵州是麻辣。这些饮食习惯其实是我们的前辈为了适应当地的地理环境的健康选择。记得二十多年前我去湖南习武，我不习惯湖南的辣味，于是过了一个来月，我的膝关节就见疼痛，随着我对湖南辣味的习惯，我的膝关节疼痛也慢慢好转了。

《异法方宜论》黄帝问曰：医之治病也，一病而治各不同，皆愈何也？岐伯对曰：地势使然也。

故东方之域，天地之所始生也。鱼盐之地，海滨傍水，其民食鱼而嗜咸，皆安其处，美其食。鱼者使人热中，盐者胜血，故其民皆黑色疏理。其病皆为痈病，其治宜砭石。故砭石者，亦从东方来。

西方者，金玉之域，沙石之处，天地之所收引也。其民陵居而多风，水土刚强，其民不衣而褐荐，其民华食而脂肥，故邪不能伤其形体，其病生于内，其治宜毒药。故毒药者亦从西方来。

北方者，天地所闭藏之域也。其地高陵居，风寒冰冽，其民乐野处而乳食，脏寒生满病，其治宜灸焫。故灸焫者，亦从北方来。

南方者，天地所长养，阳之所盛处也。其地下，水土弱，雾露之所聚也。其民嗜酸而食胕，故其民皆致理而赤色，其病挛痹，其治宜微针。故九针者，亦从南方来。

中央者，其地平以湿，天地所以生万物也众。其民食杂而不劳，故其病多痿厥寒热。其治宜导引按蹻，故导引按蹻者，亦从中央出也。

故圣人杂合以治，各得其所宜，故治所以异而病皆愈者，得病之情，知治之大体也。

人生活在不同的地理位置，饮食习惯也不一样，其疾病的发生及治疗都有所区别。至于《黄帝内经》中所讲到的某种治病方法从哪个方向来，有人不理解，这要从中国历史定都位置来对待。《黄帝内经》这样大型的书籍，个人力量是不可能完成的，必定是官方组织来编写。《黄帝内经》成书于汉朝，汉朝定都于长安，长安是当时的中央。后来随着经济的发展为方便管理，才迁都。但一直到宋时，都是在西安到开封这个区域，元朝起才定都于北京。看中国王朝定都史，就是中国经济发展史。

记得小时候，我们村有一个媳妇是从距我们村三十来华里（1华里=500米）的地方嫁来，她的孩子只要到了外婆家就会生病，于是农村迷信的人说是孩子和外婆相冲。其实是孩子的外婆家海拔比我们村要低两百来米，气温要高，孩子元气未充，不适应。我女儿是在我们庆元县城里出生的，庆元气候炎热，一年可种两季水稻，而我们老家只能种一季，平均气温比庆元县城里要低十来度，小时我女儿的外婆家是在我老家的，也一样去外婆家不适应。

不同的地理位置，气候特点不同，比如北方和西北干燥，江南多湿。我们浙江遇上梅雨季节，屋里的东西全都长霉，人体亦是见舌苔滑腻的湿邪为患很多。北京的肺病多见阴虚肺燥，而浙江多见痰湿阻肺。

有些北方来浙江读书的大学生，他们在北方冬天手上不会长冻疮，在浙江反而长冻疮。因为北方冬天虽寒冷，但屋里有暖气，加上人们平时外在活动的时间相对要少。而浙江屋里没有暖气，空气又潮湿，很多北方人都感叹"你们浙江啊，又湿又冷，受不了。"可见不同地理位置对人身体的影响有多大。

《金匮真言论》：东风生于春，病在肝，俞在颈项；南风生于夏，病在心，俞在胸肋；西风生于秋，病在肺，俞在肩背；北风生于冬，病在肾，俞在腰股；中央为土，病在脾，俞在脊。

当然，传统中医学上对于地理在医学中的应用远不止这些，中医讲天人合一，自然是把地理也合进来。中国南方比北方热，于是就说南方主火、北方主水；东边靠海，风多，所以东边主风；西边因为远离大海，空气干燥，所以西方主燥。而应用五行理论来理解，中间主湿。并且把五个方位对应于人体的五脏，南方热主火是心，北方冷主水是肾，东方风多是肝，西方干燥是肺，中间多湿是脾。对于中间湿的问题，河南是中国的中部，但并不湿，但湖南、湖北的确是很湿。

《六节藏象论》：夫自古通天者，生之本，本于阴阳。其气九州九窍，皆通乎天气。故其生五，其气三。三而成天，三而成地，三而成人，三而三之，合则为九。九分为九野，九野为九脏；故形脏四，神脏五，合为九脏以应之也。

《经水》此人之所以参天地而应阴阳也，不可不察。足太阳外合清水，内属于膀胱，而通水道焉。足少阳外合于渭水，内属于胆。足阳明外合于海水，内属于胃。足太阴外合于湖水，内属于脾。足少阴外合于汝水，内属于肾。足厥阴外合于渑水，内属于肝。手太阳外合于淮水，内属于小肠，而水道出焉。手少阳外合于漯水，内属于三焦。手阳明外合于江水，内属于大肠。手太阴外合于河水，内属于肺。手少阴外合济水，内属于心。手心主外合于漳水，内属于心包。凡此五脏六腑十二经水者，外有源泉，而内有所禀，此皆内外相贯，如环无端，人经亦然。故天为阳，地为阴，腰以上为天，腰以下为地。故海以北者为阴，湖以北者为阴中之阴；漳以南者为阳，河以北至漳者为阳中之阴；漯以南至江者，为阳中之太阳，此一隅之阴阳也，所以人与天地相参也。

《邪客》：愿闻人之肢节以应天地奈何？伯高答曰：天圆地方，人头圆足方以应之。天有日月，人有两目；地有九州，人有九窍；天有风雨，人有喜怒；天有雷电，人有声音；天有四时，人有四肢；天有五音，人有五脏；天有六律，人有六腑；天有冬夏，人有寒热；天有十日，人有手十指；辰有十二，人有足十指，茎垂以应之，女子不足二节，以抱人形；天有阴阳，人有夫妻；岁有三百六十五日，人有三百六十五节；地有高山，人有肩膝；地有深谷，人有腋腘；地有十二经水，人有十二经脉；地有泉脉，人有卫气；地有草蓂，人有毫毛；天有昼夜，人有卧起；天有列星，人有牙齿；地有小山，人有小节；地有山石，人有高骨；地有林木，人有募筋；地有聚邑，人有䐃肉；岁有十二月，人有十二节；地有四时不生草，人有无子。此人与天地相应者也。

　　对于这种机械地以地理环境对应于人体器官，是说不通的，有人说中医是迷信，对这个问题我们要理性对待，要从我们人类发展史的角度来对待中医的发展问题。为了政治的需要，中国古代对皇帝称为"天子"，皇帝是代天来管理百姓的。为了方便管理国家，统治者会用很多神学方面的内容来教化百姓，比如西汉董仲舒所提的儒学，就是神学论的儒。中国的儒学在孔子时是讲人际关系和阶级，没有神化理论，到了孟子就转变成为具有神学内容的儒，中医学的发展必定会受政治的影响，所以中医学上会把地理知识机械地对应于人体器官，这不足为奇。比如中药名称变来变去，有些就是为了避皇帝的名讳，中药的玄参，清朝就称为元参，因为康熙的名字叫玄烨，所以只得把玄参改名为元参。

阴 阳

《易经》为群经之首，中国一切学问都根源于易学，易学的核心就是阴阳。阴阳是中国文化的根，不了解阴阳就不了解中国文化。

但易学的发展，经历了连山、归藏、周易。连山是讲生命的易学，归藏讲农耕，周易讲人事，这是因为社会发展的需要而变化。连山，通俗来说就是山山相连，连绵不断的山，此时我们的先人还没有到平原来进行农耕，还居住在大山里，生活的一切来源于大山，仰头观天，俯首察地，从而发现了孕育生命的规律问题，于是就产生了连山易。随着社会的发展，为了适应社会管理的需要，于是到了周代就把原来的易学进行修改，成了《周易》，周易也是讲阴阳，但讲述的是人事管理的内容，不再是连山易讲述生命的内容。所以用周易去学习中医，是学不通的，因为中医是讲生命的问题。

阴（陰），山之北，水之南也。从阜（阝），从侌。阜，就是像阶梯那样有起伏的山，后来演变为"山丘"之意。阳（陽），本作"昜"，其本义为山南水北朝向日光的地方，引申为太阳、阳光，又引申为温暖，还引申为明亮。阴阳是以太阳光照射的温度划分，气温高为阳，气温低为阴，这是最原始的阴阳。

中国处于北半球，除了夏至那时太阳从头上而过，其余的时候都是从南边斜照向北方，所以山的南边温度高，山的北边温度低。所以阴阳的起源是我们的祖先通过日照的温度最直观的理解。

白天太阳照着，光明而温暖，到了夜里就黑暗而冷，人的作息离不开天上的太阳，所以对于阴阳的划分就以太阳的照射来划分，如《礼记·祭义》"日出于东，月生于西，阴阳长短，终始相巡"。随着古人观察日照对地球的影响，上半年气温逐渐升高，下半年气温逐渐下降，于是就把上半年定为阳，下半年定为阴。因为地球上万物都离不开太阳的影响，而太阳又日复一日地在头上由东向西走，于是人们又把天地进行了划分，将天定为阳，地定为阴。易经中的先天八卦，以乾（天）坤（地）划分阴阳。随着古人对事物的观察和总结规律，于是用阴阳把事物进行归类，从而形成了阴阳学说。

对于医学方面也一样，全面地继承了阴阳学说，《黄帝内经》把阴阳学说结合医学进行了汇总，一直指导着中医学的发展。

阴阳总纲

《阴阳应象大论》：阴阳者，天地之道也，万物之纲纪，变化之父母，生杀之本始，神明之府也。故积阳为天，积阴为地。阴静阳燥，阳生阴长，阳杀阴藏，阳化气，阴成形。故清阳为天，浊阴为地；地气上为云，天气下为雨；雨出地气，云出天气。故清阳出上窍，浊阴出下窍；清阳发腠理，浊阴走五脏；清阳实四肢，浊阴归六腑。阴胜则阳病，阳胜则阴病。阳胜则热，阴胜则寒。重寒则热，重热则寒。天地者，万物之上下也；阴阳者，血气之男女也；左右者，阴阳之道路也；水火者，阴阳之征兆也；阴阳者，万物之能始也。

《天元纪大论》：夫五运阴阳者，天地之道也，万物之纲纪，变化之父母，生杀之本始，神明之府也，可不通乎。然天地者，万物之上下也。左右者，阴阳之道路也。水火者，阴阳之征兆也。

《四气调神大论》：夫四时阴阳者，万物之根本也。所以圣人春夏养阳，秋冬养阴，以从其根；故与万物沉浮于生长之门。逆其根则伐其本，坏其真矣。故阴阳四时者，万物之终始也；生死之本也；逆之则灾害生，从之则苛疾不起，是谓得道。

道，《易》有云"一阴一阳谓之道。"《类经》有云"阴阳者，一分为二也。太极动而生阳，静而生阴，天生于动，地生于静，故阴阳为天地之道"。万物之纲纪，说明了地球万物都离不开阴阳的变化。《六节藏象论》有云"生之本，本于阴阳"。春天大地回暖，阳气生发则生万物，秋天阴气变冷则万物肃杀闭藏，生生死死，地球上万物生长都遵循阴阳之道。

"故积阳为天，积阴为地。""故清阳为天，浊阴为地。"这是天地划分阴阳。《易》有三易，分别是连山、归藏和周易，八卦有先天和后天之分，先天八卦以天地分阴阳，后天八卦则以水火分阴阳，这是最根本的区别。先天八卦中的山泽通气、风雷相激，水火不相射，讲的都是地球上孕育生命必不可少的自然现象，中医是研究生命的一门学科，所以学中医应该遵循生命的规律。

对于阴阳的另一个问题，《天元纪大论》讲的是五运阴阳，而《四气调神大论》讲的是四时阴阳。这里的五运和四时，是中国历法的内容，分别是五季历和四季历的区别。这是一年之中季节上的阴阳划分。

阴阳对立

《太阴阳明论》：阳者天气也，主外；阴者地气也，主内。故阳道实，阴道虚。

文中所讲的内和外、虚和实的对立，看似对立，其实阴阳是对立统一的整体，如一张纸的正反面一样，没有对立就没有统一。对立是绝对的，如天与地、上与下、内与外、动与静、升与降、出与入、水与火、昼与夜、明与暗、寒与热、虚与实、散与聚等，万事万物都是阴阳对立的统一。

《阴阳应象大论》有云"阴在内，阳之守也，阳在外，阴之使也"。《阴阳离合论》有云"外者为阳，内者为阴"。天人合一是中医的基本思想，人和大自然遵循统一的规律。人体是一个阳固于外，阴守于内的统一整体，阳气在外而运外，阴气在内而运内。《生气通天论》有云"阴者，藏精而起亟也，阳者，卫外而为固也"。如将军和士兵一样，阴在内如将军之守营，阳在外如士卒之卫外。《史记·黄帝本纪》有云"以师兵为营卫"。中医学的营卫两气取义于此。

对于阳道实，阴道虚的理解，《类经》理解为"外邪所伤多有余，故阳道实；内邪所伤多不足，故阴道虚。"从疾病的角度理解也是有理的。但从生命规律来看，内要虚才能使气机畅通，气化正常；外要实才能防御外邪。内在的气化正常，是为了给外卫提供物质基础，而外卫正常又是为了给内在气化正常提供保证。所以阴阳的对立，其实是统一的对立。

阴阳转化消长

《厥论篇》：春夏则阳气多而阴气少，秋冬则阴气盛而阳气衰。

春夏天地球上气温逐渐升高，秋冬地球上气温逐渐下降，阳长则阴消，阴长则阳消，阴阳进行转化和消长，这样地球上才能生长万物。治病也一样，比如阳虚之人，用补气的药治疗，随着用药量的作用，由量变而达到质变，人体阳虚症状就逐渐消失而趋于正常；如果阴虚阳亢之人用养阴清热药治疗也是一样的。所以阴阳不是一成不变的，而是时时在变的。

❁ 阴阳互根

《金匮真言论》：阴中有阴，阳中有阳。平旦至日中，天之阳，阳中之阳也；日中至黄昏，天之阳，阳中之阴也；合夜至鸡鸣，天之阴，阴中之阴也；鸡鸣至平旦，天之阴，阴中之阳也。故人亦应之，夫言人之阴阳，则外为阳，内为阴。言人身之阴阳，则背为阳，腹为阴。言人身之脏腑中阴阳，则脏者为阴，腑者为阳。肝、心、脾、肺、肾，五脏皆为阴，胆、胃、大肠、小肠、膀胱、三焦，六腑皆为阳。所以欲知阴中之阴，阳中之阳者，何也？为冬病在阴，夏病在阳，春病在阴，秋病在阳，皆视其所在，为施针石也。故背为阳，阳中之阳，心也；背为阳，阳中之阴，肺也；腹为阴，阴中之阴，肾也，阴中之阳，肝也；腹为阴，阴中之至阴，脾也。此皆阴阳表里，内外雌雄，相输应也。故以应天之阴阳也。

《寿夭刚柔》：阴中有阴，阳中有阳，内合于五脏六腑，外合于筋骨皮肤。是故内有阴阳，外亦有阴阳。在内者，五脏为阴，六腑为阳，在外者，筋骨为阴，皮肤为阳。故曰，病在阳者名曰风，病在阴者名曰痹，阴阳俱病名曰风痹。病有形而不痛者，阳之类也；无形而痛者，阴之类也。无形而痛者，其阳完而阴伤之也。急治其阴，无攻其阳。有形而不痛者，其阴完而阳伤之也。急治其阳，无攻其阴。阴阳俱动，乍有形，乍无形，加以烦心，命曰阴胜其阳。此谓不表不里，其形不久。

《终始》：阴者主脏，阳者主腑，阳受气于四末，阴受气于五脏，五脏为阴，六腑为阳。

《阴阳离合》：天覆地载，万物方生。未出地者，命曰阴处，名曰阴中之阴；则出地者，命曰阴中之阳。阳予之正，阴为之主。故生因春，长因夏，收因秋，藏因冬。夫常则天地四塞。阴阳之变，其在人者，亦数之可数。

孤阴不长，独阳不生，阴中有阳，阳中有阴，阴阳中复有阴阳，《道德经》"万物负阴而抱阳，冲气以为和。"说明了阴阳的互根互用。虽说脏为阴腑为阳，但脏和腑不能孤立，而是相辅相成，人才能有生命。所以治病用药不能过偏，过偏则害，比如承气汤、四逆汤等，只用于急症的应急之用，可暂而不可久，久用则害命。

阴阳病变

《生气通天论》：阳气者，若天与日，失其所，则折寿而不彰。故天运当以日光明。是故阳因而上，卫外者也。因于寒，欲如运枢，起居如惊，神气乃浮。因于暑，汗，烦则喘喝，静则多言，体若燔炭，汗出而散。因于湿，首如裹，湿热不攘，大筋软短，小筋弛长。软短为拘，弛长为痿。因于气，为肿，四维相代，阳气乃竭。

阳气者，烦劳则张，精绝，辟积于夏，使人煎厥；目盲不可以视，耳闭不可以听，溃溃乎若坏都，汩汩乎不可止。

阳气者，大怒则形气绝，而血菀于上，使人薄厥。有伤于筋，纵，其若不容。汗出偏沮，使人偏枯。汗出见湿，乃生痤疿。高粱之变，足生大丁，受如持虚。劳汗当风，寒薄为皶，郁乃痤。

阳气者，精则养神，柔则养筋。开阖不得，寒气从之，乃生大偻。陷脉为瘘，留连肉腠，俞气化薄，传为善畏，及为惊骇。营气不从，逆于肉理，乃生痈肿。魄汗未尽，形弱而气烁，穴俞以闭，发为风疟。

故风者，百病之始也，清静则肉腠闭拒，虽有大风苛毒，弗之能害，此因时之序也。故病久则传化，上下不并，良医弗为。故阳畜积病死，而阳气当隔。隔者当泻，不亟正治，粗乃败之。故阳气者，一日而主外。平旦人气生，日中而阳气隆，日西而阳气已虚，气门乃闭。

是故暮而收拒，无扰筋骨，无见雾露，反此三时，形乃困薄。

阴者，藏精而起亟也，阳者，卫外而为固也。

阴不胜其阳，则脉流薄疾，并乃狂。阳不胜其阴，则五脏气争，九窍不通。是以圣人陈阴阳，筋脉和同，骨髓坚固，气血皆从。如是则内外调和，邪不能害，耳目聪明，气立如故。

风客淫气，精乃亡，邪伤肝也。

因而饱食，筋脉横解，肠澼为痔。因而大饮，则气逆。因而强力，肾气乃伤，高骨乃坏。

凡阴阳之要，阳密乃固，两者不和，若春无秋，若冬无夏。因而和之，是谓圣度。

故阳强不能密，阴气乃绝。阴平阳秘，精神乃治；阴阳离决，精气乃绝。

《痹论篇》阴气者，静则神藏，躁则消亡。

对生气通天论中的生气，很多人理解为阳气，这是不对的。阴阳平衡人才能健康，如果生气是阳气，文中就不会用"阴者，藏精而起亟也"进行解释。因为中医基于天人合一的理念，生气是生命之气和天地之气相通，所以生气是生命之气，而不是阳气。

人体的气机会因为自然界的寒、暑、湿等变化而变化。还会因为人为的变化而变化。所以治病或养生都要考虑两方面，一是人体外环境，一是人体内环境。

"阳气者，烦劳则张，精绝。"讲的是人过于烦劳会使阳气亢奋。人静则养阴，动则生阳，动太过则阳气太过而耗精，比如油灯，灯芯越长，火越旺，油就消耗得越快。烦劳中的烦是神志方面的，而劳则包括了神志和形体。对于烦，也就是我们日常所讲的"心烦"，一个人心情烦躁，会使阳气亢盛，比如出现易发怒、失眠等阳气亢奋的表现；劳也会使阳气亢盛，人们日常生活中的熬夜就是最好的例子，熬夜太过会出现口腔溃疡、痤疮等上火症状。

"目盲不可以视，耳闭不可以听"，当然不是讲眼睛看不见东西、耳朵听不到声音，而是我们熬夜过久或生气发怒等引起的阳气亢奋，会见头晕眼花，耳朵嗡嗡响，所以讲"大怒则形气绝"，怒则气上，大怒则会使人气机快速向上冲，所以阳气亢奋太过，人会突然晕倒而中风。对此刘完素在他的《素问玄机原病式》论中风中讲得很详细，刘氏讲肾阴亏虚，又积热太过造成了中风。

"高粱之变，足生大丁。"指的是食物太过，会使人生疔疮，这里的足不是指脚，足生大丁不是讲脚上生疮，而是说这足以使人生疔疮。

"阳气者，精则养神，柔则养筋。"这应理解为清净、洁净之意。《四气调神大论》有云"天气，清净光明者也，藏德不止，故不下也。天明则日月不明，邪害空窍。阳气者闭塞，地气者冒明，云雾不精，则上应白露不下"。《阴阳应象大论》有云"故清阳为天，浊阴为地。地气上为云，天气下为雨；雨出地气，云出天气。故清阳出上窍，浊阴出下窍；清阳发腠理，浊阴走五脏；清阳实四肢，浊阴归六腑"。天明则日月不明，现在的大城市里很难有这样的感受，我是在大山里长大的，空气洁净，看到的景象有如洁净的油画一样。如果晴空万里，洁净的苍天，太阳照着大地，此时的太阳真的不能和苍天争辉。清阳出上窍，指的是人体内的阳气要清澈洁净，人就觉得神清气爽，如果不够清澈，人就觉得头昏脑胀，不清爽。比如喝酒了，酒气使人的阳气变浊于是人就神志不爽。而"柔则养筋"，柔和前面的精是统一的，精就是柔，柔就是精，并不是精是刚和柔相对立。《至真要大论》"诸痉项强，皆属于湿。"明确说到湿邪会使人痉挛，所以阳气要洁净才能柔而养筋。对于湿邪会使人痉挛的问题，历代很多注家都觉得无法理解，这是因为这些注家没有种过田，所以无法理解。我出生在浙江庆元山村里，那里山高而冷，开春播种开始就要下水田种地，人整天泡在水里，到了晚上时常会因为腿抽筋而痛醒。而历代注家，都是以医技养家，没下水种过田，所以没法体会到湿邪能使人抽筋。还有癫痫，发病的原因是痰湿阻络，发病时四肢抽搐、牙关紧咬，这充分说明了湿邪会使人痉挛。所以阳受浊邪就不能养筋。

如果阴阳逆乱，清阳本应在上，反而陷于下，就会发生腹泻；浊阴本在下而反逆于上，则见头重疼痛，比如青光眼就是湿浊之邪逆于上。

"阴气者，静则神藏，躁则消亡"用"阳气者，烦劳则张，精绝"来解释最合理了。精、气、神为人身三宝，精足则神旺，精绝则神亡，静则精足而神旺。

阴阳划分如图1所示。

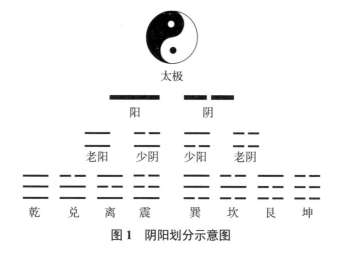

图1 阴阳划分示意图

易学无非就是阴阳的划分和分割，阴阳是易学的总纲，只要明白阴阳本义，易学也就简单。从八卦来看，分别是乾和坤、兑和艮、离和坎、震和巽四组阴阳两两相对的组合问题，也就是古人描述地球上生命的自然环境问题。《易经》讲

"天地定位，山泽通气，雷风相薄，水火不相射。"乾坤相对是天地定位，兑艮相对是山泽通气，震巽相对是雷风相薄，离坎相对是水火不相射。

　　阳动而升浮，阴静而沉降，古人通过长期的观察和实践，逐渐发现了人体气机的运转也是遵循这一规律，于是把阴阳学说移用于医学上面来。从《黄帝内经》分析具体病情，总是用上下、内外来分析人体气机的升降出入。所以中医的核心是阴阳四象问题，如图2所示。

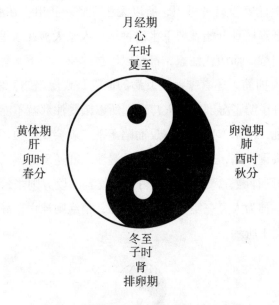

图2　阴阳四象与妇科生理关系示意图

　　中医讲的是阴阳变动的气机问题，气机紊乱，意味着气化失常，治病之要在于调整气机，促进气化的正常化。阴阳四象用于妇科方面的内容，后面会有独立章节详细分析。

三阴三阳

　　三阴三阳这个命题争辩了上千年，因为《伤寒论》的六经辨病取的是三阴三阳，到了宋朝，由于国家重文的政策，出现了理学，一时复古之风很盛，孔子成了圣人。在这样的大时代环境下，张仲景也成了医圣，从而拉开了从理论上研究《伤寒论》的风气，一直到现在中医界还在为三阴三阳争论不休。

　　为什么会产生这种现象，这在于易学的问题。

　　易学的核心根本是阴阳，中医离不开易学的指导。先天八卦是讲生命，后天八卦是讲人事。用人事的后天八卦去研究生命的先天八卦，这是行不通的。到了汉代一行学生进行演义，万事万物都用五行相生相克来理解，更是弄得糊里糊涂。史学告诉我们文化的传承总是在前人的基础上改进，易学之初始时，古人的生产力很差，观天象定时节是为了生存。到了周朝，生产力提升了很多，统治者为了政治的需要而创后天八卦。后来随着王朝的更替，于是就一直在研究人事上不断改变，御用文人所研究出来的内容主要是为了统治者更好地管理国家，而不是为了研究生命。如果这个问题不弄明白，永远理解不了易学的本质，也永远理解不了中医的本质。

　　太极一分为二为阴阳；太极一分为四（把阴和阳再一分为二），成为少阴、老阴和少阳、老阳，这就是四象；把阴阳一分为六，阴有少阴（少）、太阴（壮）、厥阴（老），阳有少阳（少）、太阳（壮）、阳明（老），这就是三阴三阳；把太极一分为八，就是八卦。

　　原始易学来源于古人对天文学的理解，上半年气温升高为阳，下半年气温下降为阴。因为同是上半年或下半年，气温差别很大，于是把上半年分少阳、老阳，下半年分少阴、老阴。随着天文学的成熟，对历法也逐渐完善，于是到了西汉就把一年分成二十四节气。

　　四象是把阴和阳再分二，三阴三阳是把阴和阳再分为三，这是本始的三阴三阳，只是针对阴阳变动的划分而已。阴阳的应用，先是通过观察自然界气温的变化，指导人们日常生活和生产，后来发现人体亦有此规律，于是应用到医学中，是古人通过实践发现人体五脏对阴阳变动的规律。

任何理论都源于实践，有了实践才能总结理论，再用理论去指导实践，再完善理论，不可能先有理论后有实践。《黄帝内经》所记载的中医发展，也是先有针灸的实践，总结了人体五脏气机运转的规律才有了理论。古人当时对食物的有毒、无毒和治疗作用了解并不那么多，神农尝百草多次中毒，虽说这是传说，发现中药的应用自然不可能是一个人的事，而是长期的积累，但也说明了古人在那种生存环境下，为了吃饱肚子误食了有毒的东西常有发生，所以《黄帝内经》把中药称为"毒药"，到了后来中药理论完善了，才把中药称为"本草"。从太阳对地球气温的影响划分阴阳，到有三阴三阳的发展过程，也是古人长期观察总结的过程。

有人说《伤寒论》的体系和《黄帝内经》不同，其实他们是一脉相承的，因为核心内容还是一致的，分析病情、治疗等，都是以气机的升降出入、五脏、气血等来研究，而不是用五行生克来研究。《伤寒论》成书于三国时期，当时的五行生克理论并没有应用到中医（到了唐代的两部《千金方》和《外台秘要》也是没用五行生克来解释中医，而北宋时期的钱乙在《小儿药证直诀》中就很明显地在应用五行生克了）。

三阴三阳应用于中医，主要在《黄帝内经》研究五运六气的几篇大论中（从五运六气中来看，是取三阴三阳为基础，用五行生克来制化的方式，五运六气又晚于三阴三阳。有人提出五运六气的几篇大论是唐代王冰所著，不是汉代的内容，三国到隋代的医学著作中没有五运六气的内容。），后来《伤寒论》在此基础上结合临床实际治病。对于疾病的发生，外感病发病率最高，在古时缺医少药时死亡率也很高，就造成研究《伤寒论》的人很多，研究《金匮要略》的人少，于是三阴三阳理论对中医学造成了巨大的影响。

三阴三阳的学术体系与五行相生相克不同，可见三阴三阳的出现要晚于五行相生相克，五行生克理论应用于中医是在西汉，三阴三阳应该在东汉。从历史上看，西汉和东汉之间有王莽之乱，后来刘秀复辟夺回了刘家的政权，建立东汉。虽说同样还是刘家的汉，但这又是类似于一个新王朝的诞生，政治体制上自然又要动一动。一切学术要服从皇权，以史学的政治角度对待中医学的发展，这符合中国皇权至上的封建社会，于是东汉对《黄帝内经》进行了修订增补也很有必要，并且在原有的基础上增加了很多新的内容。西汉刘歆《七略》提到《黄帝内经》之名，东汉班固的《汉书》还再提到《黄帝外经》等其他书籍的名称。我师父陶广正教授提出《黄帝内经》中的七篇大论再加上《阴阳应象大论》和《四气调神大论》一共九篇，是《伤寒论》所提到的《阴阳大论》一书。所以我们现在看到的《黄帝内经》是包括了《黄帝内经》《黄帝外经》《阴阳大论》等书，并且是直到唐代才真正成书。书中的理论体系也就变得很混乱，有人从阴阳角度看三阴三阳，有人从经络学看三阴三阳，有人从五运六气的角度看三阴三阳，于是产生了争论。

《伤寒论》和《金匮要略》原来是一本书，后来因为各种原因形成了两本，《伤寒论》偏重于五脏功能气化方面的内容，《金匮要略》偏重于五脏形质的内容，如果从先后次序来看，应该是《金匮要略》在前，《伤寒论》在后，这两本书是一个整体，用《金匮要略》来指导《伤寒论》才能把《伤寒论》的三阴三阳弄清楚。也像《黄帝内经》一样，先有《灵枢》后有《素问》，用《灵枢》的针灸内容去研究《素问》的医理才能弄明白《素问》的内容。历来中医界对《伤寒论》的各种争辩，主要是脱离了《金匮要略》的指导思想。离开五脏谈气化，自然永远无法理解气化的根本问题。于是造成了《伤寒论》的六经争辩在运气、气化、经络、脏腑等问题，其实这些问题是同一个问题，从不同的角度分别阐述而已。

《阴阳离合篇》：圣人南面而立，前曰广明，后曰太冲。太冲之地，名曰少阴；少阴之上，名曰太阳。太阳根起于至阴，结于命门，名曰阳中之阳。中身而上名曰广明，广明之下名曰太阴，太阴之前，名曰阳明。阳明根起于厉兑，名曰阴中之阳。厥阴之表，名曰少阳。少阳根起于窍阴，名曰阴中之少阳。是故三阳之离合也：太阳为开，阳明为阖，少阳为枢。三经者，不得相失也，搏而勿浮，命曰一阳。外者为阳，内者为阴。然则中为阴，其冲在下，名曰太阴，太阴根起于隐白，名曰阴中之阴。太阴之后，名曰少阴，少阴根起于涌泉，名曰阴中之少阴。少阴之前，名曰厥阴，厥阴根起于大敦，阴之绝阳，名曰阴之绝阴。是故三阴之离合也，太阴为开，厥阴为阖，少阴为枢。三经者不得相失也，搏而勿沉，名曰一阴。阴阳𩅦𩅦，积传为一周，气里形表，而为相成也。

广明，是指日月，此处是指太阳。中国处于北半球，日月从南方斜着照，所以讲"面南而立"。这里指属阳的部位，以身之前后而言，则前为广明；以身之上下而言，则上半身为广明。《吕蒙为学》"吕蒙入吴，王劝其学。乃博览群籍，以《易》为宗。常在孙策坐酣醉，忽于眠中，诵《易》一部，俄而起惊。众人皆问之。蒙云：'向梦见伏羲、文王、周公，与我言论世祚兴亡之事，日月广明之道，莫不穷精极妙；未该玄言，政空诵其文耳。'众坐皆知蒙呓诵文也。"太冲，谓极其虚静和谐的境界。《庄子·应帝王》"吾乡示之以太冲莫胜，是殆见吾衡气机也。"这里指属阴的部位。医以《易》为宗，这里的广明和太冲，其实就是指阴阳。

中医始于古人对大自然的长期观察和应用，取天以喻。阴阳原来只有少阴、老阴、少阳、老阳，但这种区分方法是因为当时观天象中还没有确立一年四季中的夏至和冬至，此时的阴阳学还在阴阳的对立、转化和消长阶段，还没有对阴阳互根有所研究（最起码阴阳互根应用于医学上没有研究）。立竿取影，影子最短则白天最长，也就是阳气最旺；影子最长则白天最短，阴气最重，从而定夏至和冬至。夏至一阴生、冬至一阳生，所以夏至和冬至为少阴和少阳；阳气渐旺为太阳，阴气渐长为太阴；到了立秋阳气已尽，所以把夏至到立秋定为阳明，立春过后阴气已尽，把冬至到立春定为厥阴。阴阳的生为少阴少阳，长为太阴太阳，尽为阳明厥阴。可见三阴三阳的理论产生，应在秦以后（《吕氏春秋》中始明确记载夏至、冬至、春分、秋分、立春、立夏、立秋、立冬八个季节，此时对阴阳学说已经较完善）。

阴阳的离合是阴阳的转化，阳尽转阴是离阳入阴，阴尽转阳是离阴入阳，阴阳尽则阖，年复一年地如此反复，所以说"阴阳䲜䲜，"䲜䲜是指往来，阴阳往来才能有生命。我们日常生活中讲某个事物为什么说"这是什么东西"而不是讲"这是什么南北"，因为东西是阴阳之往来（太阳升起和落下使一天之中阴阳有来有往），南北是阴阳的两极，孤阴不长、独阳不生。

"阴阳䲜䲜，积传为一周，气里形表，而为相成也。"阳在外而卫，阴在内而营，营出外成卫，卫入内成营，这是阴出阳入内外一体的一个整体。所以阳要"搏而勿浮"，阳浮则伤阴，比如风热外感的发热就是阳浮；阴要"搏而勿沉"，《伤寒论》的四逆汤证就是阴沉。阳过浮或阴过沉都是太过，太过则病。学中医一定要研究物质和功能的问题，物质是基础，功能是物质存在的表达形式。所以脏藏精气，精气是功能的物质；腑运化而动，泻而不藏以卫外，是功能的表现。腑运化水谷精微，又不断地补充脏之精气，如此循环无端形成生命。

对于三阴三阳的开、阖、枢之关系如图 3 所示。

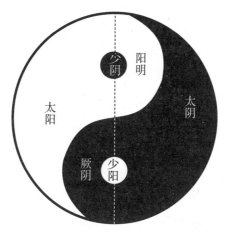

图3　三阴三阳开、阖、枢关系示意图

上图以顺时针方向运转，两个阴阳鱼的眼睛分别是少阴和少阳，这是阴阳转化之枢；阴气最多和阳气最多分别是太阴和太阳，主开；阴生后阳未尽，此阳是老阳，阳生而阴未尽，此阴是老阴，主合。如此阴阳开合有序，才能气化正常，化生万物。

《根结》：太阳为开，阳明为合，少阳为枢，故开折，则肉节渎而暴病起矣。故暴病者，取之太阳，视有余不足。渎者，皮肉宛膲而弱也。合折，则气无所止息而痿疾起矣。故痿疾者，取之阳明，视有余不足。无所止息者，真气稽留，邪气居之也。枢折，即骨繇而不安于地。故骨繇者，取之少阳，视有余不足。骨繇者，节缓而不收也。所谓骨繇者，摇故也。当穷其本也。太阴为开，厥阴为合，少阴为枢。故开折，则仓廪无所输，膈洞。膈洞者，取之太阴，视有余不足，故开折者，气不足而生病也。合折，即气绝而喜悲。悲者取之厥阴，视有余不足。枢折，则脉有所结而不通。不通者，取之少阴，视有余不足，有结者，皆取之不足。

脏为阴，腑为阳。腑阳主卫外，但得有内在脏之阴为物质基础，所以阳要不外浮但又不能闭，闭则内热无从泻而郁滞，所以三阳病全是热有余；脏阴主营内，要有腑之通气外出才能正常，如脏营不及，气无所出则卫外功能为之减退，所以三阴病全是阳气不足的虚寒证。

"（太阳）开折，则肉节渎而暴病起矣。"太阳主一身之表以卫外，人体主膀胱和小肠，太阳要开泻而不浮，才能把人体内的生理热能向外发散，这才能起到卫外的作用。如果太阳闭，体内的热能不能正常地向外发散，体表无阳以温，人就怕冷；热郁体内导致发热。"暴病"，指发病速度快且严重，因为人只要活着就会产热，脏藏的精气越足，发热就越快、越严重。如果脏藏的精气不足，受寒后阳气被抑制，体热不能向外宣散，人就没精神。《伤寒论》"太阳之为病，脉浮、头项强痛而恶寒。"脾主肌肉，人一身最多的就是肉，骨包于肉中、筋为肉之余（中医学上的筋，不仅仅是关节边上的肌腱，更多的是指骨骼肌。人体见四肢痉挛、抖动全是骨骼肌的收缩）、脉藏肉中。所以体内的郁热是郁滞于肉中，治疗上要用解表药开宣腠理，同时还要解肌，才能使肉中郁滞之热向外宣发。《伤寒论》中的"麻黄汤"虽以麻黄为药方之名，但如果没有桂枝来解肌，体内的郁热也就不能向外发散。教科书的《中药学》，罗列了很多"解表药"，但解表药中要分两部分，一部分是解肌，一部分是解表，比如桂枝、葛根、防风、羌活等全是解肌药；麻黄、苏叶、桑叶、薄荷这些质地轻的才是解表药。所以治疗外感病应用解表药是很讲究的，千万不能以病情的寒热机械地选择温性和凉药治疗，一定要考虑到解肌和解表的区别。《金匮要略》中讲"湿家之为病，一身尽疼。"我以前生活在山村里，去野外干活被雨淋，下田干活整天泡在水中，受外之寒湿身体疼痛这是很常见的事，所以以前村民家家户户种有姜，如果见受寒则煮生姜汤喝，喝了姜汤再躲到被窝里捂汗，汗出则寒湿尽去。生姜也是解肌药，因为药性温热，再加上躲在被窝里取暖，则腠理开泄，于是汗出。这样的治疗，用生姜解肌、被窝取暖是解表。到了后来生活条件好了，粮食多起来，浙江都会酿糯米酒，用米酒煮生姜治疗，效果自然更好，因为出汗会伤营，糯米酒有很好的润养生营的作用。如果受寒是见"桂枝汤"的太阳中风证，则在糯米酒和生姜中再加红糖，基本上一碗吃了就身暖汗止。糯米酒煮生姜是麻黄汤，再加红糖就成了桂枝汤。取材不同，但治疗原理是一样的。

对于太阳的人体归属问题，《九针十二原》有云"阳中之太阳，心也"。《阴阳系日月》有云"手之阳者，阳中之太阳也"。说心为太阳，又说手之阳为太阳，看起来很矛盾。其实这是相通的。心和肾同为少阴，心主行一身之血，血所到之处就是心气所行之处，心功能正常人体就温和不滞，心和小肠互为表里关系，小肠的阳气被抑制，心气就不能向外展放。至于说到手之阳，并没有具体指手上的哪条阳经，但治疗外感风寒，手上的三阳经都能有效果，不仅仅手太阳小肠经有效果，本人取最多的就是外关穴治疗伤寒。人体分三焦，上焦主宣放，手处于上焦，肘关节向肢端手上的穴都有促进气机向外宣放的作用。如果仅见恶寒发热取阳经之穴，如果见气喘的肺气不利，则取鱼际等肺经穴位以促进肺气的宣肃。

"（阳明）合折，则气无所止息而痿疾起矣。"胃和大肠是阳明，为阴中之老阳，阳明病的热势最甚。"大火食气"指的是药食的温热太过，或气温过高，或发热体温过高等原因都会耗气伤津。气阴两伤则经脉失养，于是成痿。《伤寒论》"阳明之为病，胃家实是也。"阳明为多气多血之腑，《伤寒论》中所讲的"胃家实"指的是胃和大肠，不仅仅是胃。"白虎汤"清胃，"承气汤"泻肠，治疗的部位是不同的，但不论是治胃还是治肠，病机都是实热证。

单纯的阳明病是体内阳气已通，所以用白虎汤治疗。但临床上疾病千变万化，也有的情况是体内郁热已很严重（超过了太阳病的热），但太阳又不开，于是就用"大青龙汤"来治疗，一边清阳明，一边开太阳，同时进行。

"（少阳）枢折，即骨繇而不安于地。"繇，音义同摇，指治疗骨节纵缓摇动病症，可从少阳经着手。骨之动，全在于筋，因为骨得靠筋来固定，筋为肉之余，所以治筋在于治肉，对于伤科治疗，虽说把筋骨相连，混为一谈，但骨伤筋伤没有肉不伤的。所以少阳枢机不利见关节动摇，这是肉伤后筋无力固定关节，治疗在于肉。《伤寒论》"少阳之为病，口苦、咽干、目眩也。"从症状上的口苦、咽干、目眩来看，是胃中热积上扰。再从少阳病的治疗处方来看，主方是"小柴胡汤"。小柴胡汤中用人参、大枣、生姜、半夏，这个组合是调理脾胃的。再用柴胡和黄芩宣发郁滞之热。《六元正纪大论》"火郁发之"，我治病见热不用黄连、黄柏，口感不好是一个原因，主要还是因为黄连和黄柏不能宣散，而黄芩能宣散。热势严重再加生石膏、生栀子等形成一个组合。治疗火邪切不能只用寒药清火，一定要考虑到火的宣散。

"（太阴）开折，则仓廪无所输，膈洞。"太阴主肺和脾，"仓廪无所输，膈洞"虽讲的是脾的问题，但李东垣的《脾胃论》里有肺之脾胃虚论"脾胃之虚，怠惰嗜卧，四肢不收，时值秋燥令行，湿热少退，体重节痛，口苦舌干，食无味，大便不调，小便频数，不嗜食，食不消。兼见肺病，洒淅恶寒，惨惨不乐，面色恶而不和，乃阳气不伸故也。当升阳益胃，名之曰升阳益胃汤。若喜食，初一二日不可饱食，恐胃再伤，以药力尚少，胃气不得转运升发也。须薄滋味之食，或美食，助其药力，益升浮之气，而滋其胃气也，慎不可淡食，以损药力，而助邪气之降沉也。可以小役形体，使胃与药得转运升发，慎勿大劳役，使复伤。若脾胃得安静尤佳。若胃气少觉强壮，少食果，以助谷药之力。经云：五谷为养，五果为助者也。"

肺和脾都主太阴，《内外伤辨惑论》："脾胃一虚，肺气先绝。"肺脾吸纳天地之气以充人体所用，太阴不开则肺脾两伤，所以治疗脾要治肺，治肺要治脾。《伤寒论》"太阴之为病，腹满而吐，食不下，自利益甚，时腹自痛。若下之，必胸下结硬。"治疗用"理中汤"，理中汤补肺气，温脾阳，是肺脾两治（丹溪则用"补中益气汤"加发散药治疗，这要看阳损的程度，轻用丹溪法，重用理中汤甚至用"四逆汤"，所以古人对于太阴少阴病的治疗，一般都是以"理中、四逆辈"一起论述）。

"（厥阴）合折，即气绝而喜悲。"厥阴是阴尽之老阴，不合则肝气不利而脾胃受损，气机升降郁滞不畅，心神受扰而见喜悲。《伤寒论》"厥阴之为病，消渴，气上撞心，心中疼热，饥而不欲食，食则吐蛔，下之利不止。"消渴、饥不欲食都是脾胃虚弱，所以才会下之利不止。五脏阴阳开阖正常人体气化才能正常，《伤寒论》中的厥阴病篇讲的内容很杂，有人觉得这是内伤病的内容。其实纵观整本《伤寒论》真正讲治疗外感的内容也就是太阳病篇，并且太阳病篇还有很多是针对误治、失治等引起的病情变化的应急治疗（救逆），并不是针对外感。一个临床医生也一样，发现外感病失治误治后，外感不存在，但人体五脏失衡，形成内伤病（《不居集》对这方面的内容讲述得很详细透彻）。

"（少阴）枢折，则脉有所结而不通。"《伤寒论》"少阴之为病，脉微细，但欲寐也。"脉微细，但欲寐，所表现出来的是生命机能的衰弱。对于少阴病一直以来理解是主肾，其实心肾都是少阴，心肾一体，肾阳不足则心不能展放阳气外伸。脉微细，但欲寐是虚弱到人没有一点精神，昏昏沉沉的，想睡觉，这是心功能衰弱的表现（现代西医中的心衰）。《伤寒论》不用鹿茸这类补阳药，而是用附子、干姜辛烈回阳，这在于急救。对于中医的回阳和补阳是不同的，急病急治用回阳，缓病缓治用补阳。所以对于慢性虚损引起的阳虚，《金匮要略》就不用四逆汤，而是用"崔氏肾气丸"，在少量的温燥药中加大量的润养药，以取"少火生气"之意。对于身体亏虚受寒的心衰治疗，本人以前时常遇到，临床上还是较多见的，不过本人不用四逆汤原方，而是用生黄芪代炙甘草，因为生黄芪的补力更足，炙甘草补力不如生黄芪，并且蜜炙后滞中，有碍脾胃的运化，不利气机的通利；不用干姜用生姜，这在于这类患者都有输液太过的治疗史，体内湿邪较重，生姜能蠲饮、辛散通阳，比之干姜更符合临床实际；另外本人还会再加当归和陈皮，这在于考虑气化问题。人见阳虚阴盛，气化本就不利，血气为之阻滞失畅，此时加用当归和陈皮，促进气血运转，有利于气化的恢复。

《伤寒论》开创了中医辨证论治的先河，但并不完善，对于很多中药的应用远不如后世的细致，只能说是一个半成品，学习《伤寒论》，一定要取《金匮要略》《黄帝内经》以及中药学作为指导，只局限于六经气化问题是很难理解的。对于伤寒外感的论述，民国时期的祝味菊很有特色，他的《伤寒质难》中去掉厥阴，形成病情的"五段"（针对病情发展的五个阶段），并且引用军事打仗的理论讲解，但他对五脏功能及处方的分析、中药的应用等还没有结合他的五段理论，显得较为粗糙。

历　法

　　《绎史》："先圣仰观天文，俯察地理，图画乾坤，以定人道。"《周易·系辞下》："古者包牺氏之王天下也，仰则观象于天，俯则观法于地；观鸟兽之文与地之宜；近取诸身，远取诸物，于是始作八卦，以通神明之德，以类万物之情。"可见历法是古人通过观察天文变化和地球上万物变化而总结出来的。

　　世界上的历法大致分为阴历、阳历、阴阳历三种历法。阴历是以对月亮的视运动为主要依据而制订的历法，阳历是以对太阳的视运动为主要依据而制订的历法。兼顾这两大天体的视运动而制订的历法，叫阴阳历。但中国的历法先是以太阳为主的阳历，后来是以月亮为主的阴历，到了后来的阴阳合历就不属于现今学术界所划分的"三种历法"中的任何一种。中国的阴阳历法不是以太阳、月亮的视运动为主要依据而制订的历法，而是以对"天体"的视运动为主要依据，以地体为中心，观测作为帝王之星的北极星（因为古人看到北极星不动，其他星星都围着他转动，如皇帝一样在中间，所以是帝星，又名紫微星）为核心，北斗七星则围绕着它四季旋转，结合太阳、月亮及28星宿，综合一起。

　　可中国历法不是一开始就像现在这样子的，中国古代历法有黄帝历、太初历、三统历、四分历、大衍历等很多种，总的来说分类无非是把一年分成四季，即四季历法；一年分成五季，即五季历法；一年分成六季，即六季历法；一年分成十二季，即十二季历法等，但在中国历史上影响最为深远且使用时间较长的也就只有四季历法和五季历法。所以天文学是空间学，历法是时间学，由空间而定时间。

　　《卫气行》：黄帝问于岐伯曰：愿闻卫气之行，出入之合，何如？岐伯曰：岁有十二月，日有十二辰，子午为经，卯酉为纬。天周二十八宿，而一面七星，四七二十八星。

　　《五乱》：黄帝曰：经脉十二者，别为五行，分为四时，何失而乱？何得而治？岐伯曰：五行有序，四时有分，相顺则治，相逆则乱。黄帝曰：何谓相顺？岐伯曰：经脉十二者，以应十二月。十二月者，分为四时。四时者，春秋冬夏，其气各异，营卫相随，阴阳已知，清浊不相干，如是则顺之而治。

《尚书·尧典》：日中星鸟，以殷仲春；日永星火，以正仲夏；宵中星虚，以殷仲秋；日短星昴，以正仲冬。

这里讲的历法就是一年分四季的历法。《尚书·尧典》就是以二十八宿中的鸟、火、虚、昴四宿作为仲春、仲夏、仲秋、仲冬黄昏时的中星，把春分叫日中、秋分叫宵中、夏至叫日永、冬至叫日短。用春分、秋分、夏至、冬至这四个节气来确定四季的划分。

"天周二十八宿，而一面七星，四七二十八星。"这是中国历法一年四季的划分依据。

"子午为经，卯酉为纬。"子时一阳生，午时一阴生，以子午分一天内的阴阳，所以后世针灸学的"子午流注"就取材于此。卯时太阳从东边出来了，阳气升发；酉时太阳从西方落下，阴气逐盛，所以中国人习惯称某个事物为"东西"。

"五行有序，四时有分，相顺则治，相逆则乱。"人顺应四时阴阳的变化就健康，不顺应就生病。治病的要诀在于"顺之而治"。顺应自然，是治病和养生的核心问题，天地有自然，人体亦有自然，比如女人的月经问题，就是自然，治疗育龄女性患者的一切疾病，都要顾及月经周期，该来就来，该止就止。

《管子·五行》：日至，睹甲子，木行御……七十二日而毕。睹丙子，火行御……七十二日而毕。睹戊子，土行御……七十二日而毕。睹庚子，金行御……七十二日而毕。睹壬子，水行御……七十二日而毕。

从这些记载可以看出这是一年360天，一季72天的五季历。

中国自公元前722年起，直至清末，用干（天干，阳历）支（地支，阴历）的阴阳历记日，从未间断。但这个过程也是不断修改和完善的过程，公元前七世纪，用土圭测定冬至和夏至，划分四季；公元前六世纪，采用十九年七闰月法协调阴历和阳历。公元前二世纪，汉朝采用农事二十四节气；公元前104年，汉朝编了《太初历》，载有节气、朔望、月食及五星的精确会合周期。这是中国历法的第一次大改革。

《阴阳应象大论》：故清阳为天，浊阴为地；地气上为云，天气下为雨；雨出地气，云出天气。

《六微旨大论》：升已而降，降者谓天；降已而升，升者谓地。天气下降，气流于地，地气上升，气腾于天，故高下相召，升降相因，而变作矣。

《太极图说》："二气交感，化生万物。"天地交感，气机升降有序，地球上的生命才生生不息。上半年气温上升，地气上升，万物就生长；下半年天气随之下降，气机也随着闭潜，以为来年的生发奠定基础。年复一年，如是往返。

中国历法到了汉代确立二十四节气后，二十四节气是以天为阳、以地为阴的阴阳合历内容。二十四节气既包含天象，也包含物候，天象运行到一定程度，物象变化到一定的程度才是节气划分的标准。记得我初中毕业后出来种田，我父亲当时生病不能下地，但会告诉我，现在是什么节气了，应该种什么了。所以中国二十四节气讲述了地气上升和天气下降的生命内涵，上下相互召引，升降相互因循，万物的生灭变化就显现出来了，万物显现出来的变化，也显示出天地之气的更替作用，这就是"物候"。气的上升与下降不停息，万物的生生化化才不会停止。

《经别》：人之合于天地道也，内有五脏，以应五音、五色、五时、五味、五位也；外有六腑，以应六律。六律建阴阳诸经而合之十二月、十二辰、十二节、十二经水、十二时、十二经脉者，此五脏六腑之所以应天道。

人是地球上的万物之灵，但一样也离不开天地运转产生的变化，人的健康和大自然息息相通，所以中国学者对历法的研究是非常深入的，也进行了具体的应用。常听某人说："我昨天好好的，今天就突然不行了。"我在治病过程中，一直都会根据历法所展示的天气气机变动进行，如果是个育龄妇女，我还会考虑到患者的月经周期等问题，进行综合治疗。因为治病不是机械地某病用某方、某药这样的简单，而是要从深层次去考虑患者所表现出来的症状的根本原因所在。

《疏五过论》：圣人之治病也，必知天地阴阳，四时经纪，五脏六腑，雌雄表里。刺灸砭石，毒药所主，从容人事，以明经道，贵贱贫富，各异品理，问年少长勇惧之理审于分部，知病本始，八正九候，诊必副矣。

上述内容是一个医师起码要做到的，如果仅是机械地套方或套药治疗，往往会治成坏证。比如一个气血亏虚的流产后妇女，秋天时分来治病，告诉医生她已经停经数月。医生见患者月经没来，用红花、桃仁、益母草、牛膝之类的活血化瘀药来通月经。治疗数天，月经是出来了，但患者的气血更加亏虚。因为气虚亏虚之人的月经不来，这是无经可行，治疗在于补养气血。如时值秋令，大气肃杀，在补益气血的同时还要适当地酌加一些升发的药来升提气机，以对抗大自然的肃杀之气；因为气血亏虚，血脉不充而瘀滞，再适当加些当归、鸡血藤这些能调血又能补血的药疏通疏通就行，气血足了，月经自行，千万急不得，这才是正治。如果用攻瘀下血药治疗，患者看到月经来了很开心，以为医生技术高明，其实这是误治。

《阴阳系日月》：黄帝曰：余闻天为阳，地为阴，日为阳，月为阴，其合之于人，奈何？岐伯曰：腰以上为天，腰以下为地，故天为阳，地为阴，故足之十二经脉，以应为十二月，月生于水，故在下者为阴；手之十指，以应十日，日主火，故在上者为阳。

对于中国历法的天地两气相互升降循环，《黄帝内经》中应用于人体。

《阴阳应象大论》："故清阳出上窍，浊阴出下窍；清阳发腠理，浊阴走五脏；清阳实四肢，浊阴归六腑。"人是一个通过五脏功能统一协调的有机整体，不能理解腰以上为天，腰以下为地，就把天地截然分开。天地交感而化生万物，人也一样，上下通畅才能健康。

《伤寒例》：夫欲候知四时正气为病，及时行疫气之法，皆当按斗历占之。

九月霜降节后，宜渐寒，向冬大寒，至正月雨水节后，宜解也。所以谓之雨水者，以冰雪解而为雨水故也。至惊蛰二月节后，气渐和暖，向夏大热，至秋便凉。

霜降以后，至春分以前，凡有触冒霜露，体中寒即病者，谓之伤寒也。九月十月，寒气尚微，为病则轻；十一月十二月，寒冽已严，为病则重；正月二月，寒渐将解，为病亦轻。此以冬时不调，适有伤寒之人，即为病也。其冬有非节之暖者，名曰冬温。冬温之毒，与伤寒大异，冬温复有先后，更相重沓，亦有轻重，为治不同。

从立春节后，其中无暴大寒，又不冰雪；而有人壮热为病者，此属春时阳气，发于冬时伏寒，变为温病。

从春分以后，至秋分节前，天有暴寒者，皆为时行寒疫也。三月四月，或有暴寒，其时阳气尚弱，为寒所折，病热犹轻；五月六月，阳气已盛，为寒所折，病热则重；七月八月，阳气已衰，为寒所折，病热亦微。其病与温及暑病相似，但治有殊耳。

十五日得一气，于四时之中，一时有六气，四六名为二十四气也。然气候亦有应至而不至，或有未应至而至者，或有至而太过者，皆成病气也。

但天地动静，阴阳鼓击者，各正一气耳。是以彼春之暖，为夏之暑；彼秋之忿，为冬之怒。是故冬至之后，一阳爻升，一阴爻降也。夏至之后，一阳气下，一阴气上也。斯则冬夏二至，阴阳合也；春秋二分，阴阳离也。阴阳交易，人变病焉。此君子春夏养阳，秋冬养阴，顺天地之刚柔也。

这是历法指导外感病治疗的具体应用，虽然讲得较机械，临床上也不尽然，但分析病情和治疗一定要审时令之气。《伤寒例》是由王叔和所写的，后来很多人觉得不是张仲景写的不适合用，于是弃之，直到现在中医药大学《伤寒论》的教科书，也是掐头去尾，只留下了中间的六经，这是很可惜的事。《伤寒杂病论》继承了《黄帝内经》阴阳体系的核心思想而成书，使《黄帝内经》的理论得以实际应用于临床治病。王叔和整理《伤寒论》并在六经前写《伤寒例》，是教后人怎样去理解和学习六经，意义巨大。

无《内经》则《伤寒》无源失根，无《伤寒》则《内经》之理无据可依。

《八正神明论》：凡刺之法，必候日月星辰，四时八正之气，气定乃刺之。是故天温日月，则人血淖液而卫气浮，故血易泻，气易行；天寒日阴，则人血凝泣而卫气沉。月始生则血气始精，卫气始行；月郭满则血气实，肌肉坚，月郭空，则肌肉减，经络虚，卫气去，形独居，是以因天时而调血气也。是以天寒无刺，天温无疑；月生无泻，月满无补；月郭空无治。是谓得时而调之。因天之序，盛虚之时，移光定位，正立而待之。

此处内容以月亮的盈缺定人体气血的虚实，的确太过拘泥，治病还得看实际情况来定。如果以此为准来治病，当刺不刺，反而会延误病情，特别是急救时，更是要果断。冬天万物闭藏，一般来说能不刺则不刺，病情真的需要针刺，情愿针后再调补。

对于历法和中医的关系，其实早在秦朝的《吕氏春秋》和西汉的《淮南子》中都有很多的讲述。这两本书都是以道学为核心思想，但对于历法上有不同。《吕氏春秋》对于节气上只有立春、春分、立夏、夏至、立秋、秋分、立冬、冬至八个时节，可见《吕氏春秋》对节气还是以停留在先天八卦的阴阳变动。阴阳是两仪，划分上半年和下半年，冬至、夏至、春分、秋分这四个点就是四象，再加上立春、立夏、立秋、立冬，就是八卦。而到了《淮南子》，在这基础上，则有了详细的二十四节气，可见随着天文学的发展，历法也越来越精确。

中国的历法发展史如下。

历法是在天文学中得出的阴阳基础上进行的。阴阳以气温的高低来区分，上半年气温逐渐长高为阳，下半年气温逐渐降低为阴（图 4）。通过立竿测影的方式，白天最短影子最长是阴极、白天最长影子最短是阳极。但人们发现影子最长时天气不是最冷的，反而是白天逐渐变长了天气更冷；影子最短时天气不是最热的，反而是白天逐渐变短了天气更热。人们得出阳中有阴、阴中有阳的阴阳互根之理，太极图中阴阳鱼的眼睛就是立竿测影最长和最短的两个点，天气还没有最热阴气开始生，天气还没有最冷阳气开始生。所以才画出太极阴阳图，上半年和下半年的区分，这就是太极生两仪。

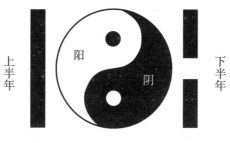

图 4　阴阳与历法关系示意图

随着对天文学的深入，立竿测影时，影子来回移动中，上半年和下半年都会回到同一个长度上来，于是又把阴阳各分为二，阳分为少阳和老阳，阴分为少阴和老阴，这样子一年四季就确立，这就是两仪生四象（图 5）。可以看出，四季历比五季历要晚，但更符合实际。

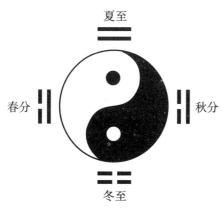

图 5　四象与历法关系示意图

随着四季的划分，古人对天地阴阳变动的规律也越来越了解，发现每进入一个季节时，天气都会明显变化，于是到了秦代在原来四季的基础上又加上了立春、立夏、立秋、立冬（见《吕氏春秋》），成为一年八个季节，这就是四象生八卦（图6）。到了汉代，天下大定，各行业都发展得很好，历法也有了很大的进步，于是到了《淮南子》里就详细记录了二十四节气。

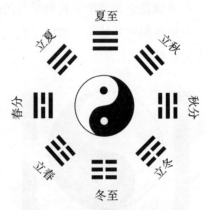

图6　八卦与历法关系示意图

中国历法是取先天八卦的生成为基础，不是用后天八卦。因为先天八卦是以天地分阴阳，阴阳是对立的，八卦是四组阴阳的两两对立。后天八卦是以水火分阴阳，除了水火对立以外，其他的都体现不了阴阳的对立关系。至于为什么会产生后天八卦，这是政治的需要，因为后天八卦主要讲卜筮等人事内容，完全不同于先天八卦讲生命内容，是为了统治者更方便管理百姓，在先天八卦的基础上修改成了后天八卦。

五　行

　　现在中医药大学的教材中把阴阳和五行合一起论述，但阴阳和五行是不同的。

　　对于阴阳和五行来说，先有阴阳而后有五行。五行起源于十月历法的天文五行，只是五个季节的时间划分。《尚书·洪范》："五行：一曰水，二曰火，三曰木，四曰金，五曰土。水曰润下，火曰炎上，木曰曲直，金曰从革，土爰稼穑。润下作咸，炎上作苦，曲直作酸，从革作辛，稼穑作甘。"到了先秦时方术之士大行其说自成五行学说体系，到了西汉又将五行相生相克理论推向了巅峰，自此，五行学说就成为中国哲学的一个重要组成部分。

　　汉朝是一个伟大的朝代，我们中国人称为汉人、语言称为汉语、文字称为汉字，等等，都离不开汉。我们学历史知道，朝代的替换，后一个朝代都会继承上一个朝代的政治遗产，并且在这个基础上进行创新，这样的政治体系国家才稳定。自秦统一中国后，到了汉统一才大定。因为政治需要，管理者就得建立一种规矩，使民众一心。自刘邦建汉朝后，因为人心未定，所以用道学弄一本政治的糊涂账来稳定民心，一直采用道家的思想治国；到了文帝时虽说表面上还是尊道，但实际上已经开始侧重于法家和儒家；到了武帝时，经过了景帝的六国之乱后，人心已定，势必要弄一套东西来治理国家，大体上看是采用了法家的内核（隐）和儒家的外形（现），一刚一柔两面并用的政治体统。在这样全国大一统的时代背景下，武帝对各行各业都重新建立新的规矩（比如现在中国学术界的学术论文一样，也要有统一的格式），对于哲学上也一样用一种新的规矩，但又不能无中生有，以免百姓不易接受而混乱，只能从原有的基础上进行改良，此时把五行学说进行全新的演绎（宋代的理学也是采用一样的方法），自然也在情理之中。五行学说，从《吕氏春秋》和《淮南子》两本书来看，是有区别的。《吕氏春秋》谈五行之理，但不讲五行的相生克；而《淮南子》则是讲五行的相生相克。这两本书,《吕氏春秋》成书于秦始皇天下未定时,《淮南子》成书于汉武帝壮年时。这两本书,一本是秦的宰相编的,一本是汉的诸侯王编的,自然是为了当时的政治需要而编书。

从中国历法来看,五季历和四季历都源于阴阳,但四季历法是完全根据阴阳(两仪)、四季(四象)的阴阳学说而来的;五季历形成五行学说后,已经自成体系。《黄帝内经》的理论方面有阴阳四象体系,也有阴阳五行体系,所以看起来有些混乱。因为当时印刷技术不发达,书都是靠手抄在竹片上,于是很容易遗失,加上年代久远,抄来抄去,到隋唐时已经很混乱。后来虽经过全元起、杨上善、王冰等人的整理,还是有很多错乱,到了宋朝官方叫林亿和高保衡对《黄帝内经》再次进行整理,这就是我们今天所看到的样子,因为林亿和高保衡不是治病医生,所以内容还是较混乱,很多内容也脱离临床实际,有的一篇文章中内容前后不一致或自相矛盾,有的用四季历和五季历同时编写。书中凡是用“五行”“五气”等讲述的是采用五季历;用“四时”“十二月”等讲述的则是采用四季历。对于五行有相生相克的内容,则是汉代所写。秦汉的历法也不同,从季节上来看,《吕氏春秋》对季节只讲到立春、春风、立夏、夏至、立秋、秋分、立冬、冬至八个季节,而到《淮南子》就有完整的二十四节气了。但两书中的历法都是基于先天八卦的两仪、阴阳、四象、八卦的形式,只是《淮南子》在《吕氏春秋》的基础上进一步完善罢了。

医学作为一个行业,随着王朝的更替自然也要进行改造,才符合当时政治的需要,于是诞生了《黄帝内经》。对于《黄帝内经》这本书,自然不是黄帝所写,因为中国历史上一直认为黄帝是中国文化之祖,所以把书名冠以“黄帝”,就可以体现尊贵和权威。但从中医学的历史发展来看,我仔细分析《黄帝内经》有关具体疾病的论述,全是采用的是阴阳四象学说,其论病治疗都是用上下、内外、脏腑、气血等进行,而不是如后世(宋朝开始)的五行相生相克来论述疾病和治疗(如果要去从《黄帝内经》中一点一点地筛选很麻烦,可看秦伯未的《内经类证》一书)。另外,三国时的《伤寒杂病论》所采用的也是《黄帝内经》中的阴阳四象体系。《针灸甲乙经》讲到“仲景论广伊尹汤液为数十卷。”现在经过考古证实《汤液经》成书早于《黄帝内经》,并且《伤寒论》和《汤液经》也的确是一脉相承。可以说五行相生相克应用于医学,有原来阴阳四象体系的基础,但更多则是时代背景下的政治产物。

汉武帝时，用儒家君权神授托古改制，有"五德"和"三统"互不相容的说法，最后定汉为土德，于是五行学说大行其道，这些内容都有详细的历史记载。皇权至上的社会里，一切学术都要服从于政治，医学也一样不例外。《黄帝内经》中对五脏六腑的功能就用"十二官"来解释；处方也用君臣佐使来解释，这全是借用封建社会的政治体制来说明中医。但从五行学说来看，儒家的五行学说和中医学的五行有所不同，这在于医学的专业性，完全用儒家的五行学说生搬硬套于医学中，也实在说不过去，但又要符合王朝的政治体制，所以不得不尊五行。王朝不断改制，医家就得不断修改理论，治病是否实用可以不管，但一定要符合王朝的改制，这是中国古代的社会特色，也正因为如此，所以中国长时间徘徊于小农经济，不能造就工业革命。值得庆幸的是不论怎么改制，为了政治的稳定，王朝改制得继承上一王朝的政治遗产，于是中医学上的天人相应、气机升降出入的循环、五脏功能等这些核心内容没有改掉，这才使得中医学的发展史看起来混乱，但顺利传承下来。

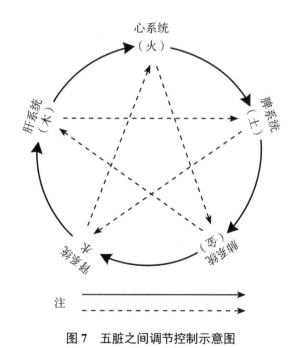

图 7　五脏之间调节控制示意图

对于五行相生相克的关系如图 7 所示，中医学中的五行理论认为，五脏主五气。肝对应春和风、心对应夏和火、脾对应长夏和湿、肺对应秋和燥、肾对应冬和寒。这是针对天人合一的理念，春天太平洋季风来了，所以春天多风；天气渐热，所以夏天为火；秋天雨水少了而干燥，所以秋天为燥；冬天寒冷，所以主寒。这是古人针对一年四季气候变化的直观现象的理解，但是长夏的湿，就很难解释清楚了，刘完素的《素问玄机原病式》中对长夏主湿的理解是天气大热，人大汗出、树木出油，这样的理解实在是牵强。

五行理论还有以相生次序的隔一而相克（比如木生火、火生土，木就克土；土生金、金生水，土就克水），这就更无法解释清楚。肺为金，金克木，但肺为燥、肝为风，燥怎么克风呢，燥是克湿啊，不就变成肺（燥）克脾（湿）了；脾为土，肾为水，脾为湿，肾为寒，湿克寒也说不通，因为湿和寒都是阴邪，根据传统中医学同气相求的理论，湿和寒只会相生，不会相克的。如果是取天之义以喻人之理，风是一年四季都有，如果说春天风多，但秋天也一样多风。比如台风，春天无台风的，都是在大暑到立秋这些时间出现的，如果从这个角度来看，风应该主脾，因为风最猛是台风，和平时的和畅微风不一样。从人体五脏功能系统来看，脾主四肢、主升发清阳。脾主湿，湿是黏滞之物，怎么能升发，只会阻碍清阳的升发，更不能通四肢。只有脾为风，风性动才能运化水湿和水谷，这才能使气机运于四旁。所以对于风寒暑燥湿归于五行，应用于人体五脏，实在说不通。

很多人学中医，一学到五行就一头雾水，糊里糊涂，觉得这是迷信，哪怕是现在的中医药大学的教科书，也是在《中医基础理论》上弄一小部分内容讲一下五行，其他教材都是不谈五行，至于《内科学》《外科学》《妇科学》等专业论病的学科，也是直接撇开五行理论，直接从五脏、六淫、气血、经络等角度来论述疾病。因为五行相生相克应用于中医实在说不清楚，也不符合临床实际应用。

图8是图7的拓展内容，用的是五行相生的理论，把人体和自然进行对应，也是于理不通，不符合实际临床治病的应用。

表1是五行归类表，对于五行学来说，除了上面的归类内容外，还有五畜和五谷配合五行。但五谷和五畜配合五行，在《黄帝内经》中是混乱的。可见当时编书时，意见不是很统一。如表2、表3。

所以，对于这种把自然和人机械地归类于五行，并且进行相生相克，应用于医学上，自然行不通。表2、表3是我师父陶广正教授的导师王玉川教授从《黄帝内经》中梳理出来的。其实我师娘的导师任应秋教授，对《黄帝内经》也进行

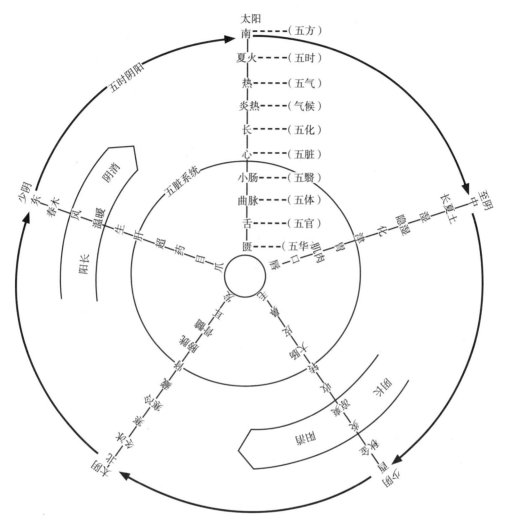

图 8 "四时五脏阴阳"结构模式图

了系统的研究，前辈们亦发现了其中有诸多不合理的地方，整理出来以示后学。

理论源于实践，只有通过不断的实践，才能总结出理论。《黄帝内经》分为《素问》和《灵枢》两册，现在是把《素问》定为上册，把《灵枢》定为下册。其实是先有《灵枢》而后有《素问》。因为《灵枢》讲针灸方面的内容，但书中又有很多理论方面的内容；《素问》讲医理，但又有很多针灸的内容。这应该是古人抄书抄来抄去弄混了的结果，所以王冰补的七篇大论（对于王冰补的七篇大论归属问题，我师父陶广正教授，在 2010 年第 11 期的《中医杂志》上发表了

表1　事物属性的五行归类表

自然界							五行	人体						
五谷	五味	五色	五化	五气	五方	五季		五脏	五腑	五液	五官	五体	五情	五华
中麦	酸	青	生	风	东	春	木	肝	胆	泪	目	筋	怒	爪
黍	苦	赤	长	暑	南	夏	火	心	小肠	汗	舌	脉	喜	面
粟米	甘	黄	化	湿	中	长夏	土	脾	胃	涎	口	肉	思	唇
稻米	辛	白	收	燥	西	秋	金	肺	大肠	涕	鼻	皮	悲	毛
豆类	咸	黑	藏	寒	北	冬	水	肾	膀胱	唾	耳	骨	恐	发

表2　五畜配属五行表

五行	木	火	土	金	水
五味	酸	苦	甘	辛	咸
《素问·金匮真言论》	鸡	羊	牛	马	彘
《灵枢·五味篇》	犬	羊	牛	鸡	猪
《素问·五常政大论》	犬	马	牛	鸡	彘
附:《礼记·月令》	羊	鸡	牛	犬	彘

表3　五畜配属五行表

五行	木	火	土	金	水
五味	酸	苦	甘	辛	咸
《灵枢·五味篇》	麻	麦	粳米	黄黍	大豆
《灵枢·五音五味篇》	麻	麦	稷	黍	大豆
《素问·五常政大论》	麻	麦	稷	稻	豆
《灵枢·金匮真言论》	麦	黍	稷	稻	豆
《素问·藏气法时论》	小豆	麦	粳米	黄黍	大豆
附:《礼记·月令》	麦	菽	稷	麻	黍

《〈黄帝内经·素问〉中"七篇大论"的归属问题刍议》一文，认为七篇大论应为九篇大论，就是《伤寒杂病论》序言中所提到的《阴阳大论》。）应该放在书的最后，但章节安排也不是这样子。

《离合真邪论》：黄帝问曰：余闻九针九篇，夫子乃因而九之，九九八十一篇余尽通其意矣。

《八正神明论》：岐伯曰：法往古者，先知针经也。

《黄帝内经》中明确说到先有《灵枢》后有《素问》。《灵枢》古称《九卷》，到了晋代，皇甫谧又称之为《针经》。

《邪客》：天圆地方，人头圆足方以应之。

《五运行大论》：岐伯曰：地为人之下，太虚之中者也。帝曰：凭乎？岐伯曰：大气举之也。

从天文学发展史来看，古人先是以地为中心的"天圆地方"理论，取天人相应之理，所以人"头圆足方"。后来天文学发展进步了，于是认识到了地球也是一个飘浮于太空的一个球体，所以才会有"地为人之下，太虚之中者也"的理解。

强行把五行对应于五脏，是一个很混乱的问题，《黄帝内经》中就有好多种配对。

《水热穴论》：春者木始治，肝气始生，肝气急，其风疾。经脉常深，其气少，不能深入，故取络脉分肉间。夏者火始治，心气始长，脉瘦气弱，阳气留溢，热熏分腠，内至于经。故取盛经分腠，绝肤而病去者，邪居浅也。所谓盛经者，阳脉也。秋者金始治，肺将收杀，金将胜火，阳气在合，阴气初胜，湿气及体，阴气未盛，未能深入，故取俞以泻阴邪，取合以虚阳邪，阳气始衰，故取于合。冬者水始治，肾方闭，阳气衰少，阴气坚盛，巨阳伏沉，阳脉乃去，故取井以下阴逆，取荥以实阳气。故曰：冬取井荥，春不鼽衄。

这里没有脾，只有心、肝、肺、肾四脏，但说到秋时有"阴气初胜，湿气及体"，和其他经文所说的秋为燥又不符合。当然这里讲的"湿气及体"是很好理解的，立秋前后多台风，台风就有雨，此时暑气未退，下雨后地热把水气上蒸，但强行用五行理论来解释，这就乱了。

《玉机真藏论》：春脉者，肝也，东方木也，万物之所以始生也，夏脉者心也，南方火也，万物之所以盛长也，秋脉者，肺也，西方金也，万物之所以收成也。冬脉者，肾也。北方水也，万物之所以含藏也。脾脉者土也，孤脏，以灌四傍者也。

《六节藏象论》：心者，生之本，神之变也；其华在面，其充在血脉，为阳中之太阳，通于夏气。肺者，气之本，魄之处也；其华在毛，其充在皮，为阳中之太阴，通于秋气。肾者，主蛰，封藏之本，精之处也；其华在发，其充在骨，为阴中之少阴，通于冬气。肝者，罢极之本，魂之居也；其华在爪，其充在筋，以生血气，其味酸，其色苍，此为阳中之少阳，通于春气。脾、胃、大肠、小肠、三焦、膀胱者，仓廪之本，营之居也，名曰器，能化糟粕，转味而入出者也，其华在唇四白，其充在肌，其味甘，其色黄，此至阴之类，通于土气。凡十一脏，取决于胆也。

《六微旨大论》：木运临卯，火运临午，土运临四季，金运临酉，水运临子，所谓岁会，气之平也。

这些内容讲的脾不主时，也不讲五行的生克，而是讲脾主中央。"脾脉者土也，孤脏，以灌四傍者也""脾、胃、大肠、小肠、三焦、膀胱者，仓廪之本，营之居也，名曰器。"讲脾的功能在于运化水谷而营一身。至于"土运临四季"一语虽用五行的名词，但不用生克之理，也不讲脾主何时。

《太阴阳明论》：帝曰：脾不主时何也？岐伯曰：脾者土也。治中央，常以四时长四脏，各十八日寄治，不得独主于时也。

这个内容就很有意思了，讲脾不主时，但又讲"各寄十八日"，还是没有用五行理论。

《六节藏象论》：春胜长夏，长夏胜冬，冬胜夏，夏胜秋，秋胜春，所谓得五行时之胜，各以气命其脏。

脾主长夏讲得最多，比如《金匮金言论》《阴阳应象大论》《平人气象论》《本神》《风论》《藏气法时论》《宣明五气论》等篇章都是讲脾主长夏。类似于这样的内容在《黄帝内经》中很多，所以不再全部摘录，仅录数条以说明，这有取四季历，有取五季历的内容，读时得区别对待。

阴阳四象理论更能说明阴阳的核心问题。取天人相应的理念，《顺气一日分为四时》说"春生，夏长，秋收，冬藏，是气之常也，人亦应之，以一日分为四时，朝则为春，日中为夏，日入为秋，夜半为冬。"从上述五脏和五行的归属问题上，本人认为脾不主时才是符合中医学的。

《金匮要略》：上工治未病，何也？师曰：夫治未病者，见肝之病，知肝传脾，当先实脾；四季脾王不受邪，即勿补之。中工不晓相传，见肝之病，不解实脾，惟治肝也。夫肝之病，补用酸，助用焦苦，益用甘味之药调之。酸入肝，焦苦入心，甘入脾，脾能伤肾，肾气微弱，则水不行，水不行，则心火气盛，心火气盛，则伤肺，肺被伤，则金气不行，金气不行，则肝气盛，肝气盛，则肝自愈，此治肝补脾之要妙也。肝虚则用此法，实则不在用之。经曰：虚虚实实，补不足，损有余。是其义也。余脏准此。

《伤寒杂病论》的内容是取阴阳四象为理论，但这里取五行生克理论，对于这些内容，有很多医家也明确表示这不是原有的内容，是后人补充的。对于治病直接而治，实在没有必要用五行理论的隔二隔三去治疗。特别是对于急证，抢救都来不及，哪里还能生来克去。比如治疗脑中风闭证，这是脑中邪气在实，治疗得快速降逆泄邪。但五行生克理论的治疗是"泻南方补北方"，泻南方是泻心火，补北方是补肾水。本人对于中医疑难危重症的抢救较多，对中风闭证的治疗也有些心得，本人针对患者发热、二便不通等热实证，取"阳明多气多血"的理论，直接用"承气汤"重用生大黄通腑，再刺内庭、委中等穴泻热降逆，效果很好。中风闭证一直认为是肝逆证，《金匮要略》的这种治法，是明确讲到用于肝虚，肝实不用。但中风的病机，都是肝肾虚于下，虚火上逆而成。哪怕是中风后遗症的半身不遂，也不能用此法来治疗，所以刘完素也发现了这个问题不切合临床应用，于是他提出了火热和气血不通来论治中风。后来李东垣从虚立论治疗中风，朱丹溪从痰立论治疗中风。

《中藏经》：阴阳者，天地之枢机；五行者，阴阳之终始。非阴阳则不能为天地，非五行则不能为阴阳。

有很多学者也提出了《中藏经》是宋人托华佗之名而成书，因为华佗和《伤寒杂病论》的成书同在三国时代，当时的中医学思想还是阴阳四象体系，不是五行体系，五行体系论述具体病情是宋代才出现的。《黄帝内经》虽有五行理论，但实际分析具体疾病方面并不是用五行理论。所以学中医，不能单纯从学术角度去看问题，而是要结合历史、政治、天文、历法、哲学等众多学科进行细致的分析。

特别是政治因素，学术受政治影响很大，比如宋朝，因为统治者左文右武，虽说文化方面一下子显得很灿烂，但也是非常的拘泥。中医学上用五行生搬硬套就是产于宋，用《太平惠民和剂局方》机械地应对疾病的治疗也是产于宋，外感病拘泥于五运六气治死了很多人也在宋。

但五行体系已经有很多医家发现不符合临床实际情况，但为什么没有一个医家提出，这主要是当时的社会环境决定的。也如《黄帝内经》的作者，史学家认为不是出于一时一人之手，而是长期累积，马莳、张志聪、吴昆、高世栻等医家却认为是黄帝时期所著。这不外是因为古代中国医生的社会地位很低，认为黄帝时期的产物，可以彰显医生的社会地位。

对于五行相生相克的理论强行应用于中医学始于北宋，此后在政治稳定时期出来的医书，都是以此为核心理论体系，比如邹润安的《本经疏证》、陈士铎的《外经微言》《本草新编》《辨证录》等书，大倡五行理论。我们承认书中有很多精彩的内容，但总体来说是很混乱的，有些内容辨来辨去，一定要用五行理论来解释，哪怕解释不通了还是要强行用五行理论对号入座。

新中国成立后国家建立了中医学院，教材以第五版最经典，编写教材的人都是一批当时业界的佼佼者，比如印会河、邓铁涛、何任、周仲瑛等。我们从教材中来看，辨病论治论药，都是以脏腑、气血、六淫等为核心，并没有用五行相生相克理论，可见编写教材的这批业界专家，也明白这个道理，所以对邹润安和陈士铎的内容并没有采用。

遗憾的是这批编写教材的前辈们没有给中医学制订一个总纲领性的指导内容，从《中医基础理论》教材来看，还是沿用了五行相生相克为指导思想，但其他教材又没有用此理论为指导，于是中医学缺少一个可以作为总纲领的指导思想。本人取气化为核心思想，用五脏三焦气化模式作为中医的总纲来补充。

运 气

中医的运气学，又称为"五运六气"，是研究气候变化和人体健康的学问，通俗来讲就是"气候健康学"。五运主天，六气主地。五运就是五行，《伤寒杂病论》序言中说："天布五行，以运万类，人禀五常，以养五脏。"《六微旨大论》："天气始于甲，地气始于子，子甲相合，命曰岁立，谨候其时，气可与期。"源于十月五季历法的十天干，十天干的内容是形容植物的长生壮已，每两月是一季，甲乙属木、丙丁属火、戊己属土、庚辛属金、壬癸属水；六气是源于十二月历法的，十二地支寅卯为风、巳午为火、申酉为燥、亥子为寒、丑未为湿、辰戌为暑。因为十月历是取太阳，古人重阳，所以十月为天；相对于太阳的温热，月亮就是阴寒，阴寒主静，十二月为地。历法中，古人根据天文学测算太阳支行的黄道而定一年的天数和二十四节气，人们日常对于红白之事要挑个吉日称为"黄道吉日"，就是源于此，所以一年的天数和节气是固定不变的，月数则是由月亮定。天数和节气固定不变，但一年中的天数不是月亮刚好绕地球12圈，少了几天，于是就用了闰月。

《黄帝内经》中讲甲己是土运、乙庚是金运、丙辛是水运、丁壬是木运、戊癸是火运。其中单数（甲、丙、戊、庚、壬）为中运太过之年，双数（乙、丁、己、辛、癸）为中运不及之年。司天主上半年六个月之令，在泉主下半年六个月之令。子午是少阴君火司天，阳明燥金在泉；丑未是太阴湿土司天，太阳寒水在泉；寅申是少阳相火司天，厥阴风木在泉；卯酉是阳明燥金司天，少阴君火在泉；辰戌是太阳寒水司天，太阴湿土在泉；巳亥是厥阴风木司天，少阳相火在泉。

《六微旨大论》："天气下降，气流于地，地气上升，气腾于天，故高下相召，升降相因，而变作矣。"《六元正纪大论》："岁半之前，天气主之；岁半之后，地气主之；上下交互，气交主之。"对于六气中，司天是天气，在上；在泉是地气，在下，只有天地之气相交才能孕育万物。对于《黄帝内经》讲五运六气中出现上的指司天，出现下的，是指在泉。

对于司天和在泉天地之气的划分，以"初气"和"中气"划分。即初者地气（在泉），中者天气（司天）。《六微旨大论》"帝曰：初中何也？岐伯曰：所以分天地也。帝曰：愿卒闻之？岐伯曰：初者地气也，中者天气也。"

运气学说中还有主气和客气的区分，主气是主时之气，用来说明一年中二十四节气气候的正常规律，每年都固定不变。一岁之中，六气分司，各主六十日，谓之主气。一之气，自大寒至惊蛰，厥阴风木主之；二之气，自春分至立夏，少阴君火主之；三之气，自小满至小暑，少阳相火主之；四之气，自大暑至白露，太阴湿土主之；五之气，自秋分至立冬，阳明燥金主之；六之气，自小雪至小寒，太阳寒水主之。

客气是指时令气候异常变化，每年不同，如客之往来无常。

运气学的主运和客运根据五行相生相克的原理来阐述。主运是指一年春、夏、长夏、秋、冬五季所主，每年的主运是固定不变的，每一运的时间是 73 日 5 刻。初运，木，大寒节当日起到春分后 13 日，为风温；二运，火，春分后 13 日到芒种后 10 日，为火热；三运，土，芒种后 10 日到处暑后 7 日，为暑湿；四运，金，处暑后 7 日到立冬后 4 日，为凉燥；终运，水，立冬后 4 日到小寒节末日，为寒冷。然后根据当年岁运的太过与不及决定主运的太过与不及，根据五行相生相克的规律去算。至于客运，客运就是把岁运摆在初运的位置，然后按照五行相生，太少相生的规律排列。

可见五运六气是产生在汉代以后，依据是历法。

《六微旨大论》：至而至，至而不至，至而太过，至而不过，未至而至。亢则害，承乃制。制则生化，外列盛衰；害则败乱，生化大病。

这是运气学的总纲。

至而至，是最好的气候特点，气候按时而到，不太过，无不及；至而不至，讲的是季节到了，气候没到，比如春天气温要升，要温暖，但天气还很冷；至而太过，指的是季节到了，相应的气候也到了，但太过，比如夏天要热，但太热，这就是太过；至而不过，指的是相应季节的气候正常的来临，但季节过了气候还在继续，比如夏天要热秋天要凉，但秋天都来很久天气还是一样的很热，热的时间很长；未至而至，指的是季节未到，气候先到，比如冬天冷是正常的，但有时冬天还未到就先冷，比如我出生的 1976 年，就冷得特别早。

"亢则害，承乃制。制则生化，外列盛衰；害则败乱，生化大病。"亢就是指太过，自然界的气候不符合季节变化，则会为害万物。当寒就寒，当热就热，季节到了气候也正常的跟进，这就是承，这样就风调雨顺，万物无疾。《本病论》："谓其上下升降，迁正退位，各有经论，上下各有不前，故名失守也。是故气交失易位，气交乃变，变易非常，即四失序，万化不安，变民病也。"

《天元纪大论》：厥阴之上，风气主之；少阴之上，热气主之；太阴之上，湿气主之；少阳之上，相火主之；阳明之上，燥气主之；太阳之上，寒气主之。所谓本也，是谓六元。

这是专业的运气学内容，这块内容《黄帝内经》中很多，所以我只节选一点来说明一下。这些内容对于中医治病没有什么实际意义，但对于当时的社会来说，有政治意义。天有不测风云，机械地以三阴三阳对应风寒火燥湿暑，再用五行相生相克去预测气候的变化，这是一个笑话。虽说气候会有变化，但总体还是一定的，比如夏天不论怎么寒，也不会如冬天那样，夏天就是夏天。现在看到很多人大谈运气，不过是事后诸葛亮，用运气学去分析已经发生的事。历来皇权至上的中国政治对学术的干扰很大，宋朝因为政治原因，对文化思想很禁锢，中医学也一样，治病不仅要用政府颁发的《太平惠民和剂局方》去机械地对应治疗，还要严格要求五运六气的模式去治病，于是治死了很多人。到了元代，朱丹溪就大批《太平惠民和剂局方》之弊，著《局方发挥》一书。

历法中的十天干是指十月历的纪月，十二地支是十二月历的纪月，十天干和十二地支相配成六十甲子，这是用于纪年，这只是古人用于计时的。医学是研究生命和疾病的，用这些计时的内容来研究疾病和生命自然不可取。

当然，也不是说五运六气一无是处，其原理性的内容还是正确的。五运六气的核心内容是讲天体运转造成的季节变化，地球上的气候也随着变化，比如春暖、夏热、秋凉、冬寒，地球上（六气）的风、寒、火、燥、湿、暑也随着变化，但六气中风是自然气流，暑是热和湿的混合，所讲的无非是寒热湿燥，也就是温度和湿度的变化问题。湿和热混合是湿热，湿和寒混合是湿寒，燥和热混合是燥热，燥和寒混合是寒燥，以这样的方式来区别于五运六气才符合现实。

运气学是取材于阴阳变动和气机升降出入为基础，再配合五行相生相克。所以我们把五行生克先放一边，取实用的气机升降出入就是。

《五运行大论》：燥以干之，暑以蒸之，风以动之，湿以润之，寒以坚之，火以温之。故风寒在下，燥热在上，湿气在中，火游行其间，寒暑六入，故令虚而生化也。故燥胜则地干，暑胜则地热，风胜则地动，湿胜则地泥，寒胜则地裂，火胜则地固矣。寒暑燥湿风火，在人合之奈何？其于万物何以生化？

东方生风，风生木，木生酸，酸生肝，肝生筋，筋生心。其在天为玄，在人为道，在地为化；化生五味，道生智，玄生神，化生气。神在天为风，在地为木，在体为筋，在气为柔，在脏为肝。其性为喧，其德为和，其用为动，其色为苍，其化为荣，其虫毛，其政为散，其令宣发，其变摧拉，其眚为陨，其味为酸，其志为怒。怒伤肝，悲胜怒，风伤肝，燥胜风，酸伤筋，辛胜酸。南方生热，热生火，火生苦，苦生心，心生血，血生脾。其在天为热，在地为火，在体为脉，在气为息，在脏为心。其性为暑，其德为湿，其用为燥，其色为赤，其化为茂，其虫羽，其政为明，其令郁蒸，其变炎烁，其眚燔？，其味为苦，其志为喜。喜伤心，恐胜喜；热伤气，寒胜热；苦伤气，咸胜苦。中央生湿，湿生土，土生甘，甘生脾，脾生肉，肉生肺。其在天为湿，在地为土，在体为肉，在气为充，在脏为脾。其性静兼，其德为濡，其用为化，其色为黄，其化为盈，其虫倮，其政为谧，其令云雨，其变动注，其眚淫溃，其味为甘，其志为思。思伤脾，怒胜思；湿伤肉，风胜湿；甘伤脾，酸胜甘。西方生燥，燥生金，金生辛，辛生肺，肺生皮毛，皮毛生肾。其在天为燥，在地为金，在体为皮毛，在气为成，在脏为肺。其性为凉，其德为清，其用为固，其色为白，其化为敛，其虫介，其政为劲，其令雾露，其变肃杀，其眚苍落，其味为辛，其志为忧。忧伤肺，喜胜忧；热伤皮毛，寒胜热；辛伤皮毛，苦胜辛。北方生寒，寒生水，水生咸，咸生肾，肾生骨髓，髓生肝。其在天为寒，在地为水，在体为骨，在气为坚，在脏为肾。其性为凛，其德为寒，其用为脏，其色为黑，其化为肃，其虫鳞，其政为静，其令霰雪，其变凝冽，其眚冰雹，其味为咸，其志为恐。恐伤肾，思胜恐；寒伤血，燥胜寒；咸伤血，甘胜咸。五气更立，各有所先，非其位则邪，当其位则正。

帝曰：病生之变何如？岐伯曰：气相得则微，不相得则甚。

帝曰：主岁何如？岐伯曰：气有余，则制己所胜而侮所不胜；其不及，则己所不胜，侮而乘之，己所胜，轻而侮之。侮反受邪，侮而受邪，寡于畏也。

这段内容是把运气内容和人体五脏相配合，再根据五行相克之理来论述，但其理论也是混乱得很。比如上述的"西方生燥，燥生金，金生辛，辛生肺，肺生皮毛。"西方生燥，这是根据中国的地理位置而言的，汉代的首都是长安，长安向西的区域空气干燥；再把五脏机械地配对五个方向，所以燥生金、金生辛、辛生肺，肺要润而不湿才能正常宣肃，主一身之气机运行，何来燥能生金？后面又说"热伤皮毛，寒胜热；辛伤皮毛，苦胜辛"。热主心，以五行相克来说是火克金，但说热伤皮毛，又说辛伤皮毛，这不是自相矛盾了？所以对于这些内容，得以五脏对气机运转的眼光来对待，把地理位置和五行生克剔除掉，这才能应用于实际治病。

《气交变大论》：岁木太过，风气流行，脾土受邪。民病飧泄，食减体重，烦冤、肠鸣、腹支满，上应岁星。甚则忽忽善怒，眩冒巅疾，化气不政，生气独治，云物飞动，草木不宁，甚而摇落，反胁痛而吐甚，冲阳绝者，死不治，上应太白星。岁火太过，炎暑流行，金肺受邪。民病疟，少气、咳喘、血溢、血泄、注下、溢燥、耳聋、中热、肩背热，上应荧惑星。甚则胸中痛，胁支满，胁痛、膺背肩胛间痛，两臂内痛，身热骨痛而为浸淫。收气不行，长气独明，雨水霜寒，上应辰星。上临少阴少阳，火燔焫，水泉涸，物焦槁，病反谵妄狂越，咳喘息鸣，下甚，血溢泄不已，太渊绝者，死不治，上应荧惑星。岁土太过，雨湿流行，肾水受邪。民病腹痛，清厥、意不乐、体重烦冤、上应镇星。甚则肌肉痿，足痿不收行，善，脚下痛、饮发中满、食减、四肢不举。变生得位，藏气伏化，气独治之，泉涌河衍，涸泽生鱼，风雨大至，土崩溃，鳞见于陆，病腹满溏泄，肠鸣，反下甚，而太溪绝者，死不治。上应岁星。岁金太过，燥气流行，肝木受邪。民病两胁下，少腹痛，目赤痛、眦疡、耳无所闻。肃杀而甚，则体重烦冤，胸痛引背，两胁满且痛引少腹，上应太白星。甚则喘咳逆气，肩背痛；尻阴股膝髀腨骱足皆病，上应荧惑星。收气峻，生气下，草木敛，苍干雕陨，病反暴痛，胠胁不可反侧，咳逆甚而血溢，太冲绝者，死不治。上应太白星。岁水太过，寒气流行，邪害心火。民病身热烦心，躁悸、阴厥、上下中寒、谵妄心痛、寒气早至，上应辰星。甚则腹大胫肿，喘咳寝汗出，憎风，大雨至，埃雾朦郁，上应镇星。上临太阳，雨冰雪霜不时降，湿气变物，病反腹满肠鸣溏泄，食不化，渴而妄冒，神门绝者，死不治，上应荧惑辰星。

岁木不及，燥乃大行，生气失应，草木晚荣，肃杀而甚，则刚木辟者，悉萎苍干，上应太白星。民病中清，胠胁痛，少腹痛，肠鸣、溏泄。凉雨时至，上应太白星，其谷苍。上临阳明，生气失政，草木再荣，化气乃急，上应太白镇星，其主苍早。复则炎暑流火，湿性燥，柔脆草木焦槁，下体再生，华实齐化，病寒热疮疡痈痤肿痛痤，上应荧惑太白，其谷白坚。白露早降，收杀气行，寒雨害物，虫食甘黄，脾土受邪，赤气后化，心气晚治，上胜肺金，白气乃屈，其谷不成，咳而鼽，上应荧惑太白星。岁火不及，寒乃大行，长政不用，物荣而下。凝惨而甚，则阳气不化，乃折荣美，上应辰星。民病胸中痛、胁支满，两胁痛，膺背肩胛间及两臂内痛，郁冒蒙昧，心痛暴喑，胸复大，胁下与腰背相引而痛，甚则屈不能伸，髋髀如别，上应荧惑辰星，其谷丹。复则埃郁，大雨且至，黑气乃辱，病骛溏腹满食饮不下寒中，肠鸣泄注，腹痛暴挛痿痹，足不任身，上应镇星辰星，玄谷不成。岁土不及，风乃大行，化气不令，草木茂荣。飘扬而甚，秀而不实，上应岁星。民病飧泄霍乱，体重腹痛，筋骨繇复，肌肉𥆧酸，善怒，脏气举事，蛰虫早附，咸病寒中，上应岁星镇星，其谷黅。复则收政严峻，名木苍雕，胸胁暴痛，下引少腹，善太息，虫食甘黄，气客于脾，黅谷乃减，民食少失味，苍谷乃损，上应太白岁星。上临厥阴，流水不冰，蛰虫来见，脏气不用，白乃不复，上应岁星，民乃康。岁金不及，炎火乃行，生气乃用，长气专胜，庶物以茂，燥烁以行，上应荧惑星。民病肩背瞀重，鼽嚏、血便注下，收气乃后，上应太白星，其谷坚芒。复则寒雨暴至乃零，冰雹霜雪杀物，阴厥且格，阳反上行，头脑户痛，延及囟顶，发热，上应辰星，丹谷不成，民病口疮，甚则心痛。岁水不及，湿乃大行，长气反用，其化乃速，暑雨数至，上应镇星。民病腹满，身重濡泄，寒疡流水，腰股痛发，腘腨股膝不便，烦冤、足痿清厥，脚下痛，甚则胕肿，藏气不政，肾气不衡，上应辰星，其谷秬。上临太阴，则大寒数举，蛰虫早藏，地积坚冰，阳光不治，民病寒疾于下，甚则腹满浮肿，上应镇星，其主黅谷。复则大风暴发，草偃木零，生长不鲜，面色时变，筋骨并辟，肉𥆧瘛，目视晄晄，物疏璺，肌肉胗发，气并膈中，痛于心腹，黄气乃损，其谷不登，上应岁星。夫五运之政，犹权衡也，高者抑之，下者举之，化者应之，变者复之，此生长化成收藏之理，气之常也，失常则天地四塞矣。故曰天地之动静，神明为之纪，阴阳之往复，寒暑彰其兆，此之谓也。

帝曰：夫子之言五气之变，四时之应，可谓悉矣，夫气之动乱，触遇而作，发无常会，卒然灾合，何以期之？岐伯曰：天气之动变，固不常在，而德化政令灾变，不同其候也。

这段内容讲的是气候变化对人体健康的影响，有一定的实际意义。比如我们拿木运的太过不及来分析一下。

"岁木太过，风气流行，脾土受邪。民病飧泄，食减体重，烦冤、肠鸣、腹支满，上应岁星。甚则忽忽善怒，眩冒巅疾，化气不政，生气独治，云物飞动，草木不宁，甚而摇落，反胁痛而吐甚，冲阳绝者，死不治，上应太白星。"

"岁木不及，燥乃大行，生气失应，草木晚荣，肃杀而甚，则刚木辟者，悉萎苍干，上应太白星。民病中清，胠胁痛，少腹痛，肠鸣、溏泄。"

以五行理论来说肝属木，主春天，主的功能是主气机的升发。岁木太过，指的是春天气机升发太过。因为五行中木克土，木太过，于是土就不足，所以才说"岁木太过，风气流行，脾土受邪。"但所列的症状就要区别对待了。气机升发太过，见"忽忽善怒，眩冒巅疾"，人的脾气易怒，这是常理，比如油菜花开疯子多，也是气机升发太过。但用五行相克的理论说脾病见"民病飧泄，食减体重，烦冤、肠鸣、腹支满。"等症状，这是气机升发不利的表现，应该是属于岁木不及（春天气机升发不足），脾无阳可运才见气机下行。至于岁木不及的脾病，也一样是讲"肠鸣腹泻"。至于讲"岁木不及，燥乃大行"，这更是无稽之谈，难道春天当暖反寒就一定是燥吗？

学中医很难，特别是看古医书，千万不能用现代人的思维去理解当时那种时代背景。一定要设身处地从当时去想，所以要通史。历史学不好，中医上很多内容难以理解。

五　脏

《黄帝内经》在阴阳学的基础上建立了中医学的理论体系，五脏是组成人体的五个功能系统，理论基础也是在此奠定。脏腑学在中医学中是一个非常重要的核心内容之一，因为诊病的落实病位、确立治疗方向和方法、针灸选穴、汤药选药、神志移情的治疗等等，都离不开脏腑。

中医和西医如果从大的方面来讲都差不多，都是讲系统论（西医是把人体分成八个系统，中医是把人分成五个系统），而不是将某一疾病孤立地对待。但中医的脏腑和西医的不一样，西医的脏腑是指一个器官，而中医的脏腑是指一个系统。

中医的五脏系统理论，以阴阳学说为核心，基于天人合一的理念指导下进行分析。他把人体的器官和身体的组织，以及药食、神志、自然因素等有机的联系整合一起，形成一个系统，五脏就是五个系统，人体就是由这五个系统的相互促进和制约形成一个动态平衡的有机整体。比如西医的循环系统是由心脏和血管组成，但中医的心系统就大不一样，除了心脏和血管以外，还有四季中的夏季、自然界的热、神志上的惊和喜及小肠、舌、饮食上的苦味等。

因为中西互通，所以理解中医的脏腑学，理论上和西医的一样，也是从组成、功能、病变三个方面去学习，只是内容和治疗方面不同。

组成

《阴阳应象大论》：东方生风，风生木，木生酸，酸生肝，肝生筋，筋生心，肝主目。其在天为玄，在人为道，在地为化。化生五味，道生智，玄生神，神在天为风，在地为木，在体为筋，在脏为肝。在色为苍，在音为角，在声为呼，在变动为握，在窍为目，在味为酸，在志为怒。怒伤肝，悲胜怒，风伤筋，燥胜风，酸伤筋，辛胜酸。南方生热，热生火，火生苦，苦生心，心生血，血生脾，心主舌。其在天为热，在地为火，在体为脉，在脏为心，在色为赤，在音为徵，在声为笑，在变动为忧，在窍为舌，在味为苦，在志为喜。喜伤心，恐胜喜，热伤气，寒胜热，苦伤气，咸胜苦。中央生湿，湿生土，土生甘，甘生脾，脾生肉，肉生肺脾主口。其在天为湿，在地为土，在体为肉，在脏为脾，在色为黄，在音为宫，在声为歌，在变动为哕，在窍为口，在味为甘，在志为思。思伤脾，怒胜思，湿伤肉，风胜湿，甘伤肉，酸胜甘。西方生燥，燥生金，金生辛，辛生肺，肺生皮毛，皮毛在肾，肺主鼻。其在天为燥，在地为金，在体为皮毛，在脏为肺，在色为白，在音为商，在声为哭，在变动为咳，在窍为鼻，在味为辛，在志为忧。忧伤肺，喜胜忧，热伤皮毛，寒胜热，辛伤皮毛，苦胜辛。北方生寒，寒生水，水生咸，咸生肾，肾生骨髓，髓生肝，肾主耳。其在天为寒，在地为水，在体为骨，在脏为肾，在色为黑，在音为羽，在声为呻，在变动为栗，在窍为耳，在味为咸，在志为恐。恐伤肾，思胜恐，寒伤血，燥胜寒，咸伤血，甘胜咸。

《本输》：肺合大肠，大肠者，传道之腑。心合小肠，小肠者，受盛之腑。肝合胆，胆者中精之腑。脾合胃，胃者五谷之腑。肾合膀胱，膀胱者津液之腑也。少阳属肾，肾上连肺，故将两脏。三焦者，中渎之腑也，水道出焉，属膀胱，是孤之腑也，是六腑之所与合者。

上述内容是讲中医五脏系统的组成，这里主要难理解的是三焦，本人在书中的"气化"这一章节有详细论述。但说到三焦属于膀胱，是指三焦气化后出水，通过毛孔出是汗，通过小便出是尿。《灵兰秘典论》："三焦者，决渎之官，水道出焉。膀胱者，州都之官，津液藏焉。"膀胱是一个储存器，里面的尿由三焦气化而来，所以说属膀胱。但另外还再说明三焦是"孤之腑"，孤是大的意思，也就是说三焦是最大的腑。"六腑之所与合"这是理解三焦的要义，腑有泄无藏，三焦气化的产物（包括生理产物和病理产物，大便、小便、汗液等都是气化的产物），不能停留于体内，得排出体外，这是腑的功能。这里的所是所在，合是相合。

"肺合大肠，心合小肠，肝合胆，脾合胃，肾合膀胱。"脏藏精，腑通泻，一藏一泻形成内外表里关系。腑之不运在于脏的藏精不足，脏之生病在于腑的通泻不利，所以虚则治脏，实则治腑。如大肠传导不利引起的肺气上逆咳嗽，治疗不是止咳，而是泻大肠之实；肺气虚引起的大肠传导失司，治疗不是治大肠，而是要补肺气。

"少阳属肾。"阳为火，少阳即少火。《阴阳应象大论》："壮火之气衰，少火之气壮；壮火食气，气食少火；壮火散气，少火生气。"《伤寒杂病论》中的崔氏肾气丸，大量养阴之中加少许附子、肉桂，取少火生气之义。

🌸 功能

《灵兰秘典论》：心者，君主之官也，神明出焉。肺者，相傅之官，治节出焉。肝者，将军之官，谋虑出焉。胆者，中正之官，决断出焉。膻中者，臣使之官，喜乐出焉。脾胃者，仓廪之官，五味出焉。大肠者，传道之官，变化出焉。小肠者，受盛之官，化物出焉。肾者，作强之官，伎巧出焉。三焦者，决渎之官，水道出焉。膀胱者，州都之官，津液藏焉，气化则能出矣。凡此十二官者，不得相失也。故主明则下安，以此养生则寿，殁世不殆，以为天下则大昌。主不明则十二官危，使道闭塞而不通，形乃大伤，以此养生则殃，以为天下者，其宗大危，戒之戒之。

《刺法论》：心者，君主之官，神明出焉，可刺手少阴之源。肺者，相傅之官，治节出焉，可刺手太阴之源。肝者，将军之官，谋虑出焉，可刺足厥阴之源。胆者，中正之官，决断出焉，可刺足少阳之源。膻中者，臣使之官，喜乐出焉，可刺心包络所流。脾为谏议之官，知周出焉，可刺脾之源。胃为仓廪之官，五味出焉，可刺胃之源。大肠者，传道之官，变化出焉，可刺大肠之源。小肠者，受盛之官，化物出焉，可刺小肠之源。肾者，作强之官，伎巧出焉，刺其肾之源。三焦者，决渎之官，水道出焉，刺三焦之源。膀胱者，州都之官，津液藏焉，气化则能出矣，刺膀胱之源。凡此十二官者，不得相失也。

《灵兰秘典论》的十二官，是借用当时社会官场制度来解释脏腑的功能，就类似于用"君臣佐使"来解释中药处方一样。"主不明则十二官危"是指心的输血功能受影响，但这里指的是瘀血问题（中医的瘀，是指西医学的血液动力学的血液循环障碍），所以才会有"使道闭塞而不通"。道，指的是气机循环的道路。气化要正常进行，气机一定要通畅不滞，气机一滞气化就受影响，所以全身性的疾病就由此而生。

《刺法论》是讲针对脏腑治疗取十二原穴。《灵枢·九针十二原》"阳中之少阴，肺也，其原出于太渊，太渊二；阳中之太阳，心也，其原出于大陵，大陵二；阴中之少阳，肝也，其原出于太冲，太冲二；阴中之至阴，脾也，其原出于太白，太白二；阴中之太阴，肾也，其原出于太溪，太溪二；膏之原，出于鸠尾，鸠尾一；肓之原，出于脖胦，脖胦一。"马莳《素问注证发微》"本篇只言五脏之原，而不言六腑，乃以鸠尾、脖胦足之。《难经·六十六难》则五脏之外，言少阴之原出于兑骨，胆之原出于丘墟，胃之原出于冲阳，三焦之原出于阳池，膀胱之原出于京骨，大肠之原出于合谷，小肠之原出于腕骨，则始于十二原为悉耳。"

《六节藏象论》：心者，生之本，神之变也；其华在面，其充在血脉，为阳中之太阳，通于夏气。肺者，气之本，魄之处也；其华在毛，其充在皮，为阳中之太阴，通于秋气。肾者，主蛰，封藏之本，精之处也；其华在发，其充在骨，为阴中之少阴，通于冬气。肝者，罢极之本，魂之居也；其华在爪，其充在筋，以生血气，其味酸，其色苍，此为阳中之少阳，通于春气。脾、胃、大肠、小肠、三焦、膀胱者，仓廪之本，营之居也，名曰器，能化糟粕，转味而入出者也，其华在唇四白，其充在肌，其味甘，其色黄，此至阴之类，通于土气。凡十一脏，取决于胆也。

"脾、胃、大肠、小肠、三焦、膀胱者，仓廪之本，营之居也，名曰器。"把脾和胃、大肠、小肠、三焦、膀胱者合一起，把胆单独立论，这点很多人很难理解。脾有名无形，人的五脏中，其他四脏都有形，只有脾只有名而无形，《素问·厥论》："脾主为胃行其津液者也。"《素问·奇病论》："夫五味入口，藏于胃，脾为之行其精气。"《素问·玉机真藏论》："脾脉者，土也，孤脏，以灌四傍者也。"可以看出脾的功能是促使胃中食物的消化吸收，才能为他脏提供物质能量。脾、胃、大肠、小肠、三焦、膀胱等一起完成对水谷的运化，但这一功能正常的前提是胆的升发功能。人体气化的原始动力是肾中原气，通过命门出，肝之升。但肝的升发功能全在于胆。肝主疏泄，疏泄其实是指肝和胆，肝和胆互为表里关系，胆不能泄则肝不能疏，如黄疸性肝炎，胆汁不能泄，于是肝就病，并且整个消化功能都受影响。《金匮要略》"黄病腹满，小便不利而赤，自汗出，此为表和里实，当下之，宜大黄硝石汤。""谷疸之为病，寒热不食，食即头眩，心胸不安，久久发黄，为谷疸，茵陈蒿汤主之。"直到现在通腑利胆还是治疗黄疸性肝炎的主要方法。

"肾者，主蛰，封藏之本，精之处也；其华在发，其充在骨，为阴中之少阴。"这里说肾为少阴，而《本输》又说"少阳属肾"，看起来很矛盾。其实这是本和用的问题。肾处于至阴之位，又为一身提供能量储备，少阴是其本，少阳是其用。

《五脏别论》：岐伯对曰：脑、髓、骨、脉、胆、女子胞，此六者，地气之所生也。皆脏于阴而象于地，故藏而不泻，名曰奇恒之府。夫胃、大肠、小肠、三焦、膀胱，此五者天气之所生也，其气象天，故泻而不藏。此受五藏浊气，名曰传化之府，此不能久留，输泻者也。魄门亦为五脏使，水谷不得久藏。所谓五脏者，藏精气而不泻也，故满而不能实。六腑者，传化物而不藏，故实而不能满也。所以然者，水谷入口则胃实而肠虚，食下则肠实而胃虚。故曰实而不满，满而不实也。

胆和女子胞都要泻，胆不泻则肝病。女子胞里藏月经，如果月经不泄人亦病。但女子胞不泻，在于几个时期，一是天癸未至之时没有月经的小姑娘不能泻，绝经后的不能泻，怀孕不能泻，如果一个育龄女性没有怀孕情况下，月经还是要排出，不能有所瘀滞。所以不能见胆和女子胞归于奇恒之腑就认为不泻。

《脉度》：五藏常内阅于上七窍也。故肺气通于鼻，肺和则鼻能知臭香矣；心气通于舌，心和则舌能知五味矣；肝气通于目，肝和则目能辨五色矣；脾气通于口，脾和则口能知五谷矣；肾气通于耳，肾和则耳能闻五音矣。五脏不和，则七窍不通；六腑不合则留为痈。

这里的"六腑不合则留于痈"。六腑主泻，泻不足则生理产物不能排出体外，郁滞于体内会生痈。但六腑泻太过，也会使人生痈。泻太过则使人元气亏虚，《伤寒论》中记录了很多误下的治疗导致元气亏虚而成坏证。人体不论是汗、小便、大便、月经等太过都会直接伤人元气，于是导致血脉失充而瘀，从而百病从生。《温热论》："大凡看法：卫之后方言气，营之后方言血。在卫汗之可也；到气才宜清气；乍入营分，犹可透热，仍转气分而解，如犀角、元参、羚羊等物是也；至入于血，则恐耗血动血，直须凉血散血，如生地、丹皮、阿胶、赤芍等物是也。"热入于血会耗血，血耗则血脉不充而瘀。但临床治病不仅热会耗血，六腑泻太过也会耗血，所以见血虚之病，一定要考虑瘀滞的存在，治病中在补益的同时一定要酌加疏通气血的药配合一起。血脉瘀滞会化热生毒，从而生痈。

《本藏》：五脏者，所以藏精神血气魂魄者也；六腑者，所以化水谷而行津液者也。

这是脏腑功能的总纲，虽说脏腑一体，但治病还要区别开，总的原则是虚者补其脏，实者通其腑。《五脏别论》："夫胃、大肠、小肠、三焦、膀胱，此五者天气之所生也，其气象天，故泻而不藏。此受五脏浊气，名曰传化之府，此不能久留，输泻者也。魄门亦为五脏使，水谷不得久藏。所谓五脏者，藏精气而不泻也，故满而不能实。六腑者，传化物而不藏，故实而不能满也。"王冰注"精气为满，水谷为实。五脏但藏精气，故满而不实；六腑则不藏精气，但受水谷，故实而不满也。"脏有实虚从腑治，腑虚则补脏。比如肺中痰浊气逆，治疗得通腑降逆；肝炎要通胆利腑；腹泻体虚要补肺气；夜尿频频的膀胱虚要补肾。但五脏功能互为一体，临床治病还要看具体情况，有时一脏病，有时多脏病，都要相互兼顾。

❀ 病变

《本神》：肝藏血，血舍魂，肝气虚则恐，实则怒。脾藏营，营舍意，脾气虚则四肢不用，五脏不安，实则腹胀经溲不利。心藏脉，脉舍神，心气虚则悲，实则笑不休。肺藏气，气舍魄，肺气虚，则鼻塞不利少气，实则喘喝胸盈仰息。肾藏精，精舍志，肾气虚则厥，实则胀。五脏不安。必审五脏之病形，以知其气之虚实，谨而调之也。

《宣明五气篇》：五气所病：心为噫、肺为咳、肝为语、脾为吞、肾为欠，为嚏，胃为气逆为哕，为恐，大肠小肠为泄，下焦溢为水，膀胱不利为癃，不约为遗溺，胆为怒，是为五病。

五精所并：精气并于心则善，并于肺则悲，并于肝则忧，并于脾则畏，并于肾则恐，是谓五并，虚而相并者也。

五脏功能是言其常，五脏之病是言其变，所谓知常达变。怎样知道五脏的病变，在于表现出来的症状群来判断。疾病的发生，往往不是单一的一个症状，而是众多症状。患者找医生看病，开始只说最主要的症状，但单一的一个症状解释不了疾病的核心，而是要有其他的症状一起相互分析才能落实病位。比如上述的"肺为咳"，咳是肺气上逆的表现，但引起咳嗽的原因很多，《咳论篇》："五脏六腑皆令人咳，非独肺也。心咳之状，咳则心痛，喉中介介如梗状，甚则咽肿，喉痹。肝咳之状，咳则两胁下痛，甚则不可以转，转则两胠下满。脾咳之状，咳则右胁下痛，阴阴引肩背，甚则不可以动，动则咳剧。肾咳之状，咳则腰背相引而痛，甚则咳涎。五脏之久咳，乃移于六腑。脾咳不已，则胃受之。胃咳之状，咳而呕，呕甚则长虫出。肝咳不已则胆受之，胆咳之状，咳呕胆汁。肺咳不已则大肠变之，大肠咳状，咳而遗失。心咳不已则小肠受之，小肠咳状，咳而失气，气与咳俱失。肾咳不已则膀胱受之，膀胱咳状，咳而遗溺。久咳不已则三焦受之，三焦咳状，咳而腹满不欲食饮。此皆紧于胃关于肺，使人多涕唾而面浮肿气逆也。"虽说咳是主要症状，表示肺气不利而上逆，但通过其他症状的表达，就可以知道是什么原因造成咳，治疗就不再是针对肺。

⊛ 汇总

《五脏生成篇》：诸脉者，皆属于目；诸髓者，皆属于脑；诸筋者，皆属于节；诸血者，皆属于心；诸气者，皆属于肺，此四肢八溪之朝夕也。故人卧血归于肝，肝受血而能视，足受血而能步，掌受血而能握，指受血而能摄。卧出而风吹之，血凝于肤者为痹，凝于脉者为泣，凝于足者为厥。此三者，血行而不得反其空，故为痹厥也。

五脏所恶：心恶热、肺恶寒、肝恶风、脾恶湿、肾恶燥。是谓五恶。

五脏化液：心为汗、肺为涕、肝为泪、脾为涎、肾为唾。是为五液。

五病所发：阴病发于骨，阳病发于血，阴病发于肉，阳病发于冬；阴病发于夏。是谓五发。

五邪所乱：邪入于阳则狂，邪入于阴则痹；搏阳则为巅疾，搏阴则为瘖；阳入之阴则静，阴出之阳则怒。是为五乱。

五邪所见：春得秋脉，夏得冬脉，长夏得春脉，秋得夏脉，冬得长夏脉，名曰阴出之阳，病善怒不治。是谓五邪，皆同命死不治。

五脏所藏：心藏神、肺藏魄、肝藏魂、脾藏意、肾藏志。是谓五脏所藏。

五脏所主：心主脉、肺主皮、肝主筋、脾主肉、肾主骨。是为五脏所主。

五劳所伤：久视伤血、久卧伤气、久坐伤肉、久立伤骨、久行伤筋。是谓五劳所伤。

五脉应象：肝脉弦、心脉钩、脾脉代、肺脉毛、肾脉石。是谓五脏之脉。

《九针论》：五脏气，心主噫，肺主咳，肝主语，脾主吞，肾主欠。

六腑气，胆为怒，胃为气逆秽，大肠小肠为泄，膀胱不约为遗溺，下焦溢为水。

五味：酸入肝，辛入肺，苦入心，甘入脾，咸入肾，淡入胃，是谓五味。

五并：精气并肝则忧，并心则喜，并肺则悲，并肾则恐，并脾则畏，是谓五精之气，并于脏也。

五恶：肝恶风，心恶热，肺恶寒，肾恶燥，脾恶湿，此五脏气所恶也。

五液：心主汗，肝主泣，肺主涕，肾主唾，脾主液，此五液所出也。

五劳：久视伤血，久卧伤气，久坐伤肉，久立伤骨，久行伤筋，此五久劳所病也。

五走：酸走筋，辛走气，苦走血，咸走骨，甘走肉，是谓五走也。

五裁：病在筋，无食酸；病在气，无食辛；病在骨，无食咸；病在血，无食苦；病在肉无食甘。口嗜而欲食之，不可多也，必自裁也，命曰五裁。

五发：阴病发于骨，阳病发于血，阴病发于肉，阳病发于冬，阴病发于夏。

五邪：邪入于阳，则为狂；邪入于阴，则为血痹；邪入于阳，转则为癫疾；邪入于阴，转则为瘖；阳入于阴，病静；阴出之于阳，病喜怒。

五藏：心藏神，肺藏魄，肝藏魂，脾藏意，肾藏精志也。

五主：心主脉，肺主皮，肝主筋，脾主肌，肾主骨。

这两段内容是针对上面脏腑组成、功能及病变的综合论述，综合起来理解，自然明白五脏的要义。

气 化

　　"气"这一概念早在甲骨文中就已出现，但那时的气指的是云雾之气。后来演变成为中国文化特有的一个哲学命题，是构成万物的物质基础。《黄帝内经》中气字出现了三千多次，可见气在中医学中的重要性。

　　《气交变大论》："善言气者、必彰于物。"《宝命全形论》："人以天地之气而生。"《难经》："气者，人之根本也。"充分说明了气是物质，气化就是物质转化为能量，最后以功能表达的变化。天地有气化才能孕育万物，人体内有气化才能有生命，一切生命功能都是气化的具体表现；一切疾病都是气化功能紊乱的结果；气化功能停止则死亡。一切治病方式，都是在纠正气化功能。

　　人体是由五脏功能系统组成的一个有机整体，所以考虑气化就要考虑以下几个问题：一是元气，这是气化的物质基础；二是气化的场所，在于三焦；三是气化过程，在于五脏；四是气机，升降出入。

气

　　气化的基础是气，气足才能化，无气则不化。但气又分为有形和无形之气，如《决气》："人有精、气、津、液、血、脉，余意以为一气耳。两神相搏，合而成形，常先身生，是谓精；上焦开发，宣五谷味，熏肤、充身、泽毛，若雾露之溉，是谓气；腠理发泄，汗出溱溱，是谓津；谷入气满，淖泽注于骨，骨属屈伸，泄泽补益脑髓，皮肤润泽，是谓液；中焦受气取汁，变化而赤，是谓血；壅遏营气，令无所避，是谓脉。"

　　人要维持生命，就要不断地消耗能量，能量来源于元气、呼吸之气和水谷之气。元气是先天父母所给，作用在于激发气化功能，但得有后天的呼吸之气和水谷之气源源不断地补充，一旦后天之气没有及时补充，先天元气也就随着消亡。

《难经》：命门者，诸神精之所舍，原气之所系也。

脐下肾间动气者，人之生命也，十二经之根本也，故名曰原。

《黄帝内经》只讲了宗气、营气、卫气的三气，元气是《难经》所补。命门是元气之门户，元气藏于肾，由命门而出，在于激发气化功能，是人体气化动力之源。

《邪客》：故宗气积于胸中，出于喉咙，以贯心脉，而行呼吸焉。营气者，泌其津液，注之于脉，化以为血，以荣四末，内注五脏六腑，以应刻数焉。

宗气积于胸中，是呼吸之气，总持一身之气，为生命最要紧之气。《六节藏象论》："肺者，气之本。"《五脏生成篇》："诸气者，皆属于肺。"如人溺水等造成的呼吸停止，急救的心肺复苏就是在于救宗气。对于虚证，本人多用黄芪补气，亦是在补宗气。肺朝百脉主一身之气，宗气亏虚无力推动气机运行，则血脉失畅，一身气化功能下就随之下降，补气在于促进气化功能。《理虚元鉴》说"阴虚统于肺"是考虑肺气的清肃，而我则是一切虚证都兼顾肺，阳虚在于补气温阳，阴虚在于补气养阴。

《五味》：胃者，五脏六腑之海也，水谷皆入于胃，五脏六腑，皆禀气于胃。谷始入于胃，其精微者，先出于胃之两焦，以溉五脏，别出两行，营卫之道。其大气之搏而不行者，积于胸中，命曰气海，出于肺，循咽喉，故呼则出，吸则入。天地之精气，其大数常出三入一，故谷不入，半日则气衰，一日则气少矣。

《难经》：人受气于谷。谷入于胃，乃传于五脏六腑，五脏六腑皆受于气。其清者为营，浊者为卫，荣行脉中，卫行脉外，营周不息，五十而复大会。阴阳相贯，如环之无端，故知营卫相随也。

肺吸天之阳、脾纳地之阴。脾胃为后天之本，气血化生之源，脾胃虚损则后天乏源。所以身体健康，脾胃要健运。李东垣治脾胃在于补脾，而我根据现代社会的实际情况偏于运胃。我们中国，在改革开放之前，物质基础都很薄弱，哪怕是清朝的康乾盛世，也一样是到处饥民，所以民众脾虚者多；而我行医之时处于物质丰富的社会，民众多见过食而胃滞，所以我治疗脾胃偏于运胃。运胃的作用一是促进食物的运化而奠后天之化源；二是因为脾胃是气机升降之枢，胃滞则气机升降不利，影响气化，运胃则去中焦之积滞促进气机升降。

⚫ 三焦

《五癃津液别》：水谷皆入于口，其味有五，各注其海。津液各走其道，故三焦出气，以温肌肉，充皮肤，为其津，其流而不行者为液。天暑衣厚则腠理开，故汗出，寒留于分肉之间，聚沫则为痛。天寒则腠理闭，气湿不行，水下留于膀胱，则为溺与气。阴阳气道不通，四海闭塞，三焦不泻，津液不化，水谷并行肠胃之中，别于回肠，留于下焦，不得渗膀胱，则下焦胀，水溢则为水胀，此津液五别之逆顺也。

《难经》：三焦者，水谷之道路，气之所终始也。上焦者，在心下，下膈，在胃上口，主内而不出。其治在膻中，玉堂下一寸六分，直两乳间陷者是。中焦者，在胃中脘，不上不下，主腐熟水谷。其治在脐傍。下焦者，当膀胱上口，主分别清浊，主出而不内，以传导也。其治在脐下一寸。故名曰三焦，其府在气街。三焦也。有原气之别焉，主持诸气，有名而无形。三焦亦是一腑，然不属于五脏。

三焦者，原气之别使也，主通行三气，经历于五脏六腑。原者，三焦之尊号也，故所止辄为原。五脏六腑之有病者，皆取其原也。

《营卫生会》：营出中焦，卫出下焦。上焦出于胃上口，并咽以上，贯膈，而布胸中，走腋，循太阴之分而行，还至阳明，上至舌，下足阳明，常与营俱行于阳二十五度，行于阴亦二十五度一周也。故五十度而复大会于手太阴矣。中焦亦并胃中，出上焦之后，此所受气者，泌糟粕，蒸津液，化其精微，上注于肺脉乃化而为血，以奉生身，莫贵于此，故独得行于经隧，命曰营气。下焦者，别回肠，注于膀胱，而渗入焉；故水谷者，常并居于胃中，成糟粕，而俱下于大肠而成下焦，渗而俱下。济泌别汁，循下焦而渗入膀胱焉。上焦如雾，中焦如沤，下焦如渎。

人有气化则生，无气化则死。身体一处无气化则一处死，如褥疮，就是局部气亏而滞，所以成死肉，由此可以看出气化于全身无所不在。三焦为气化的场所，也就是说三焦就是包括了整个人体，全身无处不三焦。"津液各走其道，故三焦出气。"津液无处不到，三焦也无处不在；"三焦者，水谷之道路，气之所终始也。"气之所终更是说明了三焦包括了整个人体。《灵兰秘典论》："三焦者，决渎之官，水道出焉。"人体内75%都是水，水气充斥于全身，这也完全证明了三焦不是张景岳所说的仅是人体的躯干部位，而是指整个身体。刘完素的《素问玄机原病式》说："然皮脏之汗孔者，谓泄气液之孔窍也。一名气门，谓气之门也；一名腠理者，谓气液出行之腠道纹理也；一名鬼门者，谓幽冥之门也；一名玄府，谓幽微府也。然玄府者，无物不有，人之脏腑、皮毛、肌肉、筋膜、骨髓、爪牙，至世之万物，尽皆有之，乃气出入升降之道路门户也。"刘氏所指的玄府，其实就是三焦。

《难经》云："三焦也。有原气之别焉，主持诸气，有名而无形。三焦亦是一腑，然不属于五脏。"说三焦主持诸气，但有名无形，不属于五脏。前人于是把三焦定为身体躯干，从这些内容来看，其实三焦是包括了整个身体，五脏也在三焦之内。上焦在胸以上，包括上肢和头；下焦在脐以下，包括下肢，这才是真正意义上的三焦。

 ## 五脏

五脏在三焦之中，人体运化功能的正常全赖五脏的功能正常，在五脏共同协调合作下才能完成，五脏稍有不平，气化就失常。

《经脉别论》：饮入于胃，游溢精气，上输于脾，脾气散精，上归于肺，通调水道，下输膀胱，水精四布。

《灵兰秘典论》：膀胱者，州都之官，津液藏焉，气化则能出矣。

《经脉别论》中讲到物质在体内的转运过程是由胃到脾，再到肺，再到膀胱，再到全身。其实还要考虑元气的激发气化作用，元气藏肾、出命门、走于肝，如果少了元气的激发作用气化自然不能进行。比如汽车的电瓶一样，要点火得由电瓶提供原始动力，汽车点火转动后，又通过发电机源源不断地给电瓶充电。气化的作用亦是如此，由肺的呼吸之气和脾的水谷之气相混合，再由元气激活。所以对于治病方面，见肾虚者，如不补肾，治疗效果就很差，古代医家才会说"补脾不如补肾"。

横店丁夷峰医生是一个西医的消化科专家，当年我和他都在横店徐文荣前辈身边工作，一起共事了好多年。我们时常也会一起交流医学，看中西医能怎样融合。一次我们谈到中医的气化问题，我说这就是西医的新陈代谢。人体内物质和能量的转化过程就是气化，他亦认可，但他对西医的生理学有些问题也理不清，他说食物通过胃里分化到小肠里吸收，要有氧气的提供，只要心肺功能正常都可以理解，但小肠吸收后要转化成为糖原，这个过程得有电离子的参与，这个电离子源于哪里中医上是怎么理解的。我告诉他，这就是中医的元气，肾中的先天之气，激化能量的转化。中医有所长，也有所短，对于很多问题可用西医学的理论来结合中医，所以对于西医的《生理学》《病理学》《药理学》等基础学科是一定要花精力去研究的。

但补肾不是用温阳药，这个是一定要注意的。因为"五苓散"中的桂枝，很多医家理解桂枝是为了促进气化，导致很多学中医的人就误以为桂枝是促气化的专用药。要知《伤寒杂病论》中对于小便不利的治疗，有温阳利水的"五苓散""真武汤"等，还有养阴利水的"猪苓汤"。本人临床治病中，也常见尿毒症血液透析太过造成的阴虚水肿或肝腹水利尿太过的阴虚水肿，治疗都是用养阴利水而取效。气化，无阳不化，无阴亦不化。

膀胱的作用是"津液藏焉"，说明了膀胱只是一个储存器，要气化才能出尿。所以尿的问题关键在于气化，而不在于膀胱。对于尿多尿少的问题，《五癃津液别》说："水谷皆入于口，其味有五，各注其海。津液各走其道，故三焦出气，以温肌肉，充皮肤，为其津，其流而不行者为液。天暑衣厚则腠理开，故汗出，寒留于分肉之间，聚沫则为痛。天寒则腠理闭，气湿不行，水下留于膀胱，则为溺与气。"这在于人体内的水液走向，俗话说"天热汗多，天冷尿多"，这在于毛孔开泄程度。比如冬天去跑步汗出，尿也会少。

🏵 气机

《六微旨大论》：出入废，则神机化灭；升降息，则气立孤危。故非出入，则无以生、长、壮、老、已；非升降，则无以生、长、化、收、藏。是以升降出入，无器不有。

《脉度》：气之不得无行也，如水之流，如日月之行不休，故阴脉荣其脏，阳脉荣其腑，如环之无端，莫知其纪，终而复始，其流溢之气，内溉脏腑，外濡腠理。

《营气》：营气之道，内谷为宝。谷入于胃，乃传之肺，流溢于中，布散于外，精专者，行于经隧，常营无已，终而复始，是谓天地之纪。

《卫气》：五脏者，所以藏精神魂魄者也；六腑者，所以受水谷而行化物者也。其气内干五脏，而外络肢节。其浮气之不循经者，为卫气；其精气之行于经者，为营气。阴阳相随，外内相贯，如环之无端。

《营卫生会》：人受气于谷，谷入于胃，以传与肺，五脏六腑，皆以受气，其清者为营，浊者为卫，营在脉中，卫在脉外，营周不休，五十度而复大会，阴阳相贯，如环无端。

《金匮要略》：荣气不通，卫不独行，荣卫俱微，三焦无所御，四属断绝。若五脏元真通畅，人即安和。

《金匮钩玄》：郁者，结聚而不得发越也。当升者不得升，当降者不得降，当变化者不得变化也。此为传化失常，六郁之病见矣。

气化的正常在于人体气机的正常，气机的运转为升、降、出、入。"升降出入，无器不有"是本人中医治学的核心思想。治病在于恢复气化功能，气化功能的正常在于气机运转的正常化。本人治疗风寒外感会在处方中加当归、陈皮等理气活血药，其目的就是在于运转气机，因为寒邪凝滞，最易阻碍气机，单纯用辛药散邪，往往效果不理想，加理气活血之品于解表药中，效果马上升提。

可见气化要正常，一定要使气血通畅不滞。气机的升降出入是上下相随、内外相贯，"如环之无端"，稍一停滞人就生病。诚如《丹溪心法》说："气血冲和，万病不生；一有怫郁，诸病生焉。"

本人针对脏腑的升降出入之理，以五脏三焦气化为核心，这是中医学的核心问题，整理出来了一个模式，如图9。

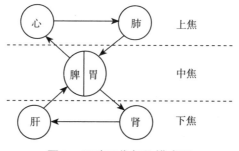

图9　五脏三焦气化模式图

图9的肝、心、肺、肾，对应于春、夏、秋、冬四季，脾胃属中央不主时，且为气机升降的枢纽。

病案举例

2020 年秋，本人诊治了一个患者，男，年近六十，患痛风、糖尿病多年，后患肝硬化腹水并见心衰。我到医院时患者在重症监护室里，处于昏迷状态，面色灰暗，脉实数有劲，二便全无，口中尿臭味。这患者的难治在脏器衰竭，元气（能量）接近崩溃边缘，湿浊之邪充斥导致三焦气化不利。攻水则元气不支，补益则无从可补，因为药为有形之物，饮食入胃亦要有足量的元气才能运化。于是我用灸法，用生姜片从心窝处沿着任脉一直贴到毛际，再用暖宝宝温敷，两足三里也用隔姜灸，内关、三阴交两个穴位涂了点风油精按揉。过了大半点，患者有点尿意，导尿管出来了近 30 毫升的尿，身体微微有点汗出。这时通过鼻饲喂了点野山参和生姜炖的汤。

次日到医院，得知患者共出尿近 400 毫升，原来弦劲有力的数脉亦见和缓了许多，患者口中尿臭味也消失，患者神志有些许清醒。治疗上针灸方法同第一天，另外用中药：生黄芪 100 克，生晒参 100 克，生白术 100 克，炒枳壳 30 克，威灵仙 30 克，生大黄 30 克，干姜 30 克，桂枝 30 克，当归 30 克，紫苏叶 30 克，石菖蒲 10 克，牵牛子 30 克。通过鼻饲给药，每小时鼻饲 30 毫升左右的药液，从早上到晚上，500 毫升左右的药液全部鼻饲完。17 小时的总尿量达到 1300 毫升左右，到了半夜患者醒来要吃东西，喂了点参汤。

第三天，患者神志清醒，原处方再进一剂。

第四天，考虑原药方过猛，换药方：生黄芪 150 克，生晒参 50 克，炒枳壳 30 克，厚朴 20 克，茯苓 100 克，泽泻 30 克，生姜 30 克，桂枝 20 克，威灵仙 15 克，石菖蒲 10 克，生大黄 10 克，当归 30 克。观察了半天，患者病情稳定，转到住院部治疗，我亦回杭州。

第五天，医院住院部医生来电话，叫我换方，得知患者 24 小时尿量达到 2500 毫升左右，腹水消除大半。我通过微信发了个药方：生黄芪 150 克，生晒参 30 克，炒枳壳 30 克，厚朴 20 克，茯苓 60 克，泽泻 30 克，生姜 30 克，桂枝 20 克，威灵仙 15 克，石菖蒲 10 克，生大黄 10 克，当归 30 克。

过了 1 周患者出院，患者家属开车带患者到杭州找我诊治，见患者脉象缓和，精神颇佳，就是讲话没力气，四肢无力，腹水已全消。我换方：生黄芪 100 克，生晒参 20 克，炒枳壳 30 克，厚朴 20 克，茯苓 30 克，泽泻 20 克，制鳖甲 30 克，苍术 20 克，鹿角片 15 克，菟丝子 30 克，炒白芍 20 克，当归 30 克。30 剂。

　　本案患者颇棘手，先用温姜灸任脉有两方面的意义，一是通过温灸固元气，二来通过生姜的辛温发散以疏通气机。虽说参汤大补，但患者元气大亏，无力运药，所以开始不用药来治。等到气机稍动，再吃点参汤，但量要少，以免运不开反成坏事。待元气稍恢复，治以大补大攻的方式，促气化以消水。但大毒治病，病情消大半得止，对这样的患者，见消大半就得换方，于是治疗的药方逐渐变缓和平稳，这样才能使五脏功能日趋正常，三焦气化亦日趋正常。

　　对于本案的治疗，气机稍动就要补气，肺主宣肃、治节，宣肃以及治节是肺的功能，但气是肺的物质基础。气为血之帅，气弱则血滞，一身气化就受损，所以补肺气一来补充物质基础为肺提供能量，二来促进气血的循行通畅，从而达到气化的逐渐恢复。对于补肺气来治疗虚证，本人颇有心得，肺主一身之气，又为五脏之天（华盖），肺气要向下肃气机才能降潜于肾，这就是"天一生水"。2019年陶黎到杭州跟我学中医，她告诉我失眠不入睡，我见她形体白胖，舌淡胖，这是气阳两虚的表现，于是重用生黄芪200克一剂药量为主药，一剂药下去，当天晚上她就能安然入睡。她很好奇地问我为什么越大剂量用温性的生黄芪反而心不烦能入睡，我告诉她这就是天一生水的原理，肺气足，肺的功能就正常，就能使肺气降潜于肾。但如果阴虚火旺的失眠，因为病位的改变，这么大剂量的生黄芪就无异于火上浇油，失眠更严重，所以治病先要落实病位，再分析病因和病机，在这样的前提下再来选药制方才不会出差错。

　　气化的过程，说通俗点就是有形和无形的混合物质转化为能量。《黄帝内经》中虽很强调脾胃对水谷的吸收，但肺对清气的吸纳更重要。饿了可以忍一忍，大小便急了可以憋一会，但呼吸则是不能停。人活着不断呼吸，就是吸天之清气以补充气化必需的物质基础，比如人溺水后的抢救，除了心脏按压还要给人吹气，这就是在救气。天一生水时时都在生，水（肾主藏精，所以肾就是一个能量库）才有得用。所以天一生水就是呼吸，没有那么多繁杂的东西。

生　命

　　治病不是某方某药治疗某病这样机械的。人生之中，不同的生命阶段的健康特点和疾病谱都不尽相同，治疗也不一样。

　　对于人的生命来说，不是说出生到死的过程，而是自父母受精时就算人生的开始，如果父母身体不好，怀孕期间保胎不到位，诸多的因素都会直接影响人一辈子的健康。本人所写《杏林外史》中的郑蓉蓉，她的身体不好，从病因来看有多方面原因，一是怀孕时父亲年事已高，精子质量不好；二是计划生育的政策影响，使母亲怀孕时担惊受怕，加上早产，先天不足。出生后，因为父亲忙于企业，一个霸道总裁的父亲给她心理上产生巨大的压力，于是脾胃失和，家人忙，失于对她健康的照顾，这是后天失养。先天不足，再加上后天失养，造成虚损证。

　　《本神》：天之在我者德也，地之在我者气也。德流气薄而生者也。故生之来谓之精，两精相搏谓之神。

　　《天年》：人之始生，以母为基，以父为楯；失神者死，得神者生也。血气已和，营卫已通，五脏已成，神气舍心，魂魄毕具，乃成为人。五脏坚固，血脉和调，肌肉解利，皮肤致密，营卫之行，不失其常，呼吸微徐，气以度行，六腑化谷，津液布扬，各如其常，故能长久。使道隧以长，基墙高以方，通调营卫，三部三里起，骨高肉满，百岁乃得终。又卑基墙薄，脉少血，其肉不石，数中风寒，血气虚，脉不通，真邪相攻，乱而相引，故中寿而尽也。

　　《经脉》：人始生，先成精，精成而脑髓生，骨为干，脉为营，筋为刚，肉为墙，皮肤坚而毛发长，谷入于胃，脉道以通，血气乃行。

　　人是天地的产物，父母媾精而成形，神气舍心才产生生命，所以人是一个肉体加上一个灵魂（元神）。所以要怀孕，父母的身体健康非常重要，这关系到孩子一辈子的健康。如果父母身体强健，精子和卵子都很健康，怀孕期间养胎又好，这样的人就很健康长寿。如果精子和卵子质量不行（卑基墙薄），这样的孩子出生后就体质差（脉少血，其肉不石，血气虚，脉不通），易生病（数中风寒，真邪相攻），寿命也就短（中寿而尽）。

现在的人后天饮食不节、起居无常，各种庞大的信息刺激着，使心神惑乱，五脏失衡，疾病自然多。所以医疗条件虽然越来越好，但医院里还是一样的人满为患。

《格致余论》："儿之在胎与母同体，得热则俱热，得寒则俱寒，病则俱病，安则俱安，母之饮食起居，尤当慎密。"《诸病源候论》："有娠之时，节适乖理，致生疾病，并令脏腑衰损，气血虚羸，令胎不长。故须服药去其疾病，益其气血，以扶养胎也。"对于养胎方面，孕妇心情要平和，起居饮食要注意，不要偏食，不要过劳过逸，过劳则耗伤气血，过逸则气血不通。现在人怀个孩子，一下子全家人都把孕妇当宝贝，孕妇过逸少动并不利于孩子。对于孕妇来说，只要身体没有什么不适，应该多动，只要别累着就行。以前我们山村里的孕妇一个个都是上山下田干活一直到生。胎儿在母亲肚子里全赖母亲的气血通过脐带供应，母亲气血足则畅通，能使能量有效地提供给胎儿，如果孕妇气血不足或气血不畅，胎儿就得不到营养而生病，比如胎痿不长、早产。我给孕妇保胎，都会放红花、当归之类的活血药，有些人看到我的药方觉得不可思议，其实我是在大量补养的基础上加用疏通气血的药，目的是为了促进孕妇血气通畅，能更有效地给胎儿提供营养。

《逆顺肥瘦》：婴儿者，其肉脆，血少气弱。

以第七版或者第八版人民卫生出版社出版的《儿科学》为依据，儿童的年龄段划分一般分为七期。胎儿期在出生之前，新生儿期在28天，1岁以内称为婴儿期，1—3岁是幼儿期，3—6岁或者7岁上学之前称为学龄前期，6—12岁是学龄期，12岁以后女孩到18岁、男孩到21岁称为青春期。21岁之前的男孩和18岁以前的女孩理论上属于儿科内容，因为身高、体重看着像成人，但是情感、控制情绪等还不是成人，属于需要保护的儿童。

婴儿虽说生命力旺盛，但五脏全而气血未充实。就像植物刚出来的嫩苗一样，要精心呵护。衣服上不要过暖过凉，起居要有节，让孩子多睡，饮食要营养易消化，少去宗教场所或人多而杂乱的地方，不要过早给孩子教育的压力。

对于婴儿的健康保证，在于脾胃，只要脾胃好，能吃能拉好睡，身体自然无大碍。现在物质极为丰富，五花八门的保健品充斥于市场，家长不明就里给孩子乱吃保健品，其实没有这个必要。不懂而乱保养，不如不养。

《上古天真论》：女子七岁，肾气盛，齿更发长。二七，而天癸至，任脉通，太冲脉盛，月事以时下，故有子。三七，肾气平均，故真牙生而长极。四七，筋骨坚，发长极，身体盛壮。五七，阳明脉衰，面始焦，发始堕。六七，三阳脉衰于上，面皆焦，发始白。七七，任脉虚，太冲脉衰少，天癸竭，地道不通，故形坏而无子也。丈夫八岁，肾气实，发长齿更。二八，肾气盛，天癸至，精气溢泻，阴阳和，故能有子。三八，肾气平均，筋骨劲强，故真牙生而长极。四八，筋骨隆盛，肌肉满壮。五八，肾气衰，发堕齿槁。六八，阳气衰竭于上，面焦，发鬓颁白。七八，肝气衰，筋不能动，天癸竭，精少，肾脏衰，形体皆极。八八，则齿发去。

《天年》：人生十岁，五脏始定，血气已通，其气在下，故好走；二十岁，血气始盛肌肉方长，故好趋；三十岁，五脏大定，肌肉坚固，血脉盛满，故好步；四十岁，五脏六腑十二经脉，皆大盛以平定，腠理始疏，荣货颓落，发颇斑白，平盛不摇，故好坐；五十岁，肝气始衰，肝叶始薄，胆汁始减，目始不明；六十岁，心气始衰，若忧悲，血气懈惰，故好卧；七十岁，脾气虚，皮肤枯；八十岁，肺气衰，魄离，故言善误；九十岁，肾气焦，四脏经脉空虚；百岁，五脏皆虚，神气皆去，形骸独居而终矣。

《阴阳应象大论》：年四十，而阴气自半也，起居衰矣。年五十，体重，耳目不聪明矣。年六十，阴痿，气大衰，九窍不利，下虚上实，涕泣俱出矣。

《本神》："肾藏精。"《六节藏象论》："肾者，主蛰，封藏之本，精之处也。"精，就是精气，是维持生命活动的基础物质。肾藏精，通俗来讲，就是能量库。人的一切生命活动离不开物质能量，如果精气足则生命机能正常，精气亏则五脏失养而多疾少寿。

《上古天真论》："女子七岁，肾气盛，齿更发长。丈夫八岁，肾气实，发长齿更。"《天年》："人生十岁，五脏始定，血气已通，其气在下，故好走。"这里一处讲七八岁，一处讲十岁，这是一个虚数词，指人生七到十岁之间。对于精气的问题也有两种说法，一种是"肾气盛"，一种是"其气在下"，其实是一致的，指的是七到十岁的孩子精气足生命力旺盛。人生动则生阳运阴，静则养阴涵阳。小孩子精气足所以好动，整天蹦蹦跳跳的没个停，只有多动生阳，才能促进身体的生长发育；但小孩睡觉也是很沉很踏实，深沉的睡觉又能把阳气涵养得很好，为第二天的活动做准备。所以小孩好动，这是自然天性，现在很多家长望子成龙，把孩子当宝贝，孩子一上小学起，学校一来为了安全，二来为了分数，于是孩子运动量都偏少，整天有做不完的作业，这样的方式对孩子的成长不是好事。

《上古天真论》："女子二七，而天癸至，任脉通，太冲脉盛，月事以时下，故有子。丈夫二八，肾气盛，天癸至，精气溢泻，阴阳和，故能有子。"二七和二八，亦是虚数词。指的是一个大概的年龄范围，女性来月经不可能就在十四岁那一年，男性第一次遗精也不可能是在十六岁。但月经也好，遗精也好，最主要的是"天癸至"。天癸，是肾中余气。指的是肾精的盈余之气，是精气盈余外溢。如果先天不足，则肾中精气亏，于是有的女性见子宫发育不成熟，没有月经；男性则见没有晨勃或阴茎不能勃起，这样的人自然不可能有孩子，治疗在于补肾养精、活血通络。

施某，女，19岁，没来过月经，乳房、臀部发育亦不好，到医院检查见性激素水平很低，幼小子宫。找了浙江省数位名气很大的中医妇科专家治疗，没有什么效果。2010年，患者找我治疗，见前医所用的药以熟地、白芍、川芎、当归、女贞子、紫河车、枸杞子等补肾养精的中药治疗，并且方不离熟地，有的药方里还有知母、金银花等寒凉药。我见患者脸上痤疮较多，舌淡胖、苔腻、脉沉细。这是患者阴阳两虚，原来的治疗偏于阴分，阳气不足所以激发不了性功能；再者处方用药过于滋腻阴寒碍胃，治疗时间越长，脾胃功能反而越差。阴阳互根互用，孤阴不长、独阳不行，偏于阴寒不利阳气生发，于是我去掉阴寒滋腻的药，以菟丝子、金樱子、补骨脂、枸杞子这些药性平和的药为主，再用参芪补肺气，鹿角片补阳，苍术、陈皮、香附、三焦运胃，再加用当归、红花、益母草、蜈蚣等药通经脉。因为患者看多了处方，私下也会自行查阅处方中每一味中药的作用，自以为懂医，见我用药偏温吃惊地告诉我，因为她脸上长痘痘，所以医生才用金银花和知母。我告诉她，痘痘就是用药过于滋腻不能运化积滞化热造成的，脾胃健运，气血疏通，虚火得以潜藏，痘痘反而不治自愈。我见患者犹豫不定，于是叫患者带着药方回去。过了两个月，患者又来，见痤疮消失，考虑经济原因，于是把药方中的蜈蚣去掉，其他的药吃了近一个来月，发现胃口开，乳房也有些变大，知道药方有用再找来治疗。我以前方思路出入，还是一样用蜈蚣两条于处方中，患者不解，我告诉她用蜈蚣在于通经脉。虽说肾主生殖，肾气足子宫等性器官才能成熟，但子宫太小，用草木之通经药难以起效，蜈蚣走窜通经，使性器官的血脉通畅不滞才能成熟。于是患者接着治疗了近半年，月经至，乳房和臀部亦见成熟起来，到医院检查都正常。

治病，一定要考虑气化的问题。这种先天不足的疾病，亦是一样，性器官气化失司才发育不成熟。血气所至之处，就是气化之处；血气不至就是死，如褥疮长期压迫使局部经脉不通而成死肉。有人见我治疗妇科病不用"四物汤"，其他有些药的应用不太符合传统妇科的理念，这得益于中医妇科专家宋光济前辈。2006年我在浙江省中医院跟宋世华老师学妇科，当时中医妇科界要出版一本现代中医妇科名家的学术经验集，叫宋老师写一些关于宋氏妇科的资料。因为宋老师太忙，叫我帮忙，我叫他把宋光济前辈的生前的第一手资料给我一些。我认真研习宋光济前辈的手稿，发现他常用独活于妇科之中，于是我就去思考这个问题。

《上古天真论》："女子三七，肾气平均，故真牙生而长极。四七，筋骨坚，发长极，身体盛壮。丈夫三八，肾气平均，筋骨劲强，故真牙生而长极。四八，筋骨隆盛，肌肉满壮。"《天年》："二十岁，血气始盛肌肉方长，故好趋；三十岁，五脏大定，肌肉坚固，血脉盛满，故好步。"人生二十到三十五岁是最强壮的阶段，这个年龄阶段疾病少，精力足，我回想自己二十来岁在湖南体育学院跑一万米也不觉得累，三十二岁到金华行医时，十五分钟可以一口气爬到尖峰山顶。但在生命力最旺盛时，切勿用太过，用太过会留下后遗症。很多年轻人都觉得力气如泉水，用了还会来，不知珍惜，到上了年龄，很多疾病的发生，都是年轻时留下的病根。我成长在偏僻的小山村，山高路陡，挑重担、淋雨、下田等事更是家常便饭，一个个四十来岁就很显老，人均寿命也很短。村中有些高寿之人，我打听后，大多都是年轻时好吃懒做之辈。虽说也有极个别年轻时用力干活的人高寿，但这是极少数，是天赋异禀，是个案，我们分析问题在于普遍规律，不能用个案来代替普遍规律。

《上古天真论》："女子五七，阳明脉衰，面始焦，发始堕。六七，三阳脉衰于上，面皆焦，发始白。丈夫五八，肾气衰，发堕齿槁。"《天年》："四十岁，五脏六腑十二经脉，皆大盛以平定，腠理始疏，荣货颓落，发颇斑白，平盛不摇，故好坐。"《阴阳应象大论》："年四十，而阴气自半也，起居衰矣。"三十五岁不仅是女人体质会下降，男人也一样。古人以七和八来论男女，是阴阳之数的理论，其实对于生命的规律来说，都是一样的。比如女人的子宫肌瘤、崩漏这些疾病，都是三十五岁以后开始多发，就是因为脾胃功能开始下降，气机升发不足，导致气机下陷引起。三十岁之前的女性，这方面的疾病很少的，哪怕是流产后不怎么保养就可以去上班，三十五岁以后流产就不得不保养，因为身体根本吃不消了。我治疗过很多不孕症，三十五岁之前要好治得多，三十五岁以后的不孕症要难治得多。这都是因为生命功能的衰退。《景岳全书》根据这一规律，提出壮年调补，他在《中兴论》中说："故人于中年左右，当大为修理一番，则再振根基，尚余强半。"这是很有道理的，人生在见衰退之时就及时调补，对后半生的健康有实际意义。但目前国民存在身体调治的一个误区，就是专业的事不交给专业的人去做。以前是士大夫才好言医事，因为读书的人少，绝大多数是文盲。现在全民都读书识字，于是也就全民都大谈医药之事，这种零星片段的医药知识，作为茶余饭后聊天可以，但真要指导健康还是差得远，不懂治病的人谈养生，这更是行不通。比如西药化疗药紫杉醇是从红豆杉中提取的，于是国民就误以为红豆杉可以防癌，乱吃红豆杉成风，2016年金华就有乱吃红豆杉造成很多人中毒事件的发生。类似于这样的情况还很多，但总是前仆后继的。

《上古天真论》："女子七七，任脉虚，太冲脉衰少，天癸竭，地道不通，故形坏而无子也。丈夫六八，阳气衰竭于上，面焦，发鬓颁白。"《天年》："人生五十岁，肝气始衰，肝叶始薄，胆汁始减，目始不明。"《阴阳应象大论》："年五十，体重，耳目不聪明矣。"五十来岁，因为肾气衰女人绝经，而男人亦一样的，整个生命机能都退化，"肝气始衰，肝叶始薄，胆汁始减，目始不明"要开始用老花眼镜了。所以不论是男是女，年过五十，治病养生都要调补脾肾为主。有些女人觉得月经推迟绝经，就可以延迟衰老，于是吃激素，生殖器官的癌症也就随之大幅度提升。顺天者昌，逆天者亡，生命的规律是天道，不是人可以违背的，如果吃激素就可以逆天而行，岂不是也可以长生不死了？

《上古天真论》："丈夫七八，肝气衰，筋不能动，天癸竭，精少，肾脏衰，形体皆极。八八，则齿发去。"《天年》："六十岁，心气始衰，若忧悲，血气懈惰，故好卧；七十岁，脾气虚，皮肤枯；八十岁，肺气衰，魄离，故言善误；九十岁，肾气焦，四脏经脉空虚；百岁，五脏皆虚，神气皆去，形骸独居而终矣。"《阴阳应象大论》："年六十，阴痿，气大衰，九窍不利，下虚上实，涕泣俱出矣。"六十岁以后，是年过花甲，谁也不得不服老了，对于运动上切忌太过，虽说生命在于运动，运动才能促进气血的通畅，但生命机能衰退再运动太过，只能衰退得更快，到了七八十岁，更是要以静养为主，尽可能地减少消耗，我父亲在杭州又开始种菜，但只是活动筋骨；对于饮食上也一样以营养易消化为宜。对于老年人的治病，也以补养为上，不可能再把老人的身体调治得如年轻人那样。我自从学中医起，父母的身体一直是我自己调理，随着父母的年龄变老，我亦细心的观察其中的变化。有时我母亲会说这里有点不舒服，那里有点不对，我就告诉母亲，老人就像一件破衣服一样，脏了漂洗一下又再穿，如果真的要弄得很干净，拿个木棒敲打，衣服也就没得穿了，只要在好吃、好拉、好睡的基础上，觉得没精力了及时补养就可。《难经》："少壮者，血气盛，肌肉滑，气道通，营卫之行不失于常，故昼日精，夜不寤也。老人血气衰，肌肉不滑，营卫之道涩，故昼日不能精，夜不得寐也。"少壮血气盛，老人血气衰，这是生命的规律。

一些不可逆转的慢性病，如慢性哮喘、肾衰等，治疗的关键在于让老人舒服地活着，多活一天赚一天，不要去指望痊愈。现在社会上有些人对医学知识一知半解的，到处吹牛水平如何神，于是有些老人信以为真，结果上当被骗钱。医生能治病，但要面对客观现实。《医门补要》："人至年老，未有气血不亏者。一染外感，则邪热蒸迫，使阳益衰而阴益涸，舌苔虽润，则脏腑已燔炙难支。初宜用轻扬之品以疏表，如桔梗、杏仁、郁金、牛子、荆芥、桑叶、葛根、豆豉。过虚者，量意稍加党参。若猛浪投麻黄、白芷、羌活、防风、桂枝、细辛、独活辛窜燥烈药，再伐其生气，纵表邪一时暂退，有旋变烦乱喘促晕脱者，司命者可不慎欤？"

《寿夭刚柔》：形与气相任则寿，不相任则夭。皮与肉相果则寿，不相果则夭，血气经络胜形则寿，不胜形则夭。形充而皮肤缓者则寿，形充而皮肤急者则夭，形充而脉坚大者顺也，形充而脉小以弱者气衰，衰则危矣。若形充而颧不起者骨小，骨小则夭矣。形充而大肉䐃坚而有分者肉坚，肉坚则寿矣；形充而大肉无分理不坚者肉脆，肉脆则夭矣。此天之生命，所以立形定气而视寿夭者，必明乎此立形定气，而后以临病人，决生死。墙基卑，高不及其地者，不满三十而死。其有因加疾者，不及二十而死也。平人而气胜形者寿；病而形肉脱，气胜形者死，形胜气者危矣。

这是辨别长寿的方法，虽说不是绝对，但还是客观实际的存在。比如说"墙基卑，高不及其地者，不满三十而死。其有因加疾者，不及二十而死也。"这种先天因素造成不长寿，虽说不至于真的不满三十岁，但要长寿太难，通过后天合理的调养，会有所好转。但如果先天不足，后天再失养，这样的病情真的非常难治。

附：《格致余论》

养老论

人生至六十、七十以后，精血俱耗，平居无事，已有热证。何者？头昏，目眵，肌痒，溺数，鼻涕，牙落，涎多，寐少，足弱，耳聩，健忘，眩运，肠燥，面垢，发脱，眼花，久坐兀睡，未风先寒，食则易饥，笑则有泪，但是老境，无不有此。或曰：《局方》乌附丹剂，多与老人为宜，岂非以其年老气弱不虚，理宜温补，今子皆以为热，乌附丹剂将不可施之老人耶？余晓之曰：奚止乌附丹剂不可妄用，至于好酒腻肉，湿面油汁，烧炙煨炒，辛辣甜滑，皆在所忌。或曰：子何愚之甚耶？甘旨养老，经训具在。为子为妇，甘旨不及，孝道便亏。而吾子之言若是，其将有说以通之乎？愿闻其略。予愀然应之曰：正所谓道并行而不悖者，请详言之。古者井田之法行，乡间之教兴，人知礼让，比屋可封。肉食不及幼壮，五十才方食肉。强壮恣饕，比及五十，疾已蜂起。气耗血竭，筋柔骨痿，肠胃壅阏，涎沫充溢，而况人身之阴难成易亏。六七十后阴不足以配阳，孤阳几欲飞越，因天生胃气尚尔留连，又藉水谷之阴，故羁縻而定耳！所陈前证，皆是血少。《内经》曰：肾恶燥。乌附丹剂，非燥而何？夫血少之人，若防风、半夏、苍术、香附，但是燥剂且不敢多，况乌附丹剂乎？或者又曰：一部《局方》，悉是温热养阳，吾子之言无乃谬妄乎？予曰：《局方》用燥剂，为劫湿病也。

湿得燥则豁然而收。《局方》用暖剂，为劫虚病也。补肾不如补脾，脾得温则易化而食味进，下虽暂虚，亦可少回。《内经》治法，亦许用劫，正是此意。盖为质厚而病浅者设。此亦儒者用权之意。若以为经常之法，岂不大误！彼老年之人，质虽厚，此时亦近乎薄，病虽浅，其本亦易以拨，而可以劫药取速效乎？若夫形肥者血少，形瘦者气实，间或可用劫药者，设或失手，何以取救？吾宁稍迟，计出万全，岂不美乎？乌附丹剂其不可轻饵也明矣。至于饮食，尤当谨节。夫老人内虚脾弱，阴亏性急。内虚胃热则易饥而思食，脾弱难化则食已而再饱，阴虚难降则气郁而成痰，至于视听言动，皆成废懒。百不如意，怒火易炽。虽有孝子顺孙，亦是动辄扼腕。况未必孝顺乎！所以物性之热者，炭火制作者，气之香辣者，味之甘腻者，其不可食也明矣。虽然肠胃坚厚，福气深壮者，世俗观之，何妨奉养，纵口固快一时，积久必为灾害。由是观之，多不如少，少不如绝，爽口作疾，厚味措毒，前哲格言，犹在人耳，可不慎软！或曰：如子之言，殆将绝而不与于汝安乎？予曰：君子爱人以德，小人爱人以姑息。况施于所尊者哉！惟饮与食将以养生，不以致疾。若以所养转为所害，恐非君子之所谓孝与敬也。然则如之何可？曰：好生恶死，好安恶病，人之常情。为子为孙，必先开之以义理，晓之以物性，旁譬曲喻，陈说利害，意诚辞确，一切以敬慎行之，又次以身先之，必将有所感悟而无捍格之逆矣。吾子所谓绝而不与，施于有病之时，尤是孝道。若无病之时，量酌可否，以时而进。某物不食，某物代之，又何伤于孝道乎？若夫平居闲话，素无开导诱掖之言，及至饥肠已鸣，馋涎已动，饮食在前，馨香扑鼻，其可禁乎？经曰：以饮食忠养之。"忠"之一字，恐与此意合，请勿易看过，予事老母，固有愧于古者，然母年逾七旬，素多痰饮，至此不作。

节养有道，自谓有术。只因大便燥结时，以新牛乳、猪脂和糜粥中进之，虽以临时滑利，终是腻物积多。次年夏时，郁为黏痰，发为胁疮。连日作楚，寐兴陨获。为之子者，置身无地，因此苦思而得节养之说。时进参、术等补胃、补血之药，随天令加减，遂得大腑不燥，面色莹洁，虽觉瘦弱，终是无病。老境得安，职此之由也。因成一方，用参、术为君，牛膝、芍药为臣，陈皮、茯苓为佐。春加川芎；夏加五味、黄芩、麦冬；冬加当归身，倍生姜。一日或一帖或二帖，听其小水才觉短少，便进此药。小水之长如旧，即是却病法。后到东阳，因闻老何安人性聪敏，七十以后稍觉不快，便却粥数日，单进人参汤数帖而止。后九十余无疾而卒。以其偶同，故笔之以求是正。

吴南京按：本人在义乌定居多年，对丹溪学的书看了较多，知道丹溪是一个孝子，他母亲因为便秘吃了很多牛奶，于是生痰湿，后来丹溪自己给治好，母亲活到了八十六岁高龄。丹溪讲到了"好酒腻肉，湿面油汁，烧炙煨炒，辛辣甜滑，皆在所忌。"这很有道理，老年人脾胃功能远不如年轻人，饮食上一定要选择易消化的。

　　对于老人，得以对待小孩的态度，因为社会在变化，老人的思想观念和时代不合，于是家里会产生矛盾，从而影响人的情绪而使五脏失衡生病。丹溪说："为子为孙，必先开之以义理，晓之以物性，旁譬曲喻，陈说利害，意诚辞确，一切以敬慎行之，又次以身先之，必将有所感悟而无捍格之逆矣。"所以对老人得多聊天，多讲时代的实际情况，让老人理解，心情好了胜过吃药。

养　生

　　人之有生不易，在疾病的折磨中痛苦地活着更不易。中医治病讲的是治养结合，治病重要，养生更重要，只治不养病永不得愈。

　　养生，养是养护之意，生是生命，养生就是养护生命。但养生是一个系统工程，不是道听途说某个食物或某种方式就可以包括一切养生。从古代文献以及人们日常生活中来总结，养生包括了起居、饮食、神志、运动、衣着、房事等诸多内容，并且这些都是相辅相成的。所以养生不能乱养，乱养不如不养。现在社会条件好了，很多人提倡养生，有些人养不得法，反而养出一身病，诚如《刺节真邪》所说"故饮食不节，喜怒不时，津液内溢，乃下留于睾，血道不通，日大不休，俛仰不便，趋翔不能。"

　　治病不易，养生更难。从中医角度上来看，世上没有完全健康的人，因为每个人的元气厚薄不一、五脏虚实有所不同，每个人的五脏不可能完全平衡，或多或少都有点偏，所以每一个人的具体养生方式也就会有所差别。但不论怎样，养生总有一个共同遵守的核心内容，顺应自然、饮食有节、起居有常、劳而不累、慎避寒暑等等，这些都是千百年来所有养生共同的遵循原则。

　　然有常就会有变，人活着不如意很多，生活有很多的无奈，比如，加班熬夜，不得不去的应酬喝酒等等，这些事发生后怎样去应急补救，这是一个非常重要的养生内容。并且还有很多人有痼疾，又应该怎样养生，这些问题都要全方面的兼顾。所以一个真正懂养生的人，都是治病高手，不会治病的人谈养生，这是空谈。

　　养生之要，首先顺应自然，顺应自然就是守道。道就是规律，有大自然之道、有行业职场的道、有夫妻之道、有人伦之道等等。守道之人，不会有太多的非分之想，也就不会过劳（有体劳、神劳、房劳、食劳等）。虚生百病，不劳自然少疾多寿；而不守道之人，会有太多的非分之想，所以在生活中会过度消耗元气，于是身体亏虚，自然是多疾而少寿。佛说"贪为万恶之首"，贪心是指非分之想，贪心太过就忘记守道，忘记健康。对于健康问题，可看本人的《杏林外史》，本人通过小说的形式，从环境（自然环境、人文环境、人体内环境）健康学的角度，把关于健康的方方面面都进行了阐述。

所以顺应自然，不仅仅是大自然的自然，还有职业规律、人体五脏机能的规律等诸多内容。比如腑以通为用，是一种自然属性，也就是易学的不易之理。如果养生听说这个好那个好，乱吃乱养，使腑不通，这就破坏了腑的自然属性。治病也一样，顺应于人体五脏六腑的自然属性，因势利导的治，病就好得快，并且不会有副作用，逆于人体脏腑的自然属性，先发生的疾病没治好，新的疾病又被治出来。

✿ 养生总则

《天元纪大论》：天有五行御五位，以生寒暑燥湿风。人有五脏化五气，以生喜怒思忧恐。

《上古天真论》：上古之人，其知道者，法于阴阳，和于术数，食饮有节，起居有常，不妄作劳，故能形与神俱，而尽终其天年，度百岁乃去。今时之人不然也，以酒为浆，以妄为常，醉以入房，以欲竭其精，以耗散其真，不知持满，不时御神，务快其心，逆于生乐，起居无节，故半百而衰也。夫上古圣人之教下也，皆谓之虚邪贼风，避之有时，恬惔虚无，真气从之，精神内守，病安从来。是以志闲而少欲，心安而不惧，形劳而不倦，气从以顺，各从其欲，皆得所愿。故美其食，任其服，乐其俗，高下不相慕，其民故曰朴。是以嗜欲不能劳其目，淫邪不能惑其心。

天人合一，人离不开天地，所以养生首先要尊重自然的规律。"法于阴阳"，法是效法之意，也就是说人的健康要效法阴阳的变化。术数，术是方术；数是气数，《汉书》将天文、历谱、五行、蓍龟、杂占、形法等方面列入术数范围。对于饮食、起居、劳作、性生活等等都要合理，这样的人才能健康长寿。

"志闲而少欲，心安而不惧，形劳而不倦。"这是一种追求境界，苏东坡说"人生不如意十之八九"，贾宜累于梁王、晁错死于七国、放翁致死望中原，这些大贤都如此焦心，何况小百姓为生计奔波。只能说尽可能去做得最好。

顺时养生

《生气通天论》：夫自古通天者，生之本，本于阴阳。天地之间，六合之内，其气九州、九窍、五脏十二节，皆通乎天气。其生五，其气三，数犯此者，则邪气伤人，此寿命之本也。苍天之气，清静则志意治，顺之则阳气固，虽有贼邪，弗能害也，此因时之序。故圣人传精神，服天气而通神明。失之则内闭九窍，外壅肌肉，卫气解散，此谓自伤，气之削也。

《四气调神大论》：夫四时阴阳者，万物之根本也。所以圣人春夏养阳，秋冬养阴，以从其根；故与万物沉浮于生长之门。逆其根则伐其本，坏其真矣。故阴阳四时者，万物之终始也；生死之本也；逆之则灾害生，从之则苛疾不起，是谓得道。

《中藏经》：秋首养阳，春首养阴。

《顺气一日分为四时》：春生，夏长，秋收，冬藏，是气之常也，人亦应之，以一日分为四时，朝则为春，日中为夏，日入为秋，夜半为冬。

人动则生阳，静则养阴，所以动静得宜，阴阳才能平衡。人顺从于四季阴阳变动而养生，这是符合天道。但从《四气调神大论》中的"春夏养阳，秋冬养阴。"和《中藏经》的"秋首养阳，春首养阴。"来看，似乎有些不同，其实这是同一个问题的两面性，《四气调神大论》讲的是常，《中藏经》讲的是变。《中藏经》讲的是秋凉养阳，冬天才能有阳可用；春温养阴才不至于阳气升浮太过，如丹溪的"相火论"和张景岳的"大宝论"一样，相火论讲的火的病变，大宝论讲的是火的常态。

《顺气一日分为四时》一年有一年的阴阳变动，一日有一日的阴阳变动。一年有温热凉寒的不同，一天之内也一样有温热寒凉的不同，所以养生要顺从自然规律。如运动，早上太早起床运动，对于阳气足的人来讲没事，但对于阳气弱的人就要防寒；晚上是闭藏的时间，人就要好好休息，而不要过度运动，要不生阳太过，以免阳不潜阴。所以一天的起居劳作，要顺从于一天的阴阳变动。

起居养生

《四气调神大论》：春三月，此为发陈。天地俱生，万物以荣，夜卧早起，广步于庭，被发缓形，以使志生，生而勿杀，予而勿夺，赏而勿罚，此春气之应，养生之道也；逆之则伤肝，夏为寒变，奉长者少。夏三月，此为蕃秀。天地气交，万物华实，夜卧早起，无厌于日，使志勿怒，使华英成秀，使气得泄，若所爱在外，此夏气之应，养长之道也；逆之则伤心，秋为痎疟，奉收者少，冬至重病。秋三月，此谓容平。天气以急，地气以明，早卧早起，与鸡俱兴，使志安宁，以缓秋刑，收敛神气，使秋气平，无外其志，使肺气清，此秋气之应，养收之道也；逆之则伤肺，冬为飧泄，奉藏者少。冬三月，此为闭藏。水冰地坼，勿扰乎阳，早卧晚起，必待日光，使志若伏若匿，若有私意，若已有得，去寒就温，无泄皮肤，使气极夺。此冬气之应，养藏之道也；逆之则伤肾，春为痿厥，奉生者少。

逆春气则少阳不生，肝气内变；逆夏气则太阳不长，心气内洞；逆秋气则太阴不收，肺气焦满；逆冬气则少阴不藏，肾气独沉。

一年四季随着阴阳转化消长的变化不同，人的起居也要变化，如果不顺从自然规律就会发生病变，但天时有不足有余，人也应有所调整。比如春当温而反寒，阳气升发不足，虽说要"广步于庭"，但此时要避寒以免伤阳气，不适合在庭院里走动，而是要在室内活动；如果春天不温反热，气候来得太早，这是阳气有余，就可以多睡会儿，以免升阳太过。当然，上述仅是针对四时起居的问题，养生是一个综合性的大问题，是一个系统工程，除了起居外还要配合饮食、运动等一起进行。比如，春寒可以多食辛温的食物，如姜、葱、羊肉等，以促进气机的升发；春热则可食用偏凉性的食物，以制药阳气的升发，如百合汤。还有大部分的水果也是清凉制约阳气升发的（但水果也有温性的，如荔枝、龙眼等，水果一来总体上平性或凉性的为多，二来水果总是生物），有人说现在的水果是反季节的，不能吃，本人不觉得一定要禁忌，要看具体情况而定。

对于"逆春气则少阳不生，肝气内变；逆夏气则太阳不长，心气内洞；逆秋气则太阴不收，肺气焦满；逆冬气则少阴不藏，肾气独沉。"这是指四时春升、夏浮、秋收、冬藏的阴阳变动常态。逆于春，指的是春当升不升，导致胆失泻而肝失升，因为肝胆互为表里，脏的功能正常在于脏的功能正常，肝的升阳作用在于胆的泻才能正常进行，如2020年江南连续阴雨，阳气升发不足（胆为少阳，天阳不足胆为之不利），于是脾胃病就多发，这是因为肝失升发（肝气内变）导致脾胃运化功能失常。

夏失养"心气内洞"历代注家理解不一，王冰"长，谓外茂也。洞，谓中空也。阳不外茂，内薄于心，燠热内消，故心中空也。"杨上善"太阳，手太阳小肠府脉，在外也。心藏为阴，居内也。故府气不生，藏气内洞。洞，疾流泄也。"吴昆"太阳不得养长之令，则心气内虚，而无火之症生矣。"张景岳"夏令属火，心于小肠应之。《藏气法时论》曰：心主夏，手少阴太阳主治。故逆夏气，则太阳之令不长，而心虚内洞，诸阳之病生矣。"有的用《灵枢·五味》"黄帝曰：辛走气，令人洞心。何也？少俞曰：辛入于胃，其气走于上焦。上焦者受气而营诸阳者也。姜韭之气熏之，营卫之气不时受之，久留心下，故洞心。辛与气俱行，故辛入而与汗俱出。"来理解，认为是阳气冲撞，比如吃辣椒后会心烦，腹中有冲撞感。

夏季阳气当外浮，全身气机才能展于外。如果阳气内闭，就会见胃脘痞胀、胸闷气闭、全身发滞的感觉。如《根结》："仓廪无所输膈洞，膈洞者，取之太阴。"《千金方》："惊悸心中憧憧，胸满不下食。"不管是《根结》的"取之太阴"，还是《千金方》的"胸满不下食"都是见脾胃的问题。"清阳走四肢"，脾主四肢，阳气向外浮在于脾的功能正常，反过来四肢少动，脾的运化功能也会下降，人见胸口闷闷的，腹脘饱胀不舒服，去跑跑步、爬爬山，四肢活动开了，阳气得以输布，脾的运化功能正常，胸口闷、腹脘饱胀等情况马上就缓解。夏季当热不热是逆，阳气内郁见心烦闷，所以心洞当是心胸烦闷之意。对于这种情况现在很多见，因为有空调的冷风，有的单位夏天空调温度开得很低，导致阳气内郁，见胸闷，时不时的太息，其实就是时代病。所以为了身体能更好地顺应自然，夏天空调温度不要开太低，得适度。还有现在冰箱到处都是，夏天食冷饮也会直接伤心阳，会见胸闷脘痞的情况，所以夏天尽量少吃冷饮。

秋失养的"肺气焦满"，历代注家也理解不一，王冰"收，谓收敛。焦，谓上焦也。太阴行气，主化上焦，故肺气不收，上焦满也。"吴昆"太阴失其养收之令，则肺气不清而病焦满，肺胀是也。"张景岳"秋令属金，肺与大肠应之。《藏气法时论》曰：肺主秋，手太阴阳明主治。故逆秋气，则太阴之令不收、而肺热叶焦，为胀满也。"都是理解为上焦胀满，其实就是气喘。秋天当凉反热，阳气能内敛见胸口闷而气喘。2019年是个暖冬，新冠肺炎的事自不必说，是肺病，但就在新冠肺炎流行之前，就有不少人来向我咨询气喘的问题。当时我为了带徒，有空都会在杭州宝膳堂，陶黎看我有事没事就躺着睡觉，问我为什么，我告诉她因为天时过热，冬天当寒不寒，我少动以收敛气机。2019年上半年虽说雨水多，但自7月22日起，天气暴热（特别是武汉、杭州、南京最热），此后就持续不转凉，整个冬天都不怎么冷。当然在天气过热时，空调的正面作用也就发挥出来，可以促进气机的收敛，有利于肺。

冬失养，"肾气独沉。"冬天要寒，阳气才能闭藏。逆于冬，是指过暖，为什么逆于冬肾气反而沉？肾为一身精气藏匿的仓库，冬天过暖和阳气外浮，于是精气不足。人体气机升发的原动力在于肾气，肾气足才能藏潜能，肾气虚则人体气机升发不足，人见四肢困乏无力，人一点精神也没有，做什么事也提不起精神，气机沉于下，这就是"肾气沉"的表现。逆于冬，在于耗散精气。于是冬天空调温度别开太高，有利于藏精。有人见我的病案中十之八九都是补气固肾，觉得我只会补。其实这些患者都是久治不愈的慢性病，久病必虚，加上现在时代的空调应用，再不固养肾气，补气补足，气机失升，自然无力对抗冬天，因为冬天不论怎样的暖和总比夏天要冷得多，这是自然的不易之理（学易学，不能看成迷信，要从易学的不易、简易、变易三个角度去理解事物。冬天总比夏天冷，这就是自然界的不易之理。）

过动则阳亢而损阴，过静则阴盛而碍阳。起居养生的问题，在于先审人体阴阳偏胜，阴强阳弱则多静，阳亢阴虚则多动。

🌸 神志养生

《阴阳应象大论》：天有四时五行，以生长收藏，以生寒暑燥湿风。人有五脏化五气，以生喜怒悲忧恐。故喜怒伤气，寒暑伤形。暴怒伤阴，暴喜伤阳。厥气上行，满脉去形。喜怒不节，寒暑过度，生乃不固。

《本神》：故智者之养生也，必如是，则僻邪不至，长生久视。是故怵惕思虑者则伤神，神伤则恐惧流淫而不止。因悲哀动中者，竭绝而失生。喜乐者，神惮散而不藏。愁忧者，气闭塞而不行。盛怒者，迷惑而不治。恐惧者，神荡惮而不收。

人是天地的产物，人机的气机运转和大自然的气机运转息息相通。气候和天气的变化会直接影响人的五脏功能，从而影响人的神志，如连续的阴雨，人的神志就会抑制，人体的气机亦郁滞；天气过热人就烦躁，气机运转过速，体能消耗也就太过，等等这些都是天气对人神志的影响。所以养生要"顺四时而适寒暑，和喜怒而安居处，节阴阳而调刚柔"。

"暴怒伤阴，暴喜伤阳。"过怒则气上逆而损下焦之阴精，过喜则气涣散而伤上焦之气阳。《举痛论》："喜则气和志达，荣卫通利，故气缓矣。"小喜则气机和畅，大喜则气机涣散。《举痛论》："百病生于气也，怒则气上，喜则气缓，悲则气消，恐则气下，寒则气收，炅则气泄，惊则气乱，劳则气耗，思则气结。"所以养生之要，五脏要平衡。《四气调神大论》："春三月，生而勿杀，予而勿夺，赏而勿罚；夏三月，使志勿怒。"这都是针对四时调神的养生方式。对于春天不杀生，后世注家都以五行相克之理来解释，谓杀属金，金克木，春天为木，于是肝气不升。其实杀生是怒，《孙子兵法》："杀敌者，怒也。"可见杀生是怒之志。春天本来就阳气升发，怒又使气机上升，春天杀生则气机升发太过。

巴甫洛夫对于神志对内分泌的影响做了很多实验，从而证实了神志过激对内分泌的影响可直接影响脏器的病变。人是情感动物，总会有这样那样不顺心的事，就要及时调整。2008 年我在金华行医，治疗一个退休女性老师，老太太没事干，天天看报纸，见到金华部队里有一个年轻战士婺江跳水救人不幸去世，因为报纸宣传力度很大，老太太天天看到这消息而抑郁，一闭眼睛就是这报道的事。症见胃痞、神疲、肢体不时抖动、严重失眠，不时有幻觉出现，到金华中心医院确诊为抑郁症。患者因为忌讳去金华精神病医院治疗，于是找我试试看。患者唠叨得没完没了，反复强调她是被医院误诊，最后患者被我说服了。我开了点调理脾胃、舒畅气机的药内服，再叫老太太晚上睡前用热水泡脚，按摩脚底涌泉穴，一下一下地数，一只脚数 360 下，两只脚 720 下。没想到还没有数完就安然入睡，没几天就好了。我让患者按摩脚心一下一下地数，这就是移情之法。对于患者因为明显神志引起的疾病，本人都会用这样的方式配合中药、针灸一起综合治疗，本人以前的书中有不少这样的真实病案。

《上古天真论》：提挈天地，把握阴阳，呼吸精气，独立守神，肌肉若一，故能寿敝天地，无有终时，此其道生。

"呼吸精气，独立守神"这是古代导引功法，独立就是一种气功的站桩功，守神就是人的神志要宁静，气功练习在于静，但入静的方法很多种，有的用意守丹田；有的用冥想。还有的则是不用静而使人入静，如南少林的内功一指禅，就是一种不用去注意神志的气功，只要以严格的姿势站着，可以看电视，可以说话，可以乱想。这种看起来不使人入静的方法，其实是一种很高明的方法，开始不适应，久了也就适应，人也就不自觉地入静。

《八正神明论》：故养神者，必知形之肥瘦，荣卫血气之盛衰。血气者，人之神，不可不谨养。

神是人体五脏气化功能的表达方式之一，全赖气血所养，身体强健则神旺，气血亏虚则神弱。常听老人讲"以前年轻时的勇气现在全没了，脾气也变好了。"勇气就是怒，这指的是人老了，气血弱了，神亦弱。怒志气机上升，但也得有物质基础，如果物质不足气机无力升发，想怒也怒不了。本人的患者大多数是久治不愈的疑难重症，这些患者都有一个特征，就是两眼无神，整个人的生命表现出要消亡的样子。另外对于人们日常所说的"闭目养神"，《宣明五气篇》："久视伤血。"闭目则使血耗减少，所以能养神。

《痿论篇》：悲哀太甚，则胞络绝，胞络绝，则阳气内动，发则心下崩数溲血也。故本病曰：大经空虚，发为肌痹，传为脉痿。思想无穷，所愿不得，意淫于外，入房太甚，宗筋弛纵，发为筋痿，及为白淫。故下经曰：筋痿者生于肝使内也。

"悲哀太甚，则胞络绝，胞络绝，则阳气内动，发则心下崩数溲血也。"胞是女子胞，也就是子宫。"胞络绝"是指子宫气血失畅而瘀滞。"阳气内动"是指瘀血化热。悲则气消，气为血帅，气不足则血滞；气主升发，气虚则气机下陷。子宫内的瘀血化热，络脉伤，所以出现崩漏。

"思想无穷，所愿不得，意淫于外。"不知道自己的社会位置在哪里，有太多的欲望，不仅会导致人们做出很多有损健康的事情，如为了打听商机到处应酬，想着一夜暴富熬夜赌博等等，这些都是欲望造成的日常行为。不去自行审视，做一些力所不能及的事，结果往往是失败，所以"所愿不得"而抑郁。淫，是太过的意思，索取无度，总想着不劳而获，这都是意淫于外。我已经弃医从商数年，离开金华已经有七八年了，直到现在还有些金华的患者来问我什么时候回金华，叫我开个药方；有的则加我微信开口就是索取药方。在他们的眼里，觉得医生治病不就是几个字的事，要知治病要望、闻、问、切四诊合参，在网络上电话里是治不了病的。但这种态度，其实就是一种无偿索取的态度。有时来好几个患者，其中一个比较穷，于是边上就会有人开口说"吴医生，某某某比较困难，你能不能便宜点。""吴医生，某某的病在别的地方已经花过很多钱了，你就可怜可怜他吧。"患者在别人那里治疗花多少钱，和我有什么关系，如果自己不想为此人代付钱就别开这样的口，这是拿着别人的利益为自己送人情，看似平常的一句话，其实已经表达了一个人内心的真实态度，这都是一种索取。

本人对不同层次的人健康状态大不一样，越是底层越是对小利益在乎，为了一点蝇头小利无所不用其极，所以从人均寿命来看，也是小百姓的寿命要短，疾病也要多，就是因为他们太放不下，太不尊重规律地索取利益。

《格致余论》："男子六十四岁而精绝，女子四十九岁而经断。夫以阴气之成，止供得三十年之视听言动，已先亏矣。人之情欲无涯，此难成易亏之阴气，若之何而可以供给也？！经曰：阳者天气也，主外；阴者地气也，主内。故阳道实阴道虚。又曰：至阴虚天气绝，至阳盛地气不足。观虚与盛之所在，非吾之过论。主闭藏者肾也，司疏泄者肝也。二脏皆有相火，而其系上属于心。心君火也，为物所感则易动，心动则相火亦动，动则精自走，相火翕然而起，虽不交会，亦暗流而疏泄矣。所以圣贤只是教人收心养心，其旨深矣。"所以对于神志养生，首先在于修身，不时自省。这样欲望就少，元气消耗自然也减少，人也就少疾多寿。

❀ 饮食养生

《宣明五气篇》：五味所入：酸入肝、辛入肺、苦入心、咸入肾、甘入脾，是为五入。五味所禁：辛走气、气病无多食辛；咸走血，血病无多食咸；苦走骨，骨病无多食苦，甘走肉，肉病无多食甘；酸走筋，筋病无多食酸。是谓五禁，无令多食。

食物的五味入五脏，这没有定论，不能作为养生的指南。从治病的角度来看，这些内容也不是很合理。

气病有多种，有气滞、气虚的不同，辛能行能散，气虚多吃辛味的确为耗气，但气滞则得用辛味才能理气；咸能聚，有人理解血瘀不畅的人吃咸味会使血更瘀，但中药中的水蛭、土鳖虫等活血药反而是咸味，温热病中的热入血分，血行过快，也是用"治以咸冷"犀牛角、水牛角等；人胖则肉多，瘦则肉少，肉病也有虚有实，虚则补以甘；筋病有因瘀血痰阻的，也有因津液亏虚筋失营的，比如温热病的肢体痉挛就是因为发热导致人体津液大亏，筋失营润，治疗上用五味子、白芍等以养营阴。

《阴阳应象大论》：形不足者，温之以气；精不足者，补之以味。

食物有气有味，气有温热寒凉之分，味有辛甘苦咸酸之别。但气是针对人体偏寒偏热的作用，味是针对形质的调整。此处的形不足，指的不是形体消瘦，而是指人的形不够舒展，如天冷衣少，人就缩成一团，所以才用温性的食物来纠正。精是指人体内的精气，要用厚味来补益，如枸杞子、地黄之类可以养精。

《平人绝谷》：胃满则肠虚，肠满则胃虚，更虚更满，故气得上下，五脏安定，血脉和利，精神乃居，故神者，水谷之精气也。故肠胃之中，当留谷二斗，水一斗五升；故平人日再后，后二升半，一日中五升，七日五七三斗五升，而留水谷尽矣；故平人不食饮七日而死者，水谷精气津液皆尽故也。

健康饮食在于"有节"，节是节制，指的是不过饥饱、不偏食。过食自然会造成营养过剩，现在社会物质条件好了，大吃大喝的人很多，最后吃出一身病。但对饮食有一部分人又走向另一个极端，就是少吃，造成营养不良。

对于少吃营养不良的人群，一类是追求身材苗条的女性，一类是误信一些养生的小道消息，比如辟谷就是其中之一。

2019 年我接手一个闭经五个月的患者，形体消瘦，面色萎黄，脉象细弱，平时三天两头感冒。细问下才知道她为了追求苗条美丽长期进食量很少，导致气血不足而闭经。月经源于气血，气血亏虚则无经可行，如果治疗上再用活血通经来治疗，只会虚上加虚。于是我用健脾补肾为主，稍用理气活血的思路来治疗。治疗近两个月才来月经，但患者肉长多了不少，于是又急着来找我要减肥。这样的患者我就不理会了。

数年前我在横店上班，有一个同事误听养生的小道消息，每天只吃水煮大白菜，后来因为营养不良晕倒在工地上。

杭州有一群人，误信了辟谷养生，于是扎堆辟谷，有一个差点丧命。辟谷是针对营养过剩的饥饿疗法，如果应酬后吃太过，我也适时地饿一餐，但也不是一点东西也不吃，还会吃个苹果之类，适当地清一下肠胃，以免身体积热太过，但用绝食辟谷的方式来养生，这实在不可取。

《痹论篇》：饮食自倍，肠胃乃伤。

《卫生宝鉴》：谓食物无务于多，贵在能节，所以保冲和而遂颐养也，若贪多务饱，饮塞难消，徒积暗伤，以召疾患。盖食物饱甚，耗气非一，或食不下而上涌，呕吐以耗灵源；或饮不消而作痰，咯唾以耗神水；大便频数而泄，耗谷气之化生。味归形，若伤于味亦能损形。今饮食反过其节，以至肠胃不能胜，气不及化，故伤焉。溲便滑利而浊，耗源泉之浸润，至于精清冷而下漏；汗淋沥而外泄，莫不由食物之过伤，滋味之太厚。如能节满意之食，省爽口之味，常不至于饱甚者，即顿顿必无伤，物物皆为益。糟粕变化，早晚溲便按时，精华和凝上下津液含蓄。神藏内守，荣卫外固，邪毒不能犯，疾无由作。故圣人立言垂教，为养生之大经也。

《生气通天论》："高粱之变，足生大丁。"吃太饱会伤脾胃，于是身体造成积滞和虚损，从而生百病。饮食的量，应根据每个人的实际情况而定。记得本人小时在山村里生活，当时天天都干重体力活，吃的油要猪油，菜里放的盐也很多，反正那时的菜就是又油又咸。后来我搬家到庆元县城，虽然是习惯了原来的饮食，但我还是叫我妈把菜烧得清淡点。我妈问我为什么，我告诉我妈，原来在山村里干重体力活，体能消耗太大，没有那种又油又咸的吃着身体吃不消，现在到县城里居住了，天天都玩，再那样吃，会造成气血失和而生病。

"大黄治病无功，人参杀人无罪。"世人好补而恶攻，乱补成风，这是饮食养生的一个误区。现在很多人有钱了，对养生知识一知半解，年过四十之后乱服人参、鹿茸而致病。"年过四十阴气自半"，对于年过四十的人，身体走下坡路，是要补，但误补乱补，反成祸害。"虚生百病"，虚人多病，病不去而补，则补药和病合邪而害人。《儒门事亲》论攻击之法，补益提倡食养，虽说有些偏，但也不无道理。

现在饮食养生的信息很混乱，网络上常见到拿某一味食物或药物夸大其功能，不明就里之人觉得这是神物。十年前有人大吹绿豆治百病，于是有人过服绿豆导致脾胃虚寒；五年前有人鼓吹水煮大白菜，但过食使人营养不良；两年前有人神夸三七，有人过服三七而致崩漏。诸如此类，数不胜数，但民众就是前仆后继地迷恋于此。

万物都有偏，中医上讲药食同源，误食、过食或不食对健康都不利。

⬡ 房事养生

《上古天真论》：醉以入房，以欲竭其精，以耗散其真。

《厥论篇》：酒入于胃，则络脉满而经脉虚，脾主为胃行其津液者也。阴气虚则阳气入，阳气入则胃不和，胃不和，则精气竭，精气竭，则不营其四肢也。此人必数醉若饱，以入房，气聚于脾中不得散，酒气与谷气相薄，热盛于中，故热遍于身，内热而溺赤也。夫酒气盛而慓悍，肾气有衰，阳气独胜，故手足为之热也。

《汉书》记载中国的医学原来有医经、经方、神仙、房中四大类别，医经和经方奠定了现在的中医学，神仙是指练功，如《上古天真论》："提挈天地，把握阴阳，呼吸精气，独立守神，肌肉若一。"就是神仙一类，现在的气功也是神仙方面的内容。房中，指的是性生活，通过性生活来养生，称为房中术。后来发现过度性生活对健康的损害很大，于是后世的中医也就没有再继承下来。金元四大家之一的朱丹溪对此就进行了批判，他在《格致余论》说"或问：《千金方》有房中补益法，可用否？予应之曰：《传》曰吉凶悔吝生乎动。故人之疾病亦生于动，其动之极也，病而死矣。人之有生，心为火居上，肾为水居下，水能升而火能降，一升一降，无有穷已，故生意存焉。水之体静，火之体动，动易而静难，圣人于此未尝忘言也。儒者立教曰：正心、收心、养心。皆所以防此火之动于妄也。医者立教：恬淡虚无，精神内守，亦所以遏此火之动于妄也。盖相火藏于肝、肾阴分，君火不妄动，相火惟有禀命守位而已，焉有燔灼之虐焰、飞走之狂势也哉？《易·兑》取象于少女。兑，说也。遇少男，艮为咸。咸，无心之感也。艮，止也。房中之法有艮止之义焉。若艮而不止，徒有戕贼，何补益之有？窃详《千金》之意，彼壮年贪纵者，水之体非向日之静也，故着房中之法为补益之助。此可用于质壮心静，遇敌不动之人也。苟无圣贤之心、神仙之骨，未易为也。女法水，男法火，水能制火，一乐于兴，一乐于取，此自然之理也。若以房中为补，杀人多矣。况中古以下，风俗日偷，资禀日薄，说梦向痴，难矣哉！"所以酒后性生活的确要戒。

《傅青主女科》：妇人有年老血崩者，其症亦与前血崩昏暗者同，人以为老妇之虚耳，谁知是不慎房帏之故乎！亦有孀妇年老血崩者，必系气冲血室。有少妇甫娠三月，即便血崩，而胎亦随堕，人以为挫闪受伤而致，谁知是行房不慎之过哉！治法自当以补气为主，而少佐以补血之品，斯为得之。

本人从妇科病来看，50% 的妇科病都和性生活有关。性生活会消耗人的精气，因为老年人精气亏虚，性生活更要节制。精气亏虚的人不仅是老年人，还有产后（流产）、手术后等情况，一定要节制性生活，要不对身体康复非常不利。2009 年有一个崩漏患者来找我治疗，通过几次的复诊后，患者也就放开说，是因为流产后不到 1 周就开始性生活，于是又见出血，此后每次来月经都要半个月才会干净。

妇女生孩子后中国都有坐月子的习惯，会让产妇好好的养身体，但流产后的人，大多都不怎么养，特别是年轻人，一来觉得身体扛得过去，二来觉得不好意思告诉家人，在身体没康复的前提下进行性生活，弄不好会影响一辈子的健康。我治过很多不孕症妇女，十之八九都有婚前流产史。流产后多久可以有性生活？以流产后第二次月经干净后为宜。月经是一个育龄女性健康的标志之一，流产后再来月经，意味着生理功能恢复正常，这样的前提下才能有性生活。要不大伤肾元，虽说有的年轻人先天体质强健，当时没有什么表现，但也为健康留下祸根，等到年过三四十岁，身体各方面的功能都会衰退得很快。

《傅青主女科》说怀孕三个月不要有性生活，除此之外还有一些时间段不要有性生活，如月经期间不要有性生活，行经之时血海空虚，此时人的免疫力很差，此时有性生活体弱者就见病，体强者亦留病根。《妇人大全良方》："所以谓之月事者，平和之气，常以三旬一见，以像月盈则亏也。若遇经脉行时，最宜谨于将理。将理失宜，似产后一般受病，轻为宿疾，重可死矣。盖被惊则血气错乱，经脉斩然不行，逆于身则为血分、瘀瘕等疾。若其时劳力，则生虚热，变为疼痛之根。若恚怒则气逆，气逆则血逆，逆于腰腿，则遇经行时腰腿痛重，过期即安也。逆于头、腹、心、肺、背、胁、手足之间，则遇经行时，其证亦然。若怒极则伤肝，而有眼晕、胁痛、呕血、瘰疬、痈疡之病，加之经血渗漏于其间，遂成窍穴，淋沥无有已也。凡此之时，中风则病风，感冷则病冷，久而不愈，变证百出，不可言者。所谓犯时微若秋毫，感病重如山岳，可不畏哉！"更是明确地说到"将理失宜，似产后一般受病，轻为宿疾，重可死矣"。

《水胀》：石瘕生于胞中，寒气客于子门，子门闭塞，气不得通，恶血当泻不泻，衃以留止，日以益大，状如怀子，月事不以时下，皆生于女子，可导而下。

《妇人大全良方》：夫妇人月水不调者，由劳伤气血致体虚，风冷之气乘也。

若风冷之气客于胞内，伤于冲任之脉，损手太阳、少阴之经。

石瘕是指子宫肌瘤等一类的疾病，病因在于"寒气客于子门"，子门是指阴道口。古人没有扩阴器一类的医疗器械，除了临产，一般情况下也不太会用手去掰开阴道观察，所以子门应该是指阴道口。人体内的体温是三十六度多，而关中平原自然界气温要达到三十六度多的情况不多（《黄帝内经》成书于汉代，汉的首都是长安，《黄帝内经》绝非一人之手而成，没有皇权的力量是不可能实现的），所以哪怕是阴部着凉，也会直接影响女性的身体。《妇人大全良方》也讲到了风冷导致月经不调，可见风冷对妇女会造成很大的健康影响。

《金匮要略》："汗出入水中，如水伤心，历节黄汗出，故曰历节。""盛人脉涩小，短气，自汗出，历节疼，不可屈伸，此皆饮酒汗出当风所致。""病者一身尽疼，发热，日晡所剧者，名风湿。此病伤于汗出当风，或久伤取冷所致也，可与麻黄杏仁薏苡甘草汤。""风湿，脉浮，身重，汗出恶风者，防己黄芪汤主之。"等诸多条文都讲到汗出受寒的病因。性生活由于兴奋，全身毛孔开泄，此时着凉，外寒就会长驱直入进入人体。性生活没穿衣，寒邪最易侵于阴部，所以导致妇科疾病。有的女性性生活后马上就用冷水冲洗阴部，这种做法更是伤害身体。

《慎柔五书》：褚先生精血篇云：男子精未通，而御女以通其精，则五体有不满之处，异日有难状之疾。阴已痿，而思色以降其精，则精不出而内败，小便道涩而为淋；精已耗而复竭之，则大小便道牵痛，愈疼则愈欲小便，愈便则愈疼。又云：女人天癸既至，逾十年无男子合，则不调；未逾十年，思男子合，亦不调。不调则旧血不出，新血误行，或渍而入骨，或变而之肿，或虽合而难子。合男子多，则沥枯虚人；乳产众，则血枯杀人。观其精血，思过半矣。为月水，为经络之余气。苟外无六淫所侵，内无七情所伤，脾胃之气壮，则冲任之气盛，故月水适时而至。然有面色萎黄，四肢消瘦，发热口干，月水过期且少。乃阴血不足，非有余瘀闭之证，宜以滋血气之剂徐培之，使经气盛，水自根据时而下。又云：凡放出宫人，及少年孀妇，年逾三十，两胯作痛，而肤不肿，色不变，或大小便如淋，登厕尤痛，此血瘀渍入隧道为患，乃男女失合之证也。（若渍入肠胃，即为血臌。经云：腹里大，脓血在肠胃之外，小便涩而奇痛，不可作水利之。）丹溪云：肾主闭藏，肝主疏泄。二脏俱有相火，而其系上属于心，心为君火，为物所感则易动。心动则相火翕然而随，虽不交合，其精暗耗矣。

《褚氏遗书》：建平王妃姬等皆丽而无子，择良家未笄女入御又无子。问曰：

"求男有道乎？"澄对之曰："合男女必当其年，男虽十六而精通，必三十而娶；女虽十四而天癸至，必二十而嫁，皆欲阴阳气完实而后交合，则交而孕，孕而育，育而为子，坚壮强寿。今未笄之女，天癸始至，已近男色，阴气早泄，未完而伤，未实而动，是以交而不孕，孕而不育，育而子脆不寿，此王之所以无子也。然妇人有所产皆女者，有所产皆男者，大王诚能访求多男妇人谋置宫府，有男之道也。"王曰："善。"未再期生六男，夫老阳遇少阴，老阴遇少阳，亦有子之道也。

适当的性生活能调节人的内分泌，促进健康，太过不耗损元气，没有性生活也会使内分泌紊乱而生病。所以对于性生活来说要节欲，但不能没有。不论男女，太早有性生活对健康的确不太好。

《冷庐医话》：行房忍精不泄，阻于中途，每致成疾。如内而淋浊，外而便毒等症，病者不自知其由，医者鲜能察其故，用药失宜，因而殒命者多矣，可不慎欤？

性生活是男女一起完成的，过分纵欲也一样会伤人。我治疗过一些死精症、阳痿、早泄等患者，都有纵欲过度史（有的是手淫），男性没有性生活也会郁而生病。至于《冷庐医话》讲到"行房忍精不泄，阻于中途"，这是古代房中养生的内容。

运动养生

《宣明五气篇》：久视伤血、久卧伤气、久坐伤肉、久立伤骨、久行伤筋。是谓五劳所伤。

《吕氏春秋》中说："流水不腐、户枢不蠹。形气也然，形不动则精不流，精不流则气郁。"

生命在于运动，意思是说体育活动能健身，华佗根据运动养生的理论，创了五禽戏。五禽戏类似于八段锦、太极拳（原来用于格斗的太极拳运动，不是现在公园里缓慢运动，有的还很剧烈，如第二套陈式太极拳。）

对于运动的强度选择要根据个体差异，义乌有一批人请了一个练陈式太极拳的来教拳，拳师打拳时的步很低，学者跟着学也用很低的步，于是拳没练好，膝关节先伤；也有几个来找我治疗膝关节痛的患者，是平时长跑的。

所以运动养生要看个体的实际情况，切不能认为运动越多越好。特别对于体弱者，更要少动，30年前我父亲胃大手术后，就卧床很久。对于生命在于运动，我再补充一句"长寿在于静养"。在身体能承受运动的前提下适当的运动自然好，但体弱者，一定注意运动的强度、时间、方式、环境等。以劳而不累为宜，千万不要逞强。杭州有一个年近七旬的老拳师，打拳数十年，基本上都是在西湖边的公园里打，有一年冬天，终患大病。

金华有一个四十余岁的妇女，流产后身体虚弱，误信运动能健康，于是咬牙晨跑，最后大病不起，我接手治疗了近一年时间才康复。运动过强，超过了人体的负荷，其实是对生命是一种摧残。

衣着养生

《贼风》：贼风邪气伤人也，令人病焉，今有其不离屏蔽，不出室穴之中，卒然病者，非不离贼风邪气，其故何也？岐伯曰：此皆尝有所伤于湿气，藏于血脉之中，分肉之间，久留而不去。若有所堕坠，恶血在内而不去，卒然喜怒不节，饮食不适，寒温不时，腠理闭而不通。其开而遇风寒，则血气凝结，与故邪相袭，则为寒痹。其有热则汗出，汗出则受风，虽不遇贼风邪气，必有因加而发焉。

这里虽说没有讲到穿衣的内容，但从"有热则汗出，汗出则受风，虽不遇贼风邪气，必有因加而发焉"。可看出汗出受寒而致病。有汗的衣服没有及时换掉，汗从毛孔进入体内，郁而生病。所以有汗的衣服要及时换。

另外对于日常的衣着也要注意，对于养生方面有"冻九捂四"之说，但秋天的冻和春天的捂也得有个度，冻太过则受寒，捂太过则中暑。现在有些女性，天气很冷了还穿很少衣服，露个肚脐眼，这对健康是很不利的。肚脐，就是神阙穴，是人体任脉上的要穴，是人体生命最隐秘最关键的要害穴窍，是人体的长寿大穴，胎儿在母体内时一切能量都靠肚脐提供。针灸发展史上有一流派叫"炼脐"，通过肚脐的治疗而达到治病养生的目的，《医学入门》就讲得很详细。所以肚脐要保护好。

❀ 体质养生

《寿天刚柔》：人之生也，有刚有柔，有弱有强，有短有长，有阴有阳。形有缓急，气有盛衰，骨有大小，肉有坚脆，皮有厚薄。形充而皮肤缓者则寿，形充而皮肤急者则天，形充而脉坚大者顺也，形充而脉小以弱者气衰，衰则危矣。若形充而颧不起者骨小，骨小则天矣。形充而大肉䐃坚而有分者肉坚，肉坚则寿矣；形充而大肉无分理不坚者肉脆，肉脆则天矣。此天之生命，所以立形定气而视寿天者，必明乎此立形定气，而后以临病人，决生死。

《行针》：重阳之人，其神易动。

《阴阳二十五人》：木形之人，能春夏不能秋冬感而病生。火形之人，能春夏不能秋冬，秋冬感而病生。土形之人，能秋冬不能春夏，春夏感而病生。金形之人，能秋冬，不能春夏，春夏感而病生。水形之人，能秋冬不能春夏，春夏感而病生。

体质有先天之体质，亦有后天的体质，不同体质养生不同。

先天体质强健，养生自易，先天体质弱养生难。本人的《杏林外史》中的郑蓉蓉，她因早产而先天不足，后来家人疏于关心，又造成后天失养，最后花了很长的时间，边治边养，治养结合的方式才逐渐康复。对于20世纪80年代出生的人，有一批就如郑蓉蓉的状态。

时下养生的书很多，对于体质养生的书也很多，但不能拘泥，同样是痰湿体质的人，有痰湿从热化和从寒化的区别，养生上自然也不一样，切不能一见某书上讲痰湿体质要吃薏苡仁，于是就吃薏苡仁。我就治过一例痰湿患者，在网络上看到多吃薏苡仁可以化湿，于是就天天吃薏苡仁，于是造成腹泻无度，体质非常虚弱，天气稍有变化就感冒，患者就是因为长时间腹泻来找我治疗。我见患者舌淡胖苔滑腻，于是用运中化湿、固肾温阳的方法来治疗，治疗了一个多月，效果平平。一个简单的腹泻病，我仔细审自己的治疗都是正确的，百思不得其解。因为患者找了很多医生治疗都没有什么效果，于是患者把原来医生的处方也带来给我参考，虽说大多数医生的治疗都是用健脾化湿，但也有几个处方在固涩温肾，问之效果，回答亦是效果平平。中午一起吃饭时，患者叫我点菜，于是我边点菜边对患者讲解要注意的饮食情况，患者一听我说到对于痰湿体质的人化湿不能太过，要不会伤元气，好像明白了过来，突然告诉我，他几年来一直都吃生薏苡仁粥。生薏苡仁性寒而利，对于湿热的治疗也应配伍厚朴、藿香温运才行，单一味生薏苡仁长期服用，势必伤阳气，造成气化不利，反而更湿。我把这个原理给患者讲解，于是患者从此不再吃生薏苡仁，治疗数天腹泻就止。

　　时下生冷饮食各类很多，有些人听信于西方国家的饮食方法，过食生冷。国内与西方国家的饮食结构不一样，西方人是以肉食为主的，身体积热太过，所以可以吃生冷。而中国人是以吃素食为主，体内积热自然远不如西方国家的，多吃生冷会造成气化不利痰湿内蕴。于是又到处打听化湿之法，见到媒体上说什么东西化湿，就弄来吃，以此谓为养生。如此养生不如不养。

药　食

　　药食一体，以偏性的强弱区别药物和食物，偏性强为药，偏性弱为食。

　　中药学发展很早，在《山海经》《诗经》中就记载了很多中药名称，有的还记录了中药的功效，但没整理成药学专著，直到东汉才被整理成为《神农本草经》一书。到了梁代陶弘景将《神农本草经》整理补充，著成《本草经集注》一书，其中增加了汉魏之后名医所用药物三百多种，称为《名医别录》（简称《别录》）。唐代，政府派人在陶弘景的基础上增修中药学《新修本草》，是我国最早的一部药典。因为医家在治病中不断地发现中药的实际功效，于是就时不时地在原来的基础上进行修订，到了北宋成了《证类本草》。明代李时珍花了三十年时间修订了《证类本草》成为《本草纲目》，清代乾隆年间赵学敏对《本草纲目》作了一些正误和补充，增药716种，编成《本草纲目拾遗》一书。新中国成立后，又先后修订成《中草药汇编》和《中药大词典》。

　　对于中药，古称"毒药"，《淮南子》中记载了神农尝百草"一日而遇七十二毒"。同时代的《黄帝内经》对中药亦是称为毒药，如《异法方宜论》"其病生于内，其治宜毒药。"《淮南子》成书于汉武帝时期，也是一代雄主为大国大一统制规矩的时期，所以对于医学上的理论用"黄帝"为名，药学上的用"神农"为名，是时代和政治的需要。把中药命名为毒药，后世有人理解说是指中药的偏性，如《景岳全书》有云"药以治病，因毒为能，所谓毒药，是以气味之有偏也。盖气味之正者，谷食之属是也，所以养人之正气；气味之偏者，药饵之属是也，所以去人之邪气。其为故也，正以人之为病，病在阴阳偏胜耳"。但从《汉书》中的记载来看，当时的医学分为医经、经方、房中、神仙四种，医经和经方就是现在的中医学体系，房中是指通过性生活的方式进行治疗和养生，当时盛行炼丹、服丹，并且《神农本草经》中把药分为上、中、下三品，并说"上药养命，中药养性，下药治病"。对于养命的上品有很多药性很偏的药和矿物质药，可见当时的丹药是为了社会上层阶级提高性功能用于房中术的，但也有人吃死。被视为仙丹的丹药都会中毒，何况是其他中药？所以起初说中药为毒药，是指中药的不良反应，如尝了某药见腹泻、腹痛等。其实中药的不良反应亦是其治病作用，如人参的作用补气，气滞之人吃了气滞会更严重。

《神农本草经》有云"药有酸咸甘苦辛五味，又有寒热温凉四气"。书中以四气配合五味，共同标明每味药的药性特征，开创了先标明药性，后论述药物功效及主治病证的本草编写体例，奠定了以四气五味理论指导临床用药的基础。寒、热、温、凉四气，是指药物对人体功能和疾病产生亢奋和抑制的趋向性，温热为阳，对人体会产生亢奋；寒凉为阴，对人体会产生抑制。所以治病，一定要明确病性是寒是热的趋向，如果不明确，用药就错。诚如《伤寒例》所说"桂枝下咽，阳盛则毙；承气入胃，阴盛以亡"。近代有关药物四气的临床观察和理化研究证明，寒凉药多具解热、抗菌、消炎、抗病毒、提高机体免疫力及镇静、降压、抗惊厥、镇咳、利尿、抗癌等作用；温热药多具驱寒、镇痛、止呕、止呃、抗菌、促进免疫、强心、升压，兴奋中枢，改善心血管功能，促进细胞蛋白质的合成与代谢，改善营养状态，提高机体工作能力，兴奋子宫及性功能，并有类似肾上腺皮质激素样作用。通过实验测定，热证患者经寒凉药治疗后，自主神经功能下降，儿茶酚胺类和 17- 羟皮质类固醇排出量减少。

而中药的五味，原来是指食物的味道，如《六节藏象论》有云"草生五色，五色之变，不可胜视，草生五味，五味之美不可胜极，嗜欲不同，各有所通"。后来随着对中药的应用深入，人们发现味道对疾病的治疗有一定的趋向性，于是把这种规律进行整理，成为中医的五味体系。

清代的《药品化义》在原来气味的基础上，创"药母八法"，即以药的体、色、气、味、形、性、能、力八个方面来统领药性理论，辨别药性，有很大的创新，对清代本草有较大的影响。

气味

《六节藏象论》：天食人以五气，地食人以五味。五气入鼻，藏于心肺，上使五色修明，音声能彰；五味入口，藏于肠胃，味有所藏，以养五气，气和而生，津液相成，神乃自生。

这是对于药食五味最初的论述，这里的五味是指药食入口的味道，而不是后世药学理论中的五味体系。中药五味理论是由原始的口感味道转变而来的。比如姜、葱等辛辣味有通散的作用，于是后来就把具有通散作用的都归为辛味。

《阴阳应象大论》：阳为气，阴为味。味归形，形归气，气归精，精归化，精食气，形食味，化生精，气生形，味伤形，气伤精，精化为气，气伤于味。阴味出下窍；阳气出上窍。味厚者为阴，薄为阴之阳。气厚者为阳，薄为阳之阴。味厚则泄，薄则通。气薄则发泄，厚则发热。壮火之气衰，少火之气壮。壮火食气，气食少火。壮火散气，少火生气。辛甘发散为阳，酸苦涌泄为阴。

此段内容是药食理论的总纲，后世的用药治病和饮食养生全以此为理论基础来指导。

"阳为气，阴为味。"中药的四气和五味理论，四气属阳，五味属阴。药食的气味学说，基于天人相应的基础上进行。对天气温度高度来定季节这是主天（五运六气中的五运，就是指五季，六气是指地球上的温度和湿度变化），所以药食上针对人体亢奋和抑制趋向的温热寒凉就应天。对药味就归地。

"味归形，形归气，气归精，精归化，精食气，形食味，化生精，气生形，味伤形，气伤精，精化为气，气伤于味。"这些内容很多人觉得困惑，其实指的是人吃进食物后在人体内的变化。把这些内容一正一反的来看就明白了。味归形，形归气，气归精，精归化。这四个"归"是顺着看，反过来则是化生精、精化为气、气生形。归是归属，味归形是指吃进食物能人的形体补充作用，但又讲味伤形，指的是食物对人体的不良反应，这是一正一反的两方面，吃对了对人体有益，吃不对了就会产生不良反应。"味归形，形归气，气归精，精归化。"味为有质，气为无形，有形有质的东西吃到体内，通过脾胃的运化上输于肺，这时在体内的物质已经完全变化成为气，上焦之气下潜于肾，收藏起来就是精。人体的气化循环无端地进行着，到肾中的精气又要调出来为身体提供能量支持，于是"精化为气"，气充开形体中于是"气生形"。

"阴味出下窍；阳气出上窍。"天为阳，地为阴。人体中上为阳下为阴，气属阳所以出上窍，味属阴所以出下窍。

"味厚者为阴，薄为阴之阳。气厚者为阳，薄为阳之阴。味厚则泄，薄则通。气薄则发泄，厚则发热。"指药食气味的多寡来决定药食的性能，比如茯苓，气味俱薄，所以能通；大黄气薄味厚所以下泄。

"少火之气壮，壮火食气，气食少火。壮火散气，少火生气。"这里的火是指药食的温热之程度，微温为少火，大热为壮火。这是取阴阳中的少阳、老阳理论。比如，人参性微温，所以能补气，这就是"少火之气壮"能使人体的气壮大、"少火生气"使人体的气机生发；生姜性大热，所以散气。"壮火食气"和"壮火散气"是一个意思，气散了，所以伤了。如果是寒凉方面的药食，反过来理解就是。

《藏气法时论》：肝苦急，急食甘以缓之。心苦缓，急食酸以收之。脾苦湿，急食苦以燥之。肺苦气上逆，急食苦以泄之。肾苦燥，急食辛以润之，开腠理，致津液通气也。

苦，是恶之意，通俗来讲就是怕，肝苦急就是肝怕急。肝藏血才柔养而制约肝之升发之性，肝急（比如发怒，就是肝急的具体表现）会耗精血，所以要吃甘味进行养营阴生肝血，《难经》："损其肝者缓其中"。心苦缓，缓是气机向外涣散之意，比如范进中了举人发疯，就是过喜造成的心气涣散，气机向外涣散就要吃酸味来收敛。脾为胃运化水谷，胃阻则脾伤而生湿，如吃太饱，胃中纳入的食物超过了脾的运化能力，于是脾气主伤，脾主四肢，人就觉得四肢无力，脾主升发，人就觉得气短。所以脾苦急用苦药来燥，其实是治胃，名方"平胃散"就是其中的代表。肺气要宣和肃形成相对平衡才能正常的主一身之气，如果宣肃失衡肺气不利就上逆，比如人受寒，肺气失宣，体内的生理之热就上冲，见咳喘，用杏仁之苦来促进肺气下降。肠胃中有积滞化热，亦会引起咳喘，用大黄、厚朴等苦味来泻下，使气机下行肺气也平。甘味才能润，辛味只能耗津伤精，肾苦燥，是指经脉瘀滞气化失司，气不能下潜化精来润肾，所以用辛药来治疗。如果肾精亏虚的人，再吃辛味，这就治反了。辛味润肾燥，是辛的通行以润，并不是指辛味能润养。

辛散、酸收、甘缓、苦坚、咸软，这是对五味作用的最早概括。后世在此基础上进一步补充，日臻完善。辛，能散、能行，即具有发散、行气行血的作用。一般来讲，解表药、行气药、活血药多具有辛味。因此辛味药多用治表证及气血阻滞之证。如苏叶发散风寒、木香行气除胀、川芎活血化瘀等。"辛以润之"，这润不是黄精、麦冬等润养的作用，而是指气血不畅，人的组织血管得不到润，用辛药通气血，气血到了就能润，所以才会有"开腠理，致津液通气也"一语作为补充。后世有人用菟丝子滋养补肾、款冬花润肺止咳来解释，这是不合理的。

甘，能补、能和、能缓，即具有补益、和中、调和药性和缓急止痛的作用。一般来讲，滋养补虚、调和药性及制止疼痛的药物多具有甘味。甘味药多用治正气虚弱、身体虚痛及调和药性、中毒解救等几个方面。如人参大补元气、熟地滋补精血、饴糖缓急止痛、甘草调和药性并解药食中毒等。酸，能收、能涩，即具有收敛、固涩元气的作用。一般固表止汗、敛肺止咳、涩肠止泻、固精缩尿、固崩止带的药物多具有酸味。酸味药多用治体虚多汗、肺虚久咳、久泻肠滑、遗精滑精、遗尿尿频、崩带不止等证。如五味子固表止汗、乌梅敛肺止咳、五倍子涩肠止泻、山茱萸涩精止遗以及赤石脂固崩止带等。苦，能泄、能燥、能坚，即具有清泄火热、泄降气逆、通泄大便、燥湿、坚阴（坚阴是泻火存阴之意）等作用。一般来讲，清热泻火、下气平喘、降逆止呕、通利大便、清热燥湿、苦温燥湿、泻火存阴的药物多具有苦味。苦味药多用治热证、火证、喘咳、呕恶、便秘、湿证、阴虚火旺等证。如黄芩、栀子清热泻火，杏仁、葶苈子降气平喘，大黄、枳实泻热通便，龙胆草、黄连清热燥湿，苍术、厚朴苦温燥湿，知母、麦冬泻火存阴等。咸，能下、能软。即具有泻下通便、软坚散结的作用。一般来讲，泻下或润下通便及软化坚硬、消散结块的药物多具有咸味，咸味药多用治大便燥结、痰核、瘰疬、癥瘕痞块等证。如芒硝泻热通便，海藻、牡蛎消散瘰疬，鳖甲软坚消癥等。

《五味》：胃者，五脏六腑之海也，水谷皆入于胃，五脏六腑，皆禀气于胃。五味各走其所喜，谷味酸，先走肝；谷味苦，先走心；谷味甘，先走脾；谷味辛，先走肺；谷味咸，先走肾。谷气津液已行，营卫大通，乃化糟粕，以次传下。肝病禁辛，心病禁咸，脾病禁酸，肾病禁甘，肺病禁苦。

上面的《藏气法时论》讲"肝苦急，急食甘以缓之。心苦缓，急食酸以收之。脾苦湿，急食苦以燥之。肺苦气上逆，急食苦以泄之。肾苦燥，急食辛以润之"。此处又讲"肝病禁辛，心病禁咸，脾病禁酸，肾病禁甘，肺病禁苦。"其实这是指五脏不足和邪气有余的两方面，肝苦急是指肝不足的一方面，要吃甘味来养，如果再吃辛味再肝更急，如果气机被郁升发不利，就要吃辛味来疏通气机，不再是肝病禁辛了。从其理论基础上来看，五味所禁，是用五行相克的理论进行，肝为木，肺为金，金克木，辛入肺，所以不食辛；心为火，肾为水，水克火，咸入肾，所以不食咸。所以对于这些理论基础问题一定要弄明白。因为所取的指导理论不一样，所以对五味的理解和应用也不一致。但总得以五脏的生理功能为主导思想，从正虚和邪实两方面去综合考虑，这是关键。五脏对五味的禁、欲、宜、补、泄内容见表4。

表4　五脏禁、欲、宜、补、泻五味表

篇名	肝（筋）	心（血）	脾（肉）	肺（气）	肾（骨）
《素问·宣明五气篇》	禁酸	禁咸	禁甘	禁辛	禁苦
《素问·五脏生成篇》	禁酸、欲酸	禁苦、欲苦	禁甘、欲甘	禁辛、欲辛	禁咸、欲咸
《素问·藏气法时论》	宜甘、辛补、酸泻	宜酸、咸补、甘泻	宜咸、甘补、苦泻	宜苦、酸补、辛泻	宜辛、苦补、咸泻
《灵枢·五味篇》	宜酸、宜甘、禁辛	宜苦、宜酸、禁咸	宜辛、宜咸、禁酸	宜辛、宜苦、禁苦	宜咸、宜辛、禁甘
《与脏相关之味》	酸、甘、辛	咸、苦、酸、甘	甘、咸、辛、苦、酸	辛、苦、酸	苦、咸、辛、甘

《五味论》：五味入于口也，各有所走，各有所病，酸走筋，多食之，令人癃；咸走血，多食之，令人渴；辛走气，多食之，令人洞心；苦走骨，多食之，令人变呕；甘走肉，多食之，令人悗心。酸入于胃，其气涩以收，上之两焦，弗能出入也，不出即留于胃中，胃中和温，则下注膀胱，膀胱之胞薄以懦，得酸则缩绻，约而不通，水道不行，故癃。阴者，积筋之所终也，故酸入而走筋矣。咸入于胃，其气上走中焦，注于脉，则血气走之，血与咸相得，则凝，凝则胃中汁注之，注之则胃中竭，竭则咽路焦，故舌本干而善渴。血脉者，中焦之道也，故咸入而走血矣。辛入于胃，其气走于上焦，上焦者，受气而营诸阳者也，姜韭之气熏之，营卫之气，不时受之，久留心下，故洞心。辛与气俱行，故辛入而与汗俱出。苦入于胃，五谷之气，皆不能胜苦，苦入下脘，三焦之道，皆闭而不通，故变呕。齿者，骨之所终也，故苦入而走骨，故入而复出，知其走骨也。甘入于胃，其气弱小，不能上至于上焦，而与谷留于胃中者，令人柔润者也，胃柔则缓，缓则虫动，虫动则令人悗心。其气外通于肉，故甘走肉。

这是五味对人体的作用原理的具体分析。但实际应用要结合四气，如"苦入于胃，五谷之气，皆不能胜苦，苦入下脘，三焦之道，皆闭而不通，故变呕"。这里的苦是指苦寒伤胃阳。胃为多气多血之腑，要有足够的阳气才能运化水谷，过用苦寒则胃阳受损不能下运，于是上逆为呕。而《藏气法时论》有云"脾苦湿，急食苦以燥之"。这里的苦是指温性的苦，如苍术、厚朴之属。

🌸 主治

《藏气法时论》：肝欲散，急食辛以散之，用辛补之，酸泻之。心欲软，急食咸以软之；用咸补之，甘泻之。脾欲缓，急食甘以缓之，用苦泻之，甘补之。肺欲收，急食酸以收之，用酸补之，辛泻之。肾欲坚，急食苦以坚之，用苦补之，咸泻之。肝色青，宜食甘。粳米、牛肉、枣、葵皆甘。心色赤，宜食酸。小豆、犬肉、李、韭皆酸。肺色白，宜食苦。麦、羊肉、杏、薤皆苦。脾色黄，宜食咸。大豆、猪肉、栗、藿皆咸。肾色黑，宜食辛。黄黍、鸡肉、桃、葱皆辛。辛散、酸收甘缓、苦坚、咸软。毒药攻邪，五谷为食，五果为助，五畜为益，五菜为充。气味合而服之，以补精益气。此五者，有辛、酸、甘、苦、咸，各有所利，或散、或收、或缓、或急、或坚、或软。四时五脏，病随五味所宜也。

这是五味针对五脏补泄的应用，但对五脏归五色，罗列了具体的食物来对应，这就过于武断了。

"五谷为食，五果为助，五畜为益，五菜为充。"结合五色主五脏的内容，这是取汉代五德学说，另外还有五音、五季、五方、五志等，形成一个把世界万物都归于五的哲学内容。移用于中医，的确是不太合适。比如"肾欲坚，急食苦以坚之，用苦补之。"从实际来看，不论是补肾阴的枸杞子、地黄等；还是补肾阳鹿茸、巴戟天、肉苁蓉等，都不用苦味。这实际是指肾（水）克心（火），五味中苦入心，苦来补肾，所以能制心火。另外又说"肾色黑，宜食辛。"因为肺（金）能生肾（水），辛入肺，所以讲宜食辛。辛味的中药主要有解表发散类、理气类、开窍类、活血类，全是取辛能散、能通、能行，肾虚吃辛药和苦药都不实际，这些内容全是取五行相生相克来应用，不符合临床治病和日常养生。就算是理论上来讲，也是自相矛盾。

《至真要大论》：辛甘发散为阳，酸苦涌泄为阴，咸味涌泄为阴，淡味渗泄为阳。夫五味入胃，各归所喜，攻酸先入肝，苦先入心，甘先入脾，辛先入肺，咸先入肾，久而增气，物化之常也。气增而久，天之由也。风淫于内，治以辛凉，佐以苦；以甘缓之，以辛散之；热淫于内，治以咸寒，佐以甘苦，以酸收之，以苦发之；湿淫于内，治以苦热，佐以酸淡，以苦燥之，以淡泄之，火淫于内，治以咸冷，佐以苦辛，以酸收之，以苦发之；燥淫于内，治以苦温，佐以甘辛，以苦下之；寒淫于内，治以甘热，佐以苦辛，以咸泻之，以辛润之，以苦坚之。

这是针对六淫的治疗，有实际的临床意义，但对于"风淫于内，治以辛凉，佐以苦；以甘缓之，以辛散之"这是因为风性动，古人认为这是阳邪，所以用辛凉来治，那么外感风寒呢，不就治错了？对风的理解，是外来之意，本节所讲的风是指外受温热之邪。对于外受寒凉之邪，要治以辛温，佐以甘温，以辛甘化阳，《伤寒论》的桂枝汤、麻黄汤针对的是外感寒凉之邪。还有"燥淫于内，治以苦温，佐以甘辛，以苦下之。"苦温是燥湿之用，燥邪吃苦温药只会越吃越燥，病越治越严重。燥则失润，治疗当以甘润，寒燥用肉苁蓉、当归等性温而润之药；热燥应用麦冬、百合、沙参、生地黄等性凉之药。中医的六淫，其实只有寒热燥湿而已。掌握寒热燥湿的治疗，这是核心关键。

药食不是机械的某味入某脏，要适用于实际临床，一是掌握五味和四气的本质，二是掌握五脏的生理功能，三是健康环境的温度和湿度，把这三者进行有机的结合，自然能应用自如。

《本草从新》：凡质之轻者上入心肺，重者下入肝肾，中空者发表，内实者攻里，为枝者达四肢，为皮者达皮肤，为心为干者，内行脏腑，枯燥者入气分，润泽者入血分，此上下内外，各以其类相从也。

这是古人理解中药的取类比象，从中药的作用上来看，有一定的趋向性，但也很多中药没有按照这一规律。

《景岳全书》：药以治病，因毒为能，所谓毒药，是以气味之有偏也。盖气味之正者，谷食之属是也，所以养人之正气；气味之偏者，药饵之属是也，所以去人之邪气。其为故也，正以人之为病，病在阴阳偏胜耳。药物众多，各一其性，宜否万殊，难以尽识。用者不得其要，未免多误。兼之《本草》所注，又皆概言其能，凡有一长，自难泯没。惟是孰为专主，孰为兼能，孰为利于此而不利于彼，孰者宜于补而不宜于攻。学人昧其真性，而惟按图以索骥，所以用多不效，益见用药之难矣。用药之道无他也，惟在精其气味，识其阴阳，则药味虽多，可得其要矣。凡气味之辩，则诸气属阳，诸味属阴。气本乎天，气有四，曰寒热温凉是也。味本乎地，味有六，曰酸苦甘辛咸淡是也。温热者，天之阳；寒凉者，天之阴也。辛甘淡者，地之阳；酸苦咸者，地之阴也。阳主升而浮，阴主沉而降。辛主散，其行也横，故能解表。甘主缓，其行也上，故能补中。苦主泻，其行也下，故可去实。酸主收，其性也敛，故可治泄。淡主渗，其性也利，故可厘清。咸主软，其性也沉，故可导滞。用纯气者，用其动而能行；用纯味者，用其静而能守。有气味兼用者，和合之妙，贵乎相成。有君臣相配者，宜否之机，最嫌相左。既曰合宜，尤当知忌，先避其害，后用其利，一味不投，众善俱弃。故欲表散者，须远酸寒；欲降下者，勿兼升散。阳旺者，当知忌温；阳衰者，沉寒毋犯。上实者忌升，下实者忌秘。

"药以治病，因毒为能，所谓毒药，是以气味之有偏也。"生病是人体气机之偏，中药治疗是用药之偏性来纠正病的偏性。

"惟是孰为专主，孰为兼能。"每一味药都不仅仅只有一种功能，如桂枝有发汗解肌、温通经脉、助阳化气、平冲降气等功效。其性温味辛，总是以温通为用，所以温通是桂枝的主要作用，通过温通起到其他的作用则是兼能。比如，黄芪有补气固表、利尿托毒、排脓、敛疮生肌的作用，黄芪性温味甘，能补气，所以补气是主要作用，其他的作用是因为补气才达到的作用是兼能。

升降浮沉

《阴阳应象大论》：阴味出下窍，阳气出上窍。味厚者为阴，薄为阴之阳；气厚者为阳，薄为阳之阴。味厚则泄，薄则通；气薄则发泄，厚则发热。

中药的升降浮沉是由药的气味厚薄所决定的。人体气化的正常在于气机升降出入的正常，养生治病选药很讲究，一定要考虑到每一味药的升降浮沉，针对病情和身体元气的虚实安排合适的用量，这才能达到纠正气机紊乱的目的。比如，脾肾两虚，以气短、动则气喘、四肢无力等气虚无力升提为主要临床表现，如果单纯用补中益气汤治疗，只会动摇下元气根，不但治不了病，反而会把人治出阳证。于是治疗上就得以补中益气的思路为主，针对下元肾虚加用补肾药，对上焦心肺要清，才能使浮阳归潜。补气升提、固肾补精、清心肺的三种治疗方式同时进行，得以补中益气为主，因为患者以气机失于升提为主证；如果患者上焦心肺见热，则清心肺为次，补肾为再次；如果上焦浮热不明显，而是见尿频、月经淋漓、腰膝酸软等肾虚见症和气机升提不利并重，治疗就升提和补肾并重，清心肺为辅。治疗过程中针对病情的变化进行微调，经过这样细腻的治疗，病情自然能逐渐的好转而愈。《东垣先生药类法象》"轻清成象（味薄，茶之类）本乎天者亲上。重浊成形（味厚，大黄之类）本乎地者亲下。苦药平升，微寒平亦升。甘辛药平降，甘寒泻火。苦寒泻湿热，苦甘寒泻血热。"

从气味厚薄来看，茯苓是阳中之阴，泽泻是阴中之阳、茶叶阴中之阳，附子纯阳，生地纯阴。掌握此中要义，临床应用中药自然就左右逢源。比如对茯苓、泽泻、防己等利水药的选择就很明确了。茯苓用于阳虚水邪，泽泻偏于阴虚水邪，茯苓和泽泻都能上行头目，防己则不能上行头目。

《珍珠囊补遗药性赋》：药性阴阳论夫药有寒热温凉之性，酸苦辛咸甘淡之味，升降浮沉之能，厚薄轻重之用。或气一而味殊，或味同而气异，合而言之，不可混用。分而言之，各有所能。本乎天者亲上，本乎地者亲下。轻清成象，重浊成形。清阳发腠理，浊阴走五脏。清中清者，营养精神。浊中浊者，坚强骨髓。辛甘发散为阳，酸苦涌泄为阴。气为阳，气厚为阳中之阳，气薄为阳中之阴。薄则发泄，厚则发热。味为阴，味厚为阴中之阴，味薄为阴中之阳。薄则疏通，厚则滋润。升降浮沉之辨，豁然贯通，始可以言医，而司人命矣。人徒知药之神者，乃药之力也。殊不知乃用药之力也。人徒知辨真伪识药之为难，殊不知分阴阳用药之为尤难也。

"气一而味殊，或味同而气异，合而言之，不可混用。分而言之，各有所能。"同气不同味，或同味不同气的药食功能完全不一样，比如同是温性药，辛温发散通利、苦温燥湿、甘温补气；同是甘味药，甘热生阳、甘凉养阴。

🌸 配伍

《本草纲目》：药有七情，独行者，单方不用辅也；相须者，同类不可离也，如人参、甘草、黄芪、知母之类；相使者，我之佐使也；相恶者，夺我之能也；相畏者，受彼之制也；相反者，两不相合也；相杀者，制彼之毒也。

单行就是单用一味药来治疗疾病；相须就是功用相类似的药物，配合应用后可以起到协同作用，加强了药物的疗效；相使就是用一种药物作为主药，配合其他药物来提高主药的功效；相畏就是一种药物的毒性或其他有害作用能被另一种药抑制或消除；相杀就是一种药能消除另一种药物的毒性反应；相恶就是两种药配合应用以后，一种药可以减弱另一种药物的药效；相反就是两种药物配合应用后，可能发生剧烈的不良反应。

《儒门事亲》"十八反歌"本草明言十八反，半蒌贝蔹及攻乌。藻戟遂芫俱战草，诸参辛芍叛藜芦。

甘草反甘遂、京大戟、海藻、芫花；乌头（川乌、附子、草乌）反半夏、瓜蒌（全瓜蒌、瓜蒌皮、瓜蒌仁、天花粉）、贝母（川贝、浙贝）、白蔹、白及；藜芦反人参、沙参（南沙参、北沙参）、丹参、玄参、苦参、细辛、芍药（赤芍、白芍）。

《珍珠囊补遗药性赋》"十九畏歌"硫黄原是火中精，朴硝一见便相争。水银莫与砒霜见，野狼毒最怕密佗僧。巴豆性烈最为上，偏与牵牛不顺情。丁香莫与郁金见，牙硝难合京三棱。川乌草乌不顺犀，人参最怕五灵脂。官桂善能调冷气，若逢石脂便相欺。大凡修合看顺逆，炮炙爆莫相依。

十八反和十九畏没有什么实际临床意义，一来其实很多药根本买不到，也不内服；二来有些所列的中药真的合用了，也不见什么不良反应。

🌸 用量

《神农本草经》：若用毒药疗病，先起如黍粟，病去即止，不去倍之，不去十之，取去为度。

《景岳全书》：治病用药，本贵精专，尤宜勇敢。凡久远之病，则当要其终始，治从乎缓，此宜然也。若新暴之病，虚实既得其真，即当以峻剂直攻其本，拔之甚易。若逗留畏缩，养成深固之势，则死生系之，谁其罪也。故凡真见里实，则以凉膈、承气；真见里虚，则以理中、十全。表虚则芪、术、建中；表实则麻黄、柴、桂之类。但用一味为君，二三味为佐使，大剂进之，多多益善。夫用多之道何在？在乎必赖其力而料无害者，即放胆用之。性缓者可用数两，性急者亦可数钱。若三五七分之说，亦不过点名具数，儿戏而已，解纷治剧之才，举动固如是乎。

上面针对治病用药量的两种观点，《神农本草经》是以轻药为治，不效再加量；《景岳全书》是以重剂为治，胜病为要。治病用药量的问题，要看具体情况。对于病邪不严重，并且诊断上还有些疑虑，则用轻剂为先试治。如果病邪严重，不论正气虚实都得速攻，要不养虎为患病情会更严重。比如蒲辅周前辈治病，开始大多都是用轻剂试治一下，发现不对，马上转换，非常老练。但对于危急重症的治疗，如果再用轻剂试治，只会延误病情。本人时常出诊一些非常危急的病情，此时是和时间赛跑，如果不用重剂一剂定乾坤，绝不能起死回生。总之用药的量，以胜病为要，药不胜病很多疾病根本治不了。徐灵胎批《临证指南医案》说叶天士用药轻，于是后学者就以为叶天士治病用小剂量治疗疾病。其实从《临证指南医案》来看，叶天士的病案中极少写有明确的用药量，但他选药上却大多是气味偏薄的药，可见徐灵胎指叶天士用轻药，不是指药量小。对于应用药量上，这在于医生的治病经验，也有规律可循，但要往细处讲，内容很多，有关天气、体质、病邪、年龄阶段等等综合因素。本人数年前写《用药心得笔记》时就打算把用药量以什么样的规律进行定量才是最好的治疗剂量，但考虑到内容实在太多，于是作罢。比如黄芪，对于一个体重在 50～70 千克的成年人，用 15～20 克是升提气机作用，30～50 克是补气作用，100 克以上则是充实三焦元气。但对于一个体重在 25 千克以下，或年龄超过 60 岁以上的人群来说，就不能按这个量来进行。

归经

归，即归属，指药物作用的归属；经，即人体的脏腑经络。归经指中药对人体某部分具有选择性治疗作用的特性，即药物作用的定位。

归经的指导思想是以五脏功能为核心理论基础，以经络系统为依据，因为经络能沟通人体内外表里，在病变时，体表的疾病，可以影响到内脏；内脏的病变，也可以反映到体表。因此人体各部分发生病变时所出现的证候，可以通过经络而获得系统的认知。如肺经病变，每见喘、咳等证；心经病变，每见神昏、心悸等证。根据药物的疗效，与病机和脏腑、经络密切结合起来，可以说明某药对某些脏腑、经络的病变起着主要医疗作用。如麻黄、杏仁能治胸闷、喘咳，归肺经。麻黄能发汗治疗外感寒邪，又归膀胱经，杏仁能润肠通便又归大肠经。说明归经的理论，是具体指出药效的所在趋向，是从疗效观察中总结出来。

《神农本草经》论述药物功效，大多以主治病症为主，但也有一些把药物作用与脏腑机能结合起来论述。唐、宋时诸家本草，对药物功效及脏腑功能的论述日渐增多。北宋的《本草衍义》在论述泽泻的功效时，已有"引药归于肾经"的说法。到了金代，著名医家张元素的《珍珠囊》对药物的四气、五味、升降浮沉和补泻等做了全面的阐说，创药物归经学说，对每味药几乎都有"归经"和"引经"的讨论。张元素的弟子李东垣在其基础上进行了补遗为《珍珠囊补遗药性赋》一书。清代《要药分剂》对药物的归经作了较全面的总结，把历代本草书中论述归经的名称，如引经、向导、行经、入、走、归等名词，统称为归经，全面地概括了药物的多种性能，因此后世学者大多采用了他的这一提法。

《宣明五气篇》：五味所入，酸入肝，辛入肺、苦入心、咸入肾、甘入脾，是谓五入。

《九针》：酸走筋、辛走气、苦走血、咸走骨、甘走肉，是谓五走。

《黄帝内经》奠定了中药归经的理论基础，但以五味入五脏这种机械的方式，其中有很多不对的地方。我的祖师爷王玉川前辈，取现代中医药大学《中药学》教材的中药，对应五味入五脏进行了分析，五味入五脏的概率并不高（1993年由华夏出版社出版，王玉川著的《运气探秘》一书有详细的讲解），见表5。

表5　药物最经统计表

药物之味	教材版别	药物总数	归肝系		归心系		归脾系		归肺系		归肾系		
			专入肝系	兼入他系	兼入他系	专入心系	专入脾系	兼入他系	专入肺系	兼入他系	专入肾系	兼入他系	
酸	二	11	1	4	0	1	1	3	0	6	0	5	专入肝系者占9%
	四	9	1	5	0	1	0	2	1	6	0	1	专入肝系者占11%
苦	二	78	9	36	3	15	5	29	3	28	2	18	专入心系者占2.5%
	四	87	10	45	1	20	3	27	6	43	2	18	专入心系者占1.14%
甘	二	88	6	24	2	27	7	40	4	36	2	24	专入脾系者占7.95%
	四	86	4	32	2	28	7	38	1	41	2	27	专入脾系者占5.81%
辛	二	65	6	15	1	7	7	30	6	25	3	15	专入肺系者占9.23%
	四	68	3	20	1	14	6	31	7	26	4	13	专入肺系者占10.29%
咸	二	17	4	7	0	0	1	2	1	2	2	6	专入肾系者占11.76%
	四	20	4	13	0	1	0	7	1	4	0	9	专入肾系者无

《珍珠囊》："手足三阳表里引经主治例"太阳（足膀胱手小肠）上羌活，下黄柏。少阴（足肾手心）上黄连，下知母。少阳（足胆手三焦）上柴胡，下青皮。

厥阴（足肝手包络）上青皮，下柴胡。阳明（足胃手大肠）上升麻、白芷，下石膏。太阴（足脾手肺）上白芍，下桔梗。

张元素虽创归经之说，他所列这些药切不能作为临床治病的指征。应根据具体情况，如太阳上肢之经是小肠，下则是膀胱，如心移热于小肠的淋证，再用羌活就不合适；外感寒邪的太阳膀胱证，治疗在于辛温发散，也不适合用黄柏。

🌸 药误

《藏气法时论》：五谷为养，五果为助，五畜为益，五菜为充，气味和而服之，以补精益气。

《五常政大论》：谷肉果菜，食养尽之。

"气味和而服之，以补精益气。"气味和，和指的是纯和之意，饮食的气和味不能太偏，太偏会产生五脏偏胜而生病。如现在有些人听说吃苦瓜可以治疗糖尿病，于是每餐都吃苦瓜，吃得脾胃败坏还不断地吃，因为苦瓜气味都较偏，不能多食。亦有些人听说大蒜泡醋吃了能软化血管，预防心脑血管病，于是时常过食醋泡大蒜，吃得胃难受。对于误信网络的小道消息，根源在于对专业知识的不尊重。

《四气调神大论》："圣人不治已病治未病，不治已乱治未乱。"《逆顺》："上工治未病，不治已病。"强调预防为主的思想。在预防医学中，饮食营养学占有十分重要的地位。《上古天真论》："上古之人，其知道者，法于阴阳，和于术数，食饮有节，起居有常，不妄作劳，故能形与神俱，而尽终其天年，度百岁乃去。"这些养生内容中的"食饮有节"就是食养。但食物亦有四气五味之不同，也就是说食物都有偏，比如西瓜、梨子寒凉，但又有西瓜寒凉而利尿，梨子寒凉而润肺之不同；羊肉、鹿肉、狗肉温热，猪肉却是平性。所以饮食养生一定要明白体质和疾病之所在，精通食物四气五味之不同，才能正确选择合适的食物。《至真要大论》："谨察阴阳所在而调之，以平为期。"以平为期，才能使阴阳调和身体健康。《卫气失常》："人之肥瘦、大小、寒温，有老、壮、少、小。"《寿夭刚柔》："人之生也，有刚有柔，有弱有强，有短有长，有阴有阳。"《八正神明论》："必知形之肥瘦，营卫血气之盛衰。"这些内容都是根据人的不同体质进行饮食选择。

《生气通天论》：阳之所生，本在五味，阴之五宫，伤在五味。是故味过于酸，肝气以津，脾气乃绝。味过于咸，大骨气劳，短肌，心气抑。味过于甘，心气喘满，色黑，肾气不衡。味过于苦，脾气不濡，胃气乃厚。味过于辛，筋脉沮弛，精神乃央。是故谨和五味，骨正筋柔，气血以流，腠理以密，如是则骨气以精，谨道如法，长有天命。

《腹中论》："热中消中，不可服高粱、芳草、石药。"《师传》："食饮者，热无灼灼，寒无沧沧。寒温中适，故气将持，乃不致邪僻也。"《痹论》："饮食自倍，肠胃乃伤。"《五脏生成篇》："是故多食咸，则脉凝泣而变色；多食苦，则皮槁而毛拔；多食辛，则筋急而爪枯；多食酸，则肉胝皱而唇揭；多食甘，则骨痛而发落，此五味之所伤也。故心欲苦，肺欲辛，肝欲酸，脾欲甘，肾欲咸，此五味之所合也。"《阴阳应象大论》："水谷之寒热，感则害于六腑。"饮食太偏，会使人体五脏气偏而致病。中医上讲药，实际是讲"药食一体"，比如姜、葱、百合、莲子、蜂蜜、芡实、薏苡仁、西瓜皮、冬瓜、赤小豆、绿豆等等，在中医药大学教材《中药学中》中都归于中药。其他的如鲤鱼、鲫鱼，亦记载用于治病。饮食是大问题，一知半解地寻药乱吃，谓为养生，这样的养生不如不养。《金匮要略》："凡饮食滋味以养于生，食之有妨，反能为害，自非服药炼液、焉能不饮食乎？切见时人，不闲调摄，疾疢竞起；若不因食而生，苟全其生，须知切忌者矣。所食之味，有与病相宜，有与身为害，若得宜则益体，害则成疾，以此致危，例皆难疗。凡煮药饮汁以解毒者，虽云救急，不可热饮，诸毒病，得热更甚，宜冷饮之。"《医学问答》："夫药本毒药，故神农辨百草谓之尝毒。"药之治病，无非以毒拔毒，以毒解毒。医圣张仲景更有精辟之论："药，谓草、木、虫、鱼、禽、兽之类，以能治病，皆谓之毒，大凡可避邪安正者，均可称之为毒药。"

对于药食入体对人体的生、入、走、伤，见表6。

《黄帝内经》对药食的气味应用，只能作为一个参考，千万不能拘泥于此，如酸味伤筋，对于脾虚有湿的人来说吃酸会加重湿邪，但对于高热后的患者，吃酸反而能生津养筋。所以对于饮食养生和药食之误，是目前中国养生最大的问题。民以食为天，常年的饮食不健康，是一个主要致病原因。

《冷庐医话》：药以养生，亦以伤生，服食者最宜慎之。世俗喜服热补药，如桂、附、鹿胶等，老人尤甚，以其能壮阳也，不知高年大半阴亏，服之必液耗水竭，反促寿命。余见因此致害者多矣。凡服补剂，当审气体之所宜，不可偏一致害。服参术，虚者固得益，实证适足为害。士大夫不知医，遇疾每为俗工所误，

表 6　五味、生、入、走、伤五脏表

（举例）篇名	酸				苦				甘				辛				咸			
	生	入	走	伤	生	入	走	伤	生	入	走	伤	生	入	走	伤	生	入	走	伤
《素问·金匮真言论》		肝				心				脾				肺				肾		
《灵枢·五味篇》			肝				心				脾				肺				肾	
《灵枢·五味论》			筋	膀胱			骨				肉				气				血	
《灵枢·九针论》		肝	筋			心	血			脾	肉			肺	气			肾	骨	
《素问·宣明五气篇》		肝	筋			心	骨			脾	肉			肺	气			肾	血	
《素问·阴阳应象大论》	肝			筋	心			气	脾			肉	肺			皮毛	肾			血
《素问·五脏生成篇》				肉、唇				皮毛				骨、发				筋、爪				脉
《素问·生气通天论》				肝脾				脾胃				心肾				筋脉				骨、肌、心
与味相关之脏	肝（筋）、脾（肉、唇）、肾（膀胱）				心（血）、肺（皮毛、气）、肾（骨）、脾（胃）				脾（肉）、心、肾（骨、发）				肺（气、皮毛）、肝（筋）				脊（骨）、心（血、脉）、脾（肌）			

又有喜谈医事，研究不精，孟浪服药以自误。人至中年，每求延寿之术。有谓当绝欲者，有谓当服食补剂者。余谓修短有命，原不可以强求，如必欲尽人事，则绝欲戒思虑，二者并重，而绝欲尤为切要。至于服食补剂，当审气体之宜，慎辨药物，不可信成方而或失之偏，转受其害也。

"士大夫不知医，遇疾每为俗工所误，又有喜谈医事，研究不精，孟浪服药以自误。"医生的社会地位在中国旧社会一直很低，所以古人称医为"小道"来区别士大夫儒学的"大道"。现在国民绝大多数都如这样好谈医事的士大夫。《伤寒论》中多处提到"食复"，病快治好了，误吃了不对证的食物，于是病情反复。这样的情况，到现在还是一样。医学是很专业的一门学科，民众对医学的认识其实很少，也很片面，还是局限于某味药或某个药方治疗某病的层面。

饮食乱吃，补药亦乱吃，这都会吃出病。记得十几年前本人就曾见杭州一个老太太，看到绞股蓝中含有人参皂苷，于是就买来天天泡茶喝，喝得胃口没有了、拉肚子，还在吃。我们村里就有吃人参和鹿茸死的。

诊　断

　　诊断是从医学角度对人的精神、体质、临床症状等进行证据的收集、分析和得出结论的过程，是疾病治疗、预后、预防的前提。诊断分为诊和断，诊是指对临床证据的收集和分析，断是决断。对于诊断技术上，中西医一样，都是通过望、闻、问、切（切狭义来说是指诊脉，广义来说是包括按压、叩诊等）。至于现在高科技的诊断仪器，其实是诊断基础的延伸，比如 B 超、X 线片、胃镜、尿常规等都是望诊的延伸；听诊器是听诊的延伸；心电图是脉诊的延伸。通过仪器的诊断，对微观疾病了解更加明确。但对于分析收集到的证据，中医和西医学上就依据各自的理论基础进行处理。所以不论中医还是西医，对基础理论都要深度掌握，脱离理论依据，诊断就会失误成为误诊，于是治疗也就跟着错。

　　诊断之要，先要落实病位，病位不出五脏；其次要明确病性，病性不外寒热虚实；三要推求兼证，兼证为主证所生，但常见兼证重于主证，治疗以"急则治标"，重在治疗兼证，不忘主证；主证为主则以治主证为重，顾及兼证。如此等等，全赖诊断之功。如肝腹水，病位在肝，水为阴邪，为寒（有因医院数次抽腹水致阴虚，但中医治疗亦不能用纯阴，而是阳中求阴，纯阴则生他变。）久病元气虚，腹水邪气实，主证是瘀血，兼证是水，因血不利气化失司使水阻于腹部，见水严重则以治水为主，治瘀为辅；如水不严重则以治瘀为主，治水为辅。明确病位在肝，肝主藏血，有血润养则肝软，失血养则肝硬，以用柔药养肝，如芍药、当归、枸杞子；水为阴邪得阳方化，肝肾同源，用鹿茸、巴戟天之类补肾以使气化有权；腹水病位在中焦，脾胃又为气机升降之枢要，用柴胡、黄芪、党参等以补气升气，用厚朴、枳壳、焦三仙之类以和胃降滞，使升清而能降浊；再视腹水多寡，多用牵牛、商陆之类急攻十之二三，水势缓解后再转为茯苓、泽泻之类缓通，再使水渐去十之三四，再改用葫芦壳等缓药疏利，切不能用逐水太过，以免出血成坏证。治病见水攻水、见瘀消瘀、见虚补虚，这是诊断不明。亦有能诊断不能治病的人，能诊其病不能落实病位，如咳嗽一病，病标之位在肺，病本之位则在他处，见咳嗽而知止咳为治，往往治成坏证。

中医诊断学的发展，主要从《黄帝内经》奠定了基础；《伤寒杂病论》创了六经辨证，把病、脉、证、治结合起来，对诊病、辨证、论治做了规范，但诊断上主要以脉诊和症状为主，舌诊方面的内容并不多；金元四大家对诊断学的论述各有特色，刘河间辨证重视病机，张子和重视症状鉴别，李东垣重视外感内伤的证候的异同，朱丹溪重视气血痰郁的辨证；《景岳全书》和《医学心悟》归纳了阴阳表里寒热虚实的八纲辨证大法；到了清代《外感温热篇》的卫气营血辨证，《温病条辨》的三焦辨证都很有特色。现在中医药大学的教科书《诊断学》就是把前人的诊断学内容进行归纳形成体系。

中医诊断学上讲望、闻、问、切，切排在最后，但切诊对疾病轻重，应用治疗剂量（用药量、针灸的刺激程度，以至于心理治疗的强度等）有实际意义，本人开处方定药量，就是根据脉诊。另外，切诊对病重的预后意义很大，有些危重患者，通过脉诊可以判生死。2018年夏，衢州姜某心衰，家属叫我去抢救，我从千岛湖连夜打的去衢州中心医院。见患者昏迷不醒，我见脉象豁大模糊，这是元气溃散的表现，于是我对患者家属直说没法救了。次日傍晚患者家属来电话，说患者已走。虽说脉诊方面的文献很多，《黄帝内经》对疾病的诊断也是以脉诊为主，但脉诊较难理解和掌握，所以本文对中医诊断方面偏向于脉诊。

《本脏》：视其外应，以知内藏。

《阴阳应象大论》：以我知彼，以表知里，以观过与不及之理，见微得过，用之不殆。善诊者，察色按脉，先别阴阳，审清浊而知部分；视喘息，听音声，而知所苦；观权衡规矩，而知病所主；按尺寸，观浮沉滑涩，而知病所生。以治无过，以诊则不失矣。

《外揣篇》：五音不彰，五色不明，五脏波荡。若是则内外相袭，若鼓之应桴，响之应声，影之应形。故远者司外揣内，近者司内揣外。

人体是个有机整体，局部病变可以影响全身，内部病变能够反映于外，外部的疾病表现可以反映内在疾病的本质，如面部色斑、舌面瘀斑这是体内瘀血的表现；头发两侧白是精亏，前额白是胃热等等，都是身体内在疾病在外的表现。所以，中医在诊断疾病时，往往通过患者的自我感觉和医生观察到的患者的一些外在表现来推断患者内部的病理变化。"司外揣内"是中医学的诊断学核心。

《疏五过论》：凡未诊病者，必问尝贵后贱，虽不中邪，病从内生，名曰脱营。尝富后贫，名曰失精，五气留连，病有所并。医工诊之，不在脏腑，不变躯形，诊之而疑，不知病名，身体日减，气虚无精，病深无气，洒洒然时惊。病深者，以其外耗于卫，内夺于荣。凡欲诊病者，必问饮食居处，暴乐暴苦，始乐后苦，皆伤精气。精气竭绝，形体毁沮。暴怒伤阴，暴喜伤阳。厥气上行，满脉去形。愚医治之，不知补泻，不知病情，精华日脱，邪气乃并。善为脉者，必以比类、奇恒，从容知之。诊有三常，必问贵贱，封君败伤，及欲侯王？故贵脱势，虽不中邪，精神内伤，身必败亡。始富后贫，虽不伤邪，皮焦筋屈，痿躄为挛，医不能严，不能动神，外为柔弱，乱至失常，病不能移，则医事不行。凡诊者，必知终始，有知余绪，切脉问名，当合男女。

"尝贵后贱，虽不中邪，病从内生，名曰脱营。尝富后贫，名曰失精。"人是一个社会人，富贵贫贱之变，使人神志变动而五脏失衡，从而百病丛生。所以诊病要详细了解患者的生活大环境，不只是根据患者开口说哪里不舒服就下定论。

"凡欲诊病者，必问饮食居处，暴乐暴苦，始乐后苦，皆伤精气。"病从口入，饮食不节使人体气机偏。居处环境不同而伤人，如阳虚之人久居阴寒之处，则阴寒更盛；阴虚有热者常居向阳多暖之处，则阳更亢盛。神志之变直伤五脏，苦乐太过，五脏失衡。

"愚医治之，不知补泻，不知病情，精华日脱，邪气乃并。"常听世人口中说某病有某药治，时下网络盛行，医道信息繁多，某病某药的机械应对治疗是百姓自治的常态，亦是医界的常态。民间有偏方秘方，医院有协定处方，全是守株待兔的机械应付，病不愈则求效于神灵、祝由等。

"切脉问名，当合男女。"问名之名，不是姓名之意，而是问诊中之寒热痒痛等症状。当合男女，不是男左妇右之谓。合是符合的意思，因女人有月经生理周期的变化，脉象时有不同。月经干净后脉多见虚弱，月经将行之时脉多见强劲。诸如此类，不能断为疾病。要症状和脉象相结合综合验证，如症状和脉象吻合，虽说重亦好治，症状和脉象不符，则病难治。时有舍脉从症，时有舍症从脉，如水气凌心，见脉象实劲有力，这是邪气盛，且邪气越盛脉越实，切不能因见实脉谓为元气足；如高热不退之瘟疫，多见伏脉，切不能因见脉伏谓为阴寒。

《脉要精微论》：诊法常以平旦，阴气未动，阳气未散，饮食未进，经脉未盛，络脉调匀，气血未乱，故乃可诊有过之脉。切脉动静而视精明，察五色，观五脏有余不足，六腑强弱，形之盛衰，以此参伍，决死生之分。夫脉者血之府也。长则气治，短则气病，数则烦心，大则病进。有故病五脏发动，因伤脉色，各何以知其久暴至之病乎？岐伯曰：悉乎哉问也，征其脉小色不夺者，新病也；征其脉不夺其色夺者，此久病也；征其脉与五色俱夺者此久病也；征其脉与五色俱不夺者新病也。

"诊法常以平旦，阴气未动，阳气未散，饮食未进，经脉未盛，络脉调匀，气血未乱，故乃可诊有过之脉。"此是诊脉要注意的事项，讲得很有道理。人睡醒后，阳气方生，气机稳定，最能体现脉象的本真。治病不可能都是此时诊脉，但一定要等到患者心平气和才能诊脉。以前行医时，常有患者心急，一进诊间坐下就伸手叫我诊脉，我总是叫患者先缓一缓，坐五分钟再诊脉。人动则生阳，走路、跑步都会使人脉象变化，难以得其本真。

"征其脉小色不夺者，新病也；征其脉不夺其色夺者，此久病也。"诊病要望、闻、问、切四诊合参，上文《疏五过论》讲问诊和切诊结合，此文讲望诊和切诊结合。"色"有神色和颜色之区别，神色就是日常所说的神气、气色；颜色是皮肤、毛发、排泄物等的颜色。但以此定新病久病，太过武断，如人将死的回光返照等情况，都得结合实际临床综合考虑。此文不外是说望诊和切诊结合的重要性。"脉与五色俱夺者，此久病也；征其脉与五色俱不夺者，新病也。"确实符合实际。

《阴阳别论》：脉有阴阳，知阳者知阴，知阴者知阳。凡阳有五，五五二十五阳。所谓阴者，真脏也。见则为败，败必死也。所谓阳者，胃脘之阳也。别于阳者，知病处也，别于阴者，知生死之期。别于阳者，知病忌时，别于阴者，知死生之期。所谓阴阳者，去者为阴，至者为阳，静者为阴，动者为阳，迟者为阴，数者为阳。凡持真脉之藏脉者，肝至悬绝急，十八日死；心至悬绝，九日死；肺至悬绝，十二日死；肾至悬绝，七日死；脾至悬绝，四日死。

以脉之动静迟数分阴阳、定生死，对于久病、危病的预后有实际意义。胃为水谷之海，人生之能量来源，有胃气则生，无胃气则死，诊脉亦是先审胃气，如肝腹水见脉绝硬而弦，就直接告诉患者家属预后不好。胃气之脉是见脉象缓和而韧，如春风拂柳。

《平人气象论》：人一呼脉再动，一吸脉亦再动，呼吸定息，脉五动，闰以太息，命曰平人。平人者不病也。常以不病调病人，医不病，故为病人平息以调之为法。平人之常气禀于胃，胃者，平人之常气也，人无胃气曰逆，逆者死。春胃微弦曰平，夏胃微钩曰平，长夏胃微软弱曰平，秋胃微毛曰平，冬胃微石曰平。胃之大络。名曰虚里，贯膈络肺，出于左乳下，其动应衣，脉宗气也。盛喘数绝者，则在病中，结而横有积矣。绝不至曰死，乳之下其动应衣，宗气泄也。人以水谷为本，故人绝水谷则死，脉无胃气亦死。所谓无胃气者，但得真脏脉不得胃气也。所谓脉不得胃气者，肝不弦，肾不石也。

"春胃微弦曰平，夏胃微钩曰平，长夏胃微软弱曰平，秋胃微毛曰平，冬胃微石曰平。"《玉机真藏论》："春脉者，肝也，东方木也，万物之所以始生也，故其气来软弱，轻虚而滑，端直以长，故曰弦，反此者病。其气来实而强，此谓太过，病在外。其气来不实而微，此谓不及，病在中。太过则令人善忘，忽忽眩冒而巅疾；其不及，则令人胸痛引背，下则两胁胠满；夏脉者心也，南方火也，万物之所以盛长也，故其气来盛去衰，故曰钩，反此者病。其气来盛去亦盛，此谓太过，病在外，其气来不盛去反盛，此谓不及，病在中。太过则令人身热而肤痛，为浸淫；其不及则令人烦心，上见咳唾，下为气泄；秋脉者，肺也，西方金也，万物之所以收成也。故其气来轻虚以浮，来急去散，故曰浮，反此者病。其气来毛而中央坚，两傍虚，此谓太过，病在外；其气来毛而微，此谓不及，病在中。太过则令人逆气而背痛。愠愠然，其不及则令人喘，呼吸少气而咳，上气见血，下闻病音；冬脉者，肾也。北方水也，万物之所以含藏也。故其气来沉以搏，故曰营，反此者病。其气来如弹石者，此谓太过，病在外；其去如数者，此谓不及，病在中。四时之序，逆从之变异也，然脾脉独何主？脾脉者土也，孤脏，以灌四傍者也。其来如水之流者，此谓太过，病在外。如鸟之喙者，此谓不及，病在中。太过则令人四肢不举，其不及则令人九窍不通，名曰重强。"春弦、夏洪、秋浮、冬沉是四季的正常脉象，但总是以胃气为根本，诊脉之要，得知常和变才能进行区别。

《景岳全书》：一问寒热二问汗，三问头身四问便，五问饮食六问胸，七聋八渴俱当辨，九因脉色察阴阳，十从气味章神见。

问诊是诊断疾病的重要方法，时下有患者总想考考医生，不让医生问，只叫医生诊脉，看看医生说得准不准，如果医生把患者不舒服的症状说得八九不离十，就觉得此医生很神，说不出来就觉得此医生无能。我时常遇到这样的情况，但都能应付，虽说患者没有告诉我具体症状，但我通过诊脉、听患者的声音、看患者的神态神色等，四诊中我已占三诊，用三诊内容去推理患者的症状。其实诊病不仅要问，还要问得很详细。有时一个育龄女性来看失眠，我会很详细地问患者的月经情况，有的患者很耐心地回答，有的患者却表现出很不耐烦的态度，觉得这是和失眠不相干的情况。临床中瘀血阻滞的行经不畅，瘀血会化热扰心而失眠；产后失养，精亏不涵阳的患者会失眠；月经来临前阳气升发太过会失眠等情况都会引起失眠。还有一个情况是我治疗失眠时，我得依据患者的月经周期用药，不能失眠还没治好，却把患者的月经治紊乱，这是医生之过错。

附：《诊脉之道》 滑寿著

凡诊脉之道，先须调平自己气息，男左女右，先以中指定得关位，却齐下前后二指。初轻按以消息之，次中按消息之，再重按消息之，然后自寸关至尺，逐部寻究。一呼一吸之间，要以脉行四至为率，闰以太息；脉五至，为平脉也。其有太过不及，则为病脉，看在何部，各以其部断之。

凡诊脉，须要先识时脉、胃脉与腑脏平脉，然后及于病脉、时脉。谓春三月，六部中俱带弦；夏三月，俱带洪；秋三月，俱带浮；冬三月，俱带沉。胃脉，谓中按得之，脉和缓。腑脏平脉，已见前章。凡人腑脏脉既平，胃脉和，又应时脉，乃无病者也，反此为病。

诊脉之际，人臂长则疏下指，臂短则密下指。三部之内，大小浮沉迟数同等，尺寸阴阳高下相符，男女左右，强弱相应，四时之脉不相戾，命曰平人。其或一部之内，独大独小，偏迟偏疾，左右强弱之相反，四时男女之相背，皆病脉也。凡病脉之见在上曰上病，在下曰下病，左曰左病，右曰右病。左脉不和，为病在表，为阳，在四肢；右脉不和，为病在里，为阴，主腹藏，以次推之。

凡取脉之道，理各不同，脉之形状，又各非一。凡脉之来，必不单至，必曰浮而弦，浮而数，沉而紧，沉而细之类，将何以别之？大抵提纲之要，不出浮沉迟数滑涩之六脉也。浮沉之脉，轻手重手得之也，迟数之脉，以己之呼吸而取。

滑涩之脉，则察夫往来之形也。浮为阳，轻手而得之也。而芤洪散大长濡弦，皆轻手而得之之类也；沉为阴，重手而得之也。而伏石短细牢实，皆重手而得之类也。迟者一息脉三至，而缓微弱皆迟之类也，数者一息脉六至，而疾促，皆数之类也。或曰滑类乎数，涩类乎迟，何也？然脉虽是而理则殊也，彼迟数之脉，以呼吸察其至数之疏数，此滑涩之脉，则以往来察其形状也。数为热，迟为寒，滑为血多气少，涩为气多血少。所谓脉之提纲，不出乎六字者，盖以其足以统夫表里阴阳冷热虚实风寒燥湿脏腑血气也。浮为阳为表，诊为风为虚；沉为阴为里，诊为湿为实；迟为在藏，为寒为冷；数为在府，为热为燥；滑为血有余，涩为气独滞也。人一身之变，不越乎此，能于是六脉之中以求之，则疢病之在人者，莫能逃焉（内经以滑为血少气多，涩为气少血多者。盖气盛而血不能壅之则滑，血壅而气不能行之则涩也。）。

持脉之要有三，曰举、曰按、曰寻。轻手循之曰举，重手取之曰按，不轻不重，委曲求之曰寻。初持脉，轻手候之，脉见皮肤之间者，阳也，腑也，亦心肺之应也；重手得之，脉附于肉下者，阴也，藏也，亦肝肾之应也；不轻不重，中而取之，其脉应于血肉之间者，阴阳相适，中和之应，脾胃之候也。若浮中沉之不见，则委曲而求之，若隐若见，则阴阳伏匿之脉也，三部皆然。

察脉，须识上下来去至止六字，不明此六字则阴阳虚实不别也。上者为阳，来者为阳，至者为阳；下者为阴，去者为阴，止者为阴也。上者，自尺部上于寸口阳生于阴也；下者，自寸口下于尺部，阴生于阳也；来者，自骨肉之分而出于皮肤之际，气之升也；去者，自皮肤之际而还于骨肉之分，气之降也。应曰至，息曰止也。明脉须辨表里虚实四字，表阳也，府也，凡六淫之邪，袭于经络，而未入胃腑及脏者，皆属于表也；里阴也，藏也，凡七情之气，郁于心腹之内，不能越散，饮食五味之伤，留于腑脏之间，不能通泄，皆属于里也。虚者，元气之自虚，精神耗散，气力衰竭也；实者，邪气之实，由正气之本虚，邪得乘之，非元气之自实。故虚者补其正气，实者泻其邪气，经所谓邪气盛则实，精气夺则虚，此大法也。

凡脉之至，在肌肉之上，出于皮肤之间者，阳也，府也；行于肌肉之下者，阴也，藏也。若短小而见于皮肤之间者，阴乘阳也；洪大而见于肌肉之下者，阳乘阴也，寸尺皆然。

东垣云：不病之脉，不求其神，而神无不在也。有病之脉，则当求其神之有无。谓如六数七极，热也，脉中（此中字浮中沉之中）有力（言有胃气）即有神矣，为泄其热；三迟二败，寒也，脉中有力（说并如上）即有神矣，为去其寒。若数极迟败中，不复有力，为无神也，将何所恃邪。苟不知此，而遽泄之去之，人将何所根据而主耶。故经曰：脉者气血之先，气血者人之神也。善夫。

吴南京按："凡诊脉之道，先须调平自己气息，男左女右。"对于诊脉以男左妇女右而定论，没有实际意义。诊脉必须两手都要诊。左脉主阴血，右脉主阳气。此处说男左妇右，是因为古时男人性生活太过则耗精太过（古代方术之士为了迎合富贵之人，于是有炼丹术，炼丹之用料多是温燥之品，人服后相火过亢，性功能亦会亢奋。服丹对于中国古代富贵之人，的确为祸极大，直到清代还有皇帝服丹），于是左脉多见弱；古代女人没有社会地位，于是多郁，郁则阳气不伸，于是见右脉病变。

"谓春三月，六部中俱带弦；夏三月，俱带洪；秋三月，俱带浮；冬三月，俱带沉。胃脉，谓中按得之，脉和缓。"四季的常态脉象，总是以脉象缓和充实为主脉，春是脉象缓和中微微见有些弦象，而不是脉象如弦崩得紧紧的，其他三季亦同理。

"其或一部之内，独大独小，偏迟偏疾，左右强弱之相反，四时男女之相背，皆病脉也。凡病脉之见在上曰上病，在下曰下病，左曰左病，右曰右病。左脉不和，为病在表，为阳，在四肢；右脉不和，为病在里，为阴，主腹藏，以次推之。"脉象独大独小，不见得是病，比如有些孕妇，就会见某一部位独大。脉之见上下，不仅指寸关尺的上下，还指浮中沉的上下，这样一纵一横的上下进行对比，才能准确诊脉。左右脉定阴阳表里，临床上不实用。

"察脉，须识上下来去至止六字，不明此六字则阴阳虚实不别也。"《笔花医镜》中批评脉诊说"下指不了了"，是因为江涵暾不会诊脉。中医发展史上，自宋代后出现了很多文字医生。这些文人时常会看医书，江涵暾是其中之一。这些人对中医一知半解，平时治病也不多，自然是说下指不了了。对于脉诊，自《黄帝内经》起，后来有王叔和的《脉经》，李时珍有《濒湖脉学》等脉诊专著。脉象的类别很多，以取脉的轻重、快慢、有力无力，分浮、沉、迟、数、虚、实六脉为统。再结合脉的形态，如涩、滑、弦等，对脉诊自能明了。

病　因

通俗来说，病因就是导致疾病发生的因素。从中医学上来讲，主要有身体不适应自然环境的外感；喜怒忧思悲恐惊等神志过激、饮食失宜、劳逸太过的内因；痰湿、瘀血等病理产物；误医误治、养生不当、虫兽所伤、先天不足等。这是大体上的病因分类，如果要详细讲解，内容就更多了，如大气污染、电离辐射、噪声、水源污染、空调等外环境，还有人口密度、交通、战争、经济条件、嗜好习惯、教育文化、政治、宗教、风俗等人文因素都可以致病。

《口问》：夫百病之始生也，皆生于风雨寒暑，阴阳喜怒，饮食居处，大惊卒恐。

《金匮要略》："客气邪风，中人多死，千般疢难，不越三条：一者，经络受邪入脏腑，为内所因也；二者，四肢九窍，血脉相传，壅塞不通，为外皮肤所中也；三者，房室金刃，虫兽所伤。"

外邪、饮食、起居、神志、房事、外伤等为致病因素。但《金匮要略》对病因的理解是不完善的。经络受邪入脏腑这是外因，而不是内因。人的经络受寒、热、湿等邪是外邪，比如浙江海边的水产市场工作人员，长期在冰冷环境中；护林员长年在山上接触雨雾都是外邪入内。血脉不通，有外邪的因素，更多是内在的因素。生活压力大，人就悲而思，悲则气消、思则气结，气为血之帅，气虚无力运血、气滞血亦滞，所以血脉不通的形成主要是内因。

《寿夭刚柔》：风寒伤形，忧恐忿怒伤气；气伤脏，乃病脏，寒伤形，乃应形；风伤筋脉，筋脉乃应。此形气外内之相应也。

"风寒伤形"风是指外来之意，中医学上除了直接讲内在的中风以外，只要有风字，都是指外的意思，比如风寒、风热、风湿、风燥，指的是自然界温度和湿度的变化，人体不能适应而成邪，所以这里所讲的风寒伤形不仅是寒，还有热、燥、湿等都会伤人的形体。神志伤内脏，在于神志变动人体气机亦随之变动，从而直接影响五脏平衡而生病。

《顺气一日分为四时》：夫百病之所始生者，必起于燥温寒暑风雨阴阳喜怒饮食居处，气合而有形，得脏而有名。

"得脏而有名"人体五脏功能系统或多或少都有些失衡，不同的病因会导致特定的位置（脏）生病，比如因寒邪而疼痛在胃叫胃痛、在头叫头痛、在关节叫痹痛等。所以治病要着眼两方面，一是整体性宏观的五脏三焦气化，二是局部疾病的微观辨证，只有把整体的宏观和局部的微观相结合一起综合考虑，治病才不会出错，而不是见头痛就治头，见脚痛就医脚。

《上古天真论》：今时之人不然也，以酒为浆，以妄为常，醉以入房，以欲竭其精，以耗散其真，不知持满，不时御神，务快其心，逆于生乐，起居无节，故半百而衰也。

不良的生活习惯会直接引起疾病或死亡，现在有些青少年过度玩游戏猝死在网吧里，这是过劳耗尽了人体的元气而死亡。还有很多青壮年猝死，都是因为长期不良生活习惯耗损元气。

《生气通天论》：因于寒，欲如运枢，起居如惊，神气乃浮。因于暑，汗，烦则喘喝，静则多言，体若燔炭，汗出而散。因于湿，首如裹，湿热不攘，大筋软短，小筋弛长。软短为拘，弛长为痿。因于气，为肿，四维相代，阳气乃竭。

阳气者，烦劳则张，精绝，辟积于夏，使人煎厥。阳气者，大怒则形气绝而血菀于上，使人薄厥。有伤于筋，纵，其若不容。汗出偏沮，使人偏枯。汗出见湿，乃生痤疿。高粱之变，足生大丁，受如持虚。劳汗当风，寒薄为皶，郁乃痤。阳气者，精则养神，柔则养筋。开阖不得，寒气从之，乃生大偻。陷脉为瘘，留连肉腠，俞气化薄，传为善畏，及为惊骇。营气不从，逆于肉理，乃生痈肿。

魄汗未尽，形弱而气烁，穴俞以闭，发为风疟。故风者，百病之始也，清静则肉腠闭拒，虽有大风苛毒，弗之能害，此因时之序也。故病久则传化，上下不并，良医弗为。故阳畜积病死，而阳气当隔。隔者当泻，不亟正治，粗乃败之。故阳气者，一日而主外。平旦人气生，日中而阳气隆，日西而阳气已虚，气门乃闭。是故暮而收拒，无扰筋骨，无见雾露，反此三时，形乃困薄。岐伯曰：阴者，藏精而起亟也，阳者，卫外而为固也。阴不胜其阳，则脉流薄疾，并乃狂。阳不胜其阴，则五脏气争，九窍不通。是以圣人陈阴阳，筋脉和同，骨髓坚固，气血皆从。如是则内外调和，邪不能害，耳目聪明，气立如故。

风客淫气，精乃亡，邪伤肝也。因而饱食，筋脉横解，肠澼为痔。因而大饮，则气逆。因而强力，肾气乃伤，高骨乃坏。凡阴阳之要，阳密乃固，两者不和，若春无秋，若冬无夏。因而和之，是谓圣度。故阳强不能密，阴气乃绝。阴平阳秘，精神乃治；阴阳离决，精气乃绝。

因于露风，乃生寒热。是以春伤于风，邪气留连，乃为洞泄。夏伤于暑，秋为痎疟。秋伤于湿，上逆而咳，发为痿厥。冬伤于寒，春必温病。四时之气，更伤五脏。阳之所生，本在五味；阴之五宫，伤在五味。是故味过于酸，肝气以津，脾气乃绝。味过于咸，大骨气劳，短肌，心气抑。味过于甘，心气喘满，色黑，肾气不衡。味过于苦，脾气不濡，胃气乃厚。味过于辛，筋脉沮弛，精神乃央。是故谨和五味，骨正筋柔，气血以流，腠理以密，如是则骨气以精。谨道如法，长有天命。

"因而强力，肾气乃伤，高骨乃坏。"历代注家理解不一，但主要还是在文字上演义。《读医随笔》《生气通天论》曰：因而强力，肾气乃伤，高骨乃坏。又曰：味过于咸，大骨气劳，短肌，心气抑。王冰云：高骨，腰高之骨也。喻嘉言云：大骨即高骨，常有高僧绝欲，只因味过于咸，以致精泄溃败，堕其前功。窃以为二说皆非也。高骨者，阴上毛际之横骨也，非腰高之骨。腰有何高骨耶？强力者，即强力入房，交合太过也。此骨为肝、肾之经所系，交合太过，不但五内之气伤，而外经所系之高骨亦坏。每有多战强泄者，毛际横骨隐作酸疼，是其征也。《洗冤录》辨俗言妇人贞洁从一者，其阴骨洁白；其淫而多夫者，则全变成黑。非也。凡室女及妇人未生产者，其骨皆白；生育多者，其骨皆黑。无关贞淫也。妇人生产多而骨坏，不可知男子交合多而骨坏乎？此骨为肝、肾所系，大筋所结，横束下焦；若坏，则筋弛而无束，五脏之气，膀胱之津液，肾之精，皆有下泄不禁之虞矣！岂尚堪长寿乎？大骨，则举人身脊骨、臂骨、肘骨、骨而赅之也。气劳者，咸走骨，骨病无多食咸，咸味入骨，则津液凝涩，骨失所养，骨中之气热而燔矣，故曰劳也。凡人食咸则渴，血汁举为所涩，骨髓不得荣养，其烦劳也，不亦宜乎？然则高骨也，大骨也，一乎二乎？高骨坏者，精不固，传为虚损；大骨劳者，骨内蒸发为痈、疽、痿、痹，甚则枯槁。"

《养生余录》："强力入房则精耗，精耗则肾伤，肾伤则髓骨内枯，腰痛不能俯仰。"

可见对于"强力"都是理解为性生活过度，而高骨则理解不一。性生活过度或疲劳时性生活是会伤肾，但还有其他的原因。《灵兰秘典论》"肾者，作强之官，伎巧出焉"指的是人的精气足则强而有力，耳聪目明手足强劲灵巧。《本病论》："久坐湿地，强力入水即伤肾。"而过度劳作、久处寒湿都会伤肾，所以强力不能单纯理解为性生活过度，而是过强用力的一切久劳。

对于高骨也不是单纯指腰骨或是耻骨联合的部位，而是指骨高起之处。比如《脉经》："从鱼际至高骨，却行一寸，其中名曰寸口。"《邪客》："地有山石，人有高骨。"《类经》："高骨者，颧肩膝踝之类。"张景岳是明朝的一个武将，至于他的《类经》是不是出于他之手（《四库全书》：《类经》是书以《素问》《灵枢》分类相从。一曰摄生，二曰阴阳，三曰藏象，四曰脉色，五曰经络，六曰标本，七曰气味，八曰论治，九曰疾病，十曰针刺，十一曰运气，十二曰会通，共三百九十条，又益以图翼十一卷，附翼四卷。虽不免割裂古书，而条理井然，易于寻览，其注亦颇有发明。考元刘因《静修集》有《内经类编序》，曰东垣李明之得张氏之学者，镇人罗谦甫尝从之学。一日过予，言先师尝教予曰，夫古虽有方而方则有所自出也。子为我分经病证而类之，则庶知方之所自出矣。予自承命，凡三脱稿而先师三毁之。研摩订定，三年而后成。名曰《内经类编》云云。则以内经分类实自李杲创其例，而罗天益成之。今天益之本不传，介宾此编虽不以病分类，与杲例稍异，然大旨要不甚相远。即以补其佚亡，亦无不可矣。"可以看出《类经》有蓝本，只是在原本上进行修改而已。所以才会说"与杲例稍异，然大旨要不甚相远。"），但张氏因为是武将，所以经常受伤，对于骨伤愈合等方面的认识更明确。

综上所述，"因而强力，肾气乃伤，高骨乃坏。"是泛指过度劳累会影响骨。

《至真要大论》：岐伯曰：诸风掉眩，皆属于肝；诸寒收引，皆属于肾；诸气膹郁，皆属于肺；诸湿肿满，皆属于脾；诸热瞀瘛，皆属于火；诸痛痒疮，皆属于心；诸厥固泄，皆属于下；诸痿喘呕，皆属于上；诸禁鼓栗，如丧神守，皆属于火；诸痉项强，皆属于湿；诸逆冲上，皆属于火；诸胀腹大，皆属于热；诸躁狂越，皆属于火；诸暴强直，皆属于风；诸病有声，鼓之如鼓，皆属于热；诸病胕肿，疼酸惊骇，皆属于火；诸转反戾，水液浑浊，皆属于热；诸病水液，澄彻清冷，皆属于寒，诸呕吐酸，暴注下迫，皆属于热。

故大要曰：谨守病机，各司其属，有者求之，无者求之，盛者责之，虚者责之，必先五胜，疏其血气，令其调达，而致和平，此之谓也。

《素问玄机气宜保命集》：诸涩枯涸，干劲皴揭，皆属于燥。

本段内容一直被理解为病机（中医有名的病机十九条），病机是疾病发生的机制，病因是致病的因素，是完全不同的概念。因为文中有"谨守病机，各司其属"一语，所以就一直被理解成病机，大误。《黄帝内经》从成书上看就经历了几百上千年的总结直到汉代才成书，内容杂自不必说，再加上后来战火、抄录等各种原因，里面的内容安排其实很混乱，一文中前言不搭后语的情况有的是。从《至真要大论》的内容上来看，上面的内容除了"诸厥固泄，皆属于下；诸痿喘呕，皆属于上。"是讲病位，其他的都讲病因，后面内容是讲治病，所讲的内容完全不同。

上文中的"诸"是提很多的意思。原文缺燥邪，一直没人补，直到金元时期刘守真才在他的《素问玄机气宜原病式》中进行补充，到了清初喻嘉言在他的《医门法律》中创立"清燥救肺汤"治疗外燥热。从汉的《黄帝内经》缺燥邪病因，直到清初才出来"清燥救肺汤"，可见中医发展之难。

《本病论》：忧愁思虑即伤心；饮食、劳倦即伤脾；久坐湿地，强力入水即伤肾；恚怒，气逆上而不下，即伤肝。

"忧愁思虑即伤心。"《灵兰秘典论》："心者，君主之官也，神明出焉。故主明则下安，以此养生则寿，殁世不殆，以为天下则大昌。主不明则十二官危，使道闭塞而不通，形乃大伤。"《八正神明论》："血气者，人之神，不可不谨养也。"忧愁思虑是思和悲志的混合，悲则气消、思则气结，于是气血不行。《五脏生成篇》："诸血者，皆属于心。"《痿论》："心主身之血脉。"气血不行所以伤心。

"饮食、劳倦即伤脾。"饮食失节会伤病，劳倦亦会伤脾，因为脾为后天之本，主四肢，过于劳倦则身体能量匮乏，此处虽说伤脾，其实劳倦对整个人体都伤。

"久坐湿地，强力入水即伤肾。"湿为阴寒之邪，久处湿地会伤阳气。通观《黄帝内经》对健康都是偏于保阳气，所以伤阳是指伤肾阳。强力是过劳，仅是劳倦伤脾，强力的过劳和劳倦只是程度的不同。如果过劳再入水则直接伤肾。《邪气藏府病形》："有所用力举重，若入房过度，汗出浴水，则伤肾。"用力举重，就是强力。

"恚怒，气逆上而不下，即伤肝。"肝气升发则顺，气机过逆则升发太过，于是会耗下元阴精。肝的升发是言其功能，肝藏血是言其物质基础。肝肾同源，肝之升发有赖于肾阳，制约肝之升发有赖于肾阴。气逆不下，精亏则肝失血养。气机升发太过或不及都会造成伤肝。

《邪气藏府病形》：愁忧恐惧则伤心，形寒寒饮则伤肺，以其两寒相感，中外皆伤，故气逆而上行。有所堕坠，恶血留内；若有所大怒，气上而不下，积于胁下，则伤肝。有所击仆，若醉入房，汗出当风，则伤脾。有所用力举重，若入房过度，汗出浴水，则伤肾。

《本病论》讲"忧愁思虑即伤心"，此处又讲"愁忧恐惧则伤心"，多了恐。恐则气泄，伤肾，肾伤则精亏而心失养。

形寒是指阳气不足，肢体不舒展；或受外寒而见恶寒。此时治疗如果内阳不足治疗在于补阳气，如果是外寒则用辛热散外寒。肺主一身之气，如果再吃冷物，就会影响一身气机。肺气不宣就失肃，于是见咳喘等气逆上行的症状。对于阳虚不足或外感风寒吃冷饮食不多，但误用寒凉药治疗则是普遍。现在很多人一见感冒不论是寒还是热，治疗上都用板蓝根、金银花等清热解毒药为主，患者感叹一个小小的感冒治疗大半个月还不好，其实就是治疗方向错了。

击仆是外伤，外伤瘀血滞于肌肉，脾主肌肉所以伤脾；醉入房的酒后性生活，《黄帝内经》大多都是讲伤肾，这里讲伤脾，因为脾主营，酒后性生活会出汗太过所以伤营；肺主皮毛，汗出当风，先伤的自然是肺，但汗出受凉，毛孔就闭住，原来在毛孔的汗液就进入体内，滞于肌肉中所以伤脾。"用力举重，入房过度。"这是过劳，《生气通天论》"因而强力，肾气乃伤。"汗出当风伤脾，汗出浴水伤肾，这在于受寒湿的程度不同，汗出当风受寒湿度要轻。

本段所讲的病因，切勿机械地对应所说的脏，比如汗出浴水伤肾，说的是伤肾，但对肺脾心一定是同时受伤；大怒气上逆不下文中是讲伤肝，但有人素来心气虚者，怒后表现不是胁下难受，而是见心悸。所以临床治病时，要看具体何脏的表现为最严重而有所侧重。

《温病条辨》：或问子疑《素问》痉因于湿，而又谓六淫之邪皆能致痉，亦复有湿痉一条，岂不自相矛盾乎？曰：吾所疑者诸字皆字，似湿之一字，不能包括诸痉，惟风可以该括，一也；再者湿性柔，不能致强，初起之湿痉，必兼风而后成也。且俗名痉为惊风，原有急慢二条。所谓急者，一感即痉，先痉而后病；所谓慢者，病久而致痉者也。一感即痉者，只要认证真，用药确，一二帖即愈，易治也。病久而痉者，非伤脾阳，肝木来乘；即伤胃汁肝阴，肝风鸱张，一虚寒，一虚热，为难治也。吾见湿因致痉，先病后痉者多，如夏月小儿暑湿泄泻暴注，一昼夜百数十行，下多亡阴，肝乘致痉之类，霍乱最能致痉，皆先病后痉者也。

　　吴鞠通没有到我们庆元高山去种过稻田，他难以理解湿邪至痉。他虽列举了夏月小儿暑湿泄泻而致痉，但这不是因为湿而痉，是因为泄后脱水，筋失营润而痉。真实的湿邪致痉是湿邪阻络，气机不畅导致筋脉失养而痉。和吴鞠通所说的是一虚一实，差远了。

病　机

　　病因是生病之原因，讲的是什么原因造成疾病；病机是发病的机理，讲的是疾病在病因的前提下怎样形成和变化。

　　纵观《黄帝内经》分析病机、病情、诊治等，都是以上下、内外、脏腑、经脉、气血等，并且以上下内外（升降出入）为总纲，完全不同于后世用五行相生相克来分析病机。

　　《上膈》：喜怒不适，食饮不节，寒温不时，则寒汁流于肠中。流于肠中则虫寒，虫寒则积聚，守于下管，则肠胃充郭，卫气不营，邪气居之。人食则虫上食，虫上食则下管虚，下管虚则邪气胜之，积聚以留，留则痈成，痈成则下管约。其痈在管内者，即而痛深，其痈在外者，则痈外而痛浮，痈上皮热。

　　"虫寒"，这里讲的寒，不是寒热的寒，而是指有形之邪为寒（以有形无形区别寒热阴阳）积聚日久化热生毒而成痈。"其痈在管内者，即而痛深，其痈在外者，则痈外而痛浮。"其内外以管通物一面（空腔）为外，实际讲的是痈所长部位的深浅，深为内、浅显为外。比如子宫肌瘤生长位置子宫从里到外分为黏膜层、肌肉层、浆膜层的区别。

　　《忧恚无言》：黄帝问于少师曰：人之卒然忧恚，而言无音者，何道之塞？何气出行？使音不彰？愿闻其方。少师答曰：咽喉者，水谷之道也。喉咙者，气之所以上下者也。会厌者，声音之户也。口唇者，声音之扇也。舌者，声音之机也。悬雍垂者，声音之关者。颃颡者，分气之所泄也。横骨者，神气所使主发舌者也。故人之鼻洞涕出不收者，颃颡不开，分气失也。是故厌小而疾薄，则发气疾，其开阖利，其出气易，其厌大而厚，则开阖难，其气出迟，故重言也。人卒然无音者，寒气客于厌，则厌不能发，发不能下，至其开阖不致，故无音。

　　黄帝曰：刺之奈何？岐伯曰：足之少阴，上系于舌，络于横骨，终于会厌。两泻其血脉，浊气乃避。会厌之脉，上络任脉，取之天突，其厌乃发也。

《脾胃论》："经言阳不胜其阴，则五脏气争，九窍不通；又脾不及则令人九窍不通，名曰重强；又五脏不和，则九窍不通；又头痛耳鸣，九窍不通利，肠胃之所生也。夫脾者，阴土也，至阴之气，主静而不动；胃者，阳土也，主动而不息。阳气在于地下，乃能生化万物。脾受胃禀，乃能熏蒸腐熟五谷者也。胃者，十二经之源，水谷之海也，平则万化安，病则万化危。五脏之气，上通九窍。五脏禀受气于六腑，六腑受气于胃。胃既受病，不能滋养，故六腑之气已绝，致阳道不行，阴火上行。五脏之气，各受一腑之化，乃能滋养皮肤血脉筋骨，故言五脏之气已绝于外，是六腑生气先绝，五脏无所禀受，而气后绝矣。肺本收下，又主五气，气绝则下流，与脾土壅于下焦，故曰重强。胃气既病则下溜。经云：湿从下受之，脾为至阴，本乎地也，有形之土，下填九窍之源，使不能上通于天，故曰五脏不和，则九窍不通。胃者，行清气而上，即地之阳气也，积阳成天，曰清阳出上窍，曰清阳实四肢，曰清阳发腠理者也。脾胃既为阴火所乘，谷气闭塞而下流，即清气不升，九窍为之不利。"

脾胃为气机升降之枢，抑制类的神志过激会使气机抑于下，脾无阳可用，于是胃滞不通，脾不能升清，所以上窍不通；《口问》："中气不足，溲便为之变。"中气不足则气机下陷，升降无权，气化不利所以二便不正常。2010年，我还在金华开门诊部，我女儿还在上小学，一次我去接女儿，有一个家长说他孩子突然耳聋已有两三天，去金华中心医院检查一切正常。我叫对方给孩子吃两包小柴胡颗粒，没想到两包小柴胡颗粒一次就好了。事后问知，原来小孩上课看小人书被老师训了几句，抑郁而使耳聋。小柴胡颗粒升发气机，气机升发则脾胃得运，于是窍通。

当然，病有虚有实，都会导致九窍不通，临床治病一定要仔细诊断。

《五癃津液别》：五脏六腑之津液，尽上渗于目，心悲气并，则心系急。心系急则肺举，肺举则液上溢。夫心系与肺，不能常举，乍上乍下，故欬而泣出矣。

《口问》：心者，五脏六腑之主也；目者，宗脉之所聚也，上液之道也；口鼻者，气之门户也。故悲哀愁忧则心动，心动则五脏六腑皆摇，摇则宗脉感，宗脉感则液道开，液道开，故泣涕出焉。液者，所以灌精濡空窍者也，故上液之道开则泣，泣不止则液竭；液竭则精不灌，精不灌则目无所见矣，故命曰夺精。

悲则气消，时下神志患者很多，在于多悲。中国发展太快，民众的观念跟不上时代的变化，从农村到大城市里的生活转变不适应，从而产生悲哀感；媒体各行各业的信息量很大，过多接收各类信息使人迷惑而悲，悲久元气亏虚，则使人五脏受损疾病丛生。

《疟论篇》：汗出遇风，及得之以浴，水气舍于皮肤之内，与卫气并居。夏伤于大暑，其汗大出，腠理开发，因遇夏气凄沧之水寒，藏于腠理皮肤之中，秋伤于风，则病成矣。

汗出受寒，不一定要等多少时日才会发病，这里讲到夏天汗出受寒到了秋天才生病，是患者身体强健并且受寒不是很严重，如果寒邪重或体弱者，当时就病。秋伤于风，是指受外寒。

我还很小时，我们村里盖集体的大房子，我父亲和村民一起去山上扛木头。时值盛夏，虽说山区里气温会低一些，但重体力劳动还是使人汗大出。山泉极冷，我父亲卷起裤管趟到山涧里扛木头，当场就一屁股坐在水中起不来，后来每逢阴雨或降温就腿疼不能走路，过了数年，分田到户，有个原来去省外谋生的人回来分田，他老婆会刺血，于是我父亲找那妇女治疗。那年我七岁，我父亲刺血的现场我就在边上看着。那妇女准备好了纳鞋底的锥、火柴、煤油灯等物，还弄来了一盘水，我父亲痛侧的腿用力伸直，妇女用手浸水后在我父亲的委中穴处不停拍打，直打到局部青黑有一粒粒的瘀血出来。取来火柴，点燃煤油灯，把铁锥的尖部烧得通红，只见妇女手一抖动，快速在我父亲的委中穴处刺了一下，黑黑的血射出半米远，此后我父亲的腿痛再没犯过，现在老人家都八十多岁了，也一直安好。

2009年冬天我在金华文荣医院上班，呼吸科的王主任来电话，有一个七十多岁老爷爷患大叶性肺炎呼吸衰竭叫我去会诊。我到重症监护室后，王主任说起病因是洗澡后着凉，后来通过中西医合力抢救总算治好。但从此案可以看出，身体虚弱者（此案是一个七十多岁的老人，精气亏虚）不一定要汗出受寒，哪怕没有汗出，毛孔开泄受寒都会马上得重病。

《举痛论》：百病生于气也，怒则气上，喜则气缓，悲则气消，恐则气下，寒则气收，炅则气泄，惊则气乱，劳则气耗，思则气结。九气不同，何病之生？怒则气逆，甚则呕血及飧泄，故气上矣。喜则气和志达，荣卫通利，故气缓矣。悲则心系急，肺布叶举，而上焦不通，荣卫不散，热气在中，故气消矣。恐则精却，却则上焦闭，闭则气还，还则下焦胀，故气不行矣。寒则腠理闭，气不行，故气收矣。炅则腠理开，荣卫通，汗大泄，故气泄。惊则心无所依，神无所归，虑无所定，故气乱矣。劳则喘息汗出，外内皆越，故气耗矣。思则心有所存，神有所归，正气留而不行，故气结矣。

生病是气机紊乱，治病就是纠正气机（本人理解为调气，一切治病的手段都是调气，所以我的中医不按五行生克理论，而是采用先天八卦的气机升降出入为核心指导，以五脏三焦气化为核心理论）。针灸作用在于调气；移情异志的心理治疗在于调气；药食也是取药食的偏性来纠正紊乱的气机；手术亦是调气，体内有有形的病变，手术去除异物在于疏通气机；发热、汗出、腹泻等造成的脱水（津液急脱）用输液技术，在于使血脉充盈而气机得畅，等等治疗，全在调气。

《太阴阳明论》：故犯贼风虚邪者阳受之，食饮不节，起居不时者，阴受之。阳受之则入六腑，阴受之则入五脏。

《评热病论》：邪之所凑，其气必虚；阴虚者，阳必凑之。

贼风虚邪等外邪入腑，饮食不节起居不适入脏，这没有定论，要看患者的身体偏胜，如水气凌心的心衰，患者本就阳气大亏气化无权而使心受水侵，再遇外寒则马上形成危证以至于死亡，这不再是六腑的阳受之，而是脏器直接受损；饮食太过，最直接的就是胃中受累，胃受累才使脾不运，是先腑而后脏。

"阴虚者，阳必凑之。"反过来，"阳虚者，阴必凑之"。阴虚多热，所以不耐热，易感热邪；阳虚则不耐寒，所以易受寒邪。

《阴阳应象大论》：寒伤形，热伤气。气伤痛，形伤肿。故先痛而后肿者，气伤形也，先肿而后痛者，形伤气也。风胜则动，热胜则肿，燥胜则干，寒胜则浮，湿胜则濡泻。

"寒伤形，热伤气。"寒性凝滞，阳气伤则形体不舒展，于是气机不失于外达，所以寒伤形；热则腠理开，气机外泄，所以热伤气。每见冬天形体行动笨拙，夏天则人无力（严重的成为疰夏病）。气无形为血帅，血有形随气行。《难经》："气留而不行者，为气先病也，血壅而不濡者，为血后病也。"比如外伤，总是先感觉疼痛而后见肿。先肿而后痛者，见各种慢性有肿块的疼痛疾病。

气动而血静，所以急病则气先病，慢病则血先病。所以急病以先痛后肿，慢病为先肿后痛。

"风胜则动，热胜则肿，燥胜则干，寒胜则浮，湿胜则濡泻。"风动是取类比象的方式，各类痉挛不是风，是气血阻滞（津亏则血脉失充而滞，痰湿则邪滞），气机失畅才动；热肿是红肿热痛；燥则失津润养而干枯；寒则浮肿，如气阳两虚见下肢浮肿，手按局部一个凹陷，如浮在体表一样；湿性趋于下，所以湿则濡泻，濡泻是大便呈黏糊糊样的泻。

《五脏生成篇》：是以头痛巅疾，下虚上实，过在足少阴巨阳，甚则入肾。徇蒙招尤，目冥耳聋，下实上虚，过在足少阳厥阴，甚则入肝。腹满䐜胀，支膈胠胁，下厥上冒，过在足太阴阳明。咳嗽上气，厥在胸中，过在手阳明太阴。心烦头痛，病在膈中，过在手巨阳少阴。

此头痛指的是头胀痛、重痛一类，因为病邪上实，胀痛是气机上逆，重痛是湿邪上逆，总是上实，但根源在于下。气机上逆是阴不制阳，重痛是气化不利；目冥耳聋，是元气亏虚气血不能上承为患，虽说下实，是下元先虚而实，比如高龄老人耳目不好，又多见前列腺增生、肥大等下焦实邪；心烦头痛，是心有热邪。同样是头部疾病，因为症状表现不一样，所以病机也不相同。而对于身体躯干上的疾病，则在同部位，所以"腹满䐜胀，支膈胠胁"在胁。䐜，为胀之意，整个大腹部及两胁撑胀。胁为气机郁滞肝胆之经循行胁处，而脾经的大包穴也是在身体两侧，而大包能治一身之痛，是脾主四肢，能使气机向外展而取效。

《百病始生》：夫百病之始生也，皆于风雨寒暑，清湿喜怒，喜怒不节则伤脏，风雨则伤上，清湿则伤下。风雨寒热不得虚，邪不能独伤人。卒然逢疾风暴雨而不病者，盖无虚，故邪不能独伤人。此必因虚邪之风，与其身形，两虚相得，乃客其形。两实相逢，众人肉坚，其中于虚邪也因于天时，与其身形，参以虚实，大病乃成，气有定舍，因处为名，上下中外，分为三员。

是故虚邪之中人也，始于皮肤，皮肤缓则腠理开，开则邪从毛发入，入则抵深，深则毛发立，毛发立则淅然，故皮肤痛。留而不去，则传舍于络脉，在络之时，痛于肌肉，故痛之时息，大经代去，留而不去，传舍于经，在经之时，洒淅喜惊。留而不去，传舍于俞，在俞之时，六经不通四肢，则肢节痛，腰脊乃强，留而不去，传舍于伏冲之脉，在伏冲之时体重身痛，留而不去，传舍于肠胃，在肠肾之时，贲响腹胀，多寒则肠鸣飧泄，食不化，多热则溏出糜。留而不去，传舍于肠胃之外，募原之间，留着于脉，稽留而不去，息而成积，或着孙脉，或着络脉，或着经脉，或着俞脉，或着于伏冲之脉，或着于膂筋，或着于肠胃之募原，上连于缓筋，邪气淫泆，不可胜论。

卒然多食饮，则肠满，起居不节，用力过度，则络脉伤，阳络伤则血外溢，血外溢则衄血，阴络伤则血内溢，血内溢则后血。肠胃之络伤则血溢于肠外，肠外有寒，汁沫与血相搏，则并合凝聚不得散，而积成矣。卒然中外于寒，若内伤于忧怒，则气上逆，气上逆则六俞不通，温气不行，凝血蕴里而不散，津液涩渗，着而不去，而积皆成矣。

"喜怒不节则伤脏，风雨则伤上，清湿则伤下。"神志伤气而伤五脏，所以神志主宰五脏，所伤亦直伤五脏；风雨清湿是外邪，所以伤体表，因为风雨上先受，所以伤上。清湿就是冷湿，因为寒性下趋，寒湿则沉于下，所以伤下。

"气有定舍，因处为名，上下中外"气有定舍是病邪所生之处，所以用舍字。因为邪所附着的部位不同而命名，总是在上下内外，中是指体内。

《难经》：五脏不和，则七窍不通；六腑不和，则留结为痈。

这是脏腑病机的总纲。此处的七窍不通和上文的九窍不通一样。腑不和则传导失司，于是生理产物就滞留于体内而成痈。

对于病机的论述历代名医著作中还有很多很多，本人摘录数条以列举。如本人所著的《医理述要》针对气机升降出入只写了"潜阳大法"，其实另外还有升提大法、固敛大法、发表大法等，比如升提大法中有清肺升阳（针对气机下陷，又见肺气者，李东垣用补气升提加黄芩、麦冬等治疗）、清心升阳、补阳升提、活血升提、固肾升提、通腑升提（对于脾胃不和的气机下陷又见大便不通，本人以补中益气加大黄）等等，其他的方法亦一样，理解了自然可以左右逢源，所以只写一种潜阳大法以抛砖引玉。

治　疗

中医的治疗方法很多，如内治、外治、针灸、移情等等，清初的陈士铎中医治法专著《石室秘录》，罗列了很多治疗方法，有些内容的确很有新意，但因为内容过细，学者很难掌握，所以总体上临床实用意义不大。

后来名医程钟龄的《医学心悟》从《伤寒论》中总结出来汗、吐、下、和、清、温、补、消的治疗八法，于是一直沿用至今，现在中医药大学教科书还是循用这八法。对于治疗方法上一直没有什么突破，虽说有人提出"衡法"，但调和五脏平衡是一切治疗的最终目的，弄个衡法也没有什么意义，就从程钟龄的治疗八法来看，和法其实和今人所提的衡法是一个概念，不外调和之意。也有人对于温热病提出"截断扭转"的治法，临床实践意义不大，反而成为乱用清热解毒药的始作俑者。本人针对气机升降出入和病情的寒热虚实为指导，觉得吐下是针对气机的上下，汗是针对气机向外，但没有促进气机向内的固法，于是用和法加固法，这样比较合理。

本章不写治疗方法，是写治疗原则，因为只有掌握了治疗原则才能更好地理解和应用治疗方法。

《六微旨大论》：上下之位，气交之中，人之居也。天枢之上，天气主之；天枢之下，地气主之；气交之分，人气从之，万物由之，此之谓也。气之升降，天地之更用也。

人法天地，天地气机有升降才能化生万物，人体内亦要有气机升降才能气化有序而正常。所以对疾病的理解、诊断、治疗等等，都是以气机升降出入为核心指导。

人体内的气机升发，从日常生活中就很好理解，比如怒，常说"怒发冲冠"，发怒到气机上冲可以把帽子都冲开。人发怒时气血会上涌，人体的气机会向上升发，越怒升发越厉害，《生气通天论》："阳气者，大怒则形气绝，而血菀于上，使人薄厥。"吃辛辣热性的食物，也会见人的身体温热神志亢奋起来；春夏天气热起来，植物生长，人的活力也强起来，这些都是人的气机向上升发的表现。人们俗话说"吓得屁滚尿流"，吓是恐，过恐会使人大小便失禁，这是气机向下的表现；秋天天气转凉，树叶落下来，人的活力也随着气温的下降而趋于下；夏天天气炎热人就汗流，这是气机向外展放。这些都是古人通过长期观察得出来人体气机升降出入的规律。

本人很庆幸在大山里长大，我四岁村里才通公路，七岁才有电灯，八岁我妈妈才有手表。没有手表，计时全是靠估计。记得小时山村里的人都很会观天象和物候，因为村民都是文盲，书也看不懂，但世世代代生活在那种环境中，通过口口相传的生活经验，都知道什么季节种植什么农作物（当年我父亲生病不能下床种地，但他也能感知到什么季节，会对我说要种植什么农作物），我从小在那样的环境中长大，一直听长辈们对天时的言论，所以我看古中医书，就很快进入他们那个时代的环境，并且对大自然的变化也要比城市生活的人要敏感得多。

《疏五过论》：治病之道，气内为宝。

治病的要义在于保元气（西医称为免疫力），也就是一切治疗方法都是建立在元气的基础上，如果元气亏虚到无力运药的程度就再不能用药来治疗，本人在《气化》章节所录的病例，就是元气亏虚到无力运药，所以先用生姜温灸任脉促进气化。元气存则能活，元气崩则人亡，西医的手术、化疗、透析等治疗手段，也是一样要先诊断免疫力的强弱，如果血红蛋白、白细胞、血压等都很低，不能支持治疗，也只得先用别的方式提升免疫力后再进行治疗。

中西医各有所长，各有所短，取长补短才能提高治疗效果。我是中医，但并不排斥西医，根据病情而定，当用西药还是得用西药，治疗胃溃疡，西医来说主要在于抑制胃酸，比如用泮托拉唑、雷宁替丁等药，抑制胃酸的效果远强于中药。但中医对溃疡的理解是"陷者举之"，通过补中益气、理气活血的治疗来恢复溃疡面。如果是胃肠蠕动过慢，中医的宽中理气药有效果，但相对比于西药的多潘立酮等增强胃动力的药也要弱得很多，这种情况都可以中西医相互结合。病速去，元气才能更好地恢复，只是应用是得以中医的理念为指导思想，不是机械地中药加西药。

所以治病切不能见病攻病，以致元气不支而成坏证。

《难经》：损其肺者，益其气；损其心者，调其荣卫；损其脾者，调其饮食；

适其寒温；损其肝者，缓其中；损其肾者，益其精，此治损之法也。

当补之时，从卫取气；当泻之时，从营置气。其阳气不足，阴气有余，当先补其阳，而后泻其阴；阴气不足，阳气有余，当先补其阴，而后泻其阳。营卫通行，此其要也。

五脏虚损的治疗原则，是治疗五脏虚损的总则，补《黄帝内经》的不足。

"当补之时，从卫取气；当泻之时，从营置气。"补泄的从卫从营，指的是外感病（外感寒邪）的治疗，内伤病不从此。从中医发展史的角度来看，到宋为止，中医治病都是以扶补阳气为主，这和社会的大环境有关。以前种植方面没有杂交技术，没有工业化，所以人们吃不饱穿不暖，冬天的寒冷的确让人阳气大损，所以整体治疗上都是以保阳气为主。而现在不一样，自改革开放几十年，物质生活很丰富，加上治疗上的输液、抗生素、激素、消炎止痛药、清热解毒药等的乱用，人的体质和疾病谱也发生了变化，哪怕是同样的病，也不能再用原来的那一套中医来治疗，得与时俱进。

外感寒邪则伤阳，阳虚则卫外不足，所以补虚要从卫；治疗外感风寒病要从表解，汗从营出，所以泻邪在于营。

"其阳气不足，阴气有余，当先补其阳，而后泻其阴；阴气不足，阳气有余，当先补其阴，而后泻其阳。"治疗上要看具体情况，病轻可以遵此，病重则要变通。比如阳虚水泛水气凌心的心衰，一边是阳气大亏，一边是阴邪大实，如果还去补阳后再攻水，患者必死，而是要一边大扶阳气，同时大攻阴寒的水邪才能救命，《伤寒论》的"真武汤"就是这种大补大攻的治疗方式。而阴气不足，阳气有余的治疗，也要看阳气有余的程度如何，如承气汤证的阳明腑实病，就要急下存阴，直折阳邪之势才能更好地保阴。

《异法方宜论》：故东方之域，天地之所始生也。鱼盐之地，海滨傍水，其民食鱼而嗜咸，皆安其处，美其食。鱼者使人热中，盐者胜血，故其民皆黑色疏理。其病皆为痈疡，其治宜砭石。故砭石者，亦从东方来。西方者，金玉之域，沙石之处，天地之所收引也。其民陵居而多风，水土刚强，其民不衣而褐荐，其民华食而脂肥，故邪不能伤其形体，其病生于内，其治宜毒药。故毒药者亦从西方来。北方者，天地所闭藏之域也。其地高陵居，风寒冰冽，其民乐野处而乳食，脏寒生满病，其治宜灸焫。故灸焫者，亦从北方来。南方者，天地所长养，阳之所盛处也。其地下，水土弱，雾露之所聚也。其民嗜酸而食胕，故其民皆致理而赤色，其病挛痹，其治宜微针。故九针者，亦从南方来。中央者，其地平以湿，天地所以生万物也众。其民食杂而不劳，故其病多痿厥寒热。其治宜导引按跷，故导引按跷者，亦从中央出也。故圣人杂合以治，各得其所宜，故治所以异而病皆愈者，得病之情，知治之大体也。

治病要因人、因地、因时制宜，同一疾病，不同的人治疗要有针对性的区别，比如胃痛，西医诊的病情同样是胆汁反流性胃炎，张三多郁治疗上要理气为主，李四多怒理气药就不能多用以免燥血使人更怒。四时阴阳变动不一样，治疗一定要随时调整，如类风湿关节炎的治疗，冬天恶寒温阳药用量就要大，夏天炎热温阳药的用量就要小。还有地理环境的不同，当地的饮食、天气因素、宗教信仰都不尽相同，人的气机运转也随着变化，比如贵州苗族和新疆回族，他们的饮食习惯、天气、宗教差别很大，所以疾病治疗方法也不一样。

《阴阳应象大论》：病之始起也，可刺而已；其盛，可待衰而已。故因其轻而扬之，因其重而减之，因其衰而彰之。形不足者，温之以气；精不足者，补之以味。其高者，因而越之；其下者，引而竭之；中满者，泻之于内。其有邪者，渍形以为汗；其在皮者，汗而发之；其慓悍者，按而收之，其实者，散而泻之。审其阴阳，以别柔刚。阳病治阴，阴病治阳。定其血气，各守其乡。血实宜决之，气虚宜掣引之。

针法无补，在于调气。

病初起时，元气尚足，用针刺治疗的确花钱少又方便，效果非常好。但病久了，人的元气亏虚了，针刺不能补益，所以治疗上就得补益，"形不足者，温之以气；精不足者，补之以味。"这是针对体虚不足的药食调补，如果元气亏虚再用针，则无气可调反而伤元。

"其高者，因而越之；其下者，引而竭之；中满者，泻之于内。"针对病位上、中、下的治疗原则，高是病在上，越是涌越，是用吐法；病在下则用下法；病在中则用消法。这是针对邪实的攻邪。张子和善于攻病，他针对气机的运转方式，把汗、吐、下的应用扩大化，《儒门事亲》"如引涎、漉涎、嚏气、追泪，凡上行者，皆吐法也；灸、蒸、熏、渫、洗、熨、烙、针刺、砭射、导引、按摩，凡解表者，皆汗法也；催生下乳、磨积逐水、破经泄气，凡下行者，皆下法也。"但也一样要看具体情况，比如饮食太过见腹胀，虽说病位在中，还是用吐法来得直接。脑中风是病位在上，但治疗得用下法。所以治疗原则还得以"审其阴阳，以别柔刚。阳病治阴，阴病治阳。定其血气，各守其乡。"为准。

《五脏别论》：凡治病必察其下，适其脉，观其志意，与其病也。拘于鬼神者，不可与言至德；恶于针石者，不可与言至巧。病不许治者，病必不治，治之无功矣。

"凡治病必察其下"，下是指肾中精气，肾在下焦，主藏精，是人体生命活动的能量库。本节内容讲的是治病要先诊断，通过诊脉、望诊等方法审元气虚实再来定治疗措施。

"拘于鬼神者，不可与言至德。"以下的内容明显和上面的不同，可见《黄帝内经》的混乱。因为治病是医患双方共同完成的事，所以本人亦把这些内容一并摘录。这里讲的德不是指我们日常所说的道德，而是泛指人为的一切事情。本句的意思通俗来讲，就是不要和鬼讲人话，不信医的患者就不要接诊。所以扁鹊才会提出"六不治"。至于后世孙思邈提的"大医精诚"，这是因为孙思邈是一个花不完香火钱的富裕道士，有花不完的钱，又不要养家，对行医的态度自然和平常的社会人不一样。

信鬼神不信医，直到今天还有一部分人这样子，这种人没法治。浙江人有钱，于是全国各地打着各种旗号的人都来糊弄，也有一批老板不相信医学（包括西医），相信那些玄乎的东西。本人就亲耳听到有老板说现在的医疗不行，他要寻找一种神秘的力量。记得 2016 年，一个很有钱的肺癌患者叫我去诊治，我去了一次患者见我的药方里没有藤梨根、天龙、白花蛇舌草等抗癌药，于是不接受治疗，过了两个月又叫我出诊，还是一样的态度。因为前两次对方没有给我一分钱，我从义乌到杭州来回开车的油钱都自己倒贴，患者第三次还来电话叫我出诊，我拒绝了。过了两个月，对方家属告诉我，患者在辟谷治疗，指导患者辟谷的是杭州郊区的一个和尚，和尚说癌症是饮食太过造成的，要辟谷饿死癌细胞。再过一个多月，患者家属告诉我，患者在终南山修道练功。不论对方来电话说什么，我都是吱吱唔唔地顾左右而言他。2017 年，本人把自己治疗癌症的心得整理成《抗癌心得笔记》一书，对方家属把书买来，又交给其他中医审，四五个中医看完后，觉得我治癌症以守脾胃为核心的思路可取。于是患者来电话骂我一通，说我没医德，见死不救。诸如此类的患者及家属，现实社会中很多，我已把各种医患关系整理在我的《杏林外史》中。

《移精变气论》：余闻古之治病，惟其移精变气，可祝由而已。今世治病，毒药治其内，针石治其外，或愈或不愈，何也？往古人居禽兽之间，动作以避寒，阴居以避暑，内无眷慕之累，外无伸官之形，此恬淡之世，邪不能深入也。故毒药不能治其内，针石不能治其外，故可移精祝由而已。当今之世不然，忧患缘其内，苦形伤其外，又失四时之从，逆寒暑之宜。贼风数至，虚邪朝夕，内至五脏骨髓，外伤空窍肌肤，所以小病必甚，大病必死。故祝由不能已也。上古使僦贷季理色脉而通神明，合之金木水火土，四时八风六合，不离其常，变化相移，以观其妙，以知其要，欲知其要，则色脉是矣。色以应日，脉以应月，常求其要，则其要也。夫色之变化以应四时之脉，此上帝之所贵，以合于神明也。所以远死而近生，生道以长，命曰圣王。中古之治病，至而治之，汤液十日，以去八风五痹之病。十日不已，治以草苏草荄之枝，本末为助，标本已得，邪气乃服。暮世之病也，则不然，治不本四时，不知日月，不审逆从，病形已成，乃欲微针治其外，汤液治其内，粗工凶凶，以为可攻，故病未已，新病复起。

治之要极，无夫色脉，用之不惑，治之大则。逆从到行，标本不得，亡神失国。去故就新，乃得真人。治之极于一。一者因得之。闭户塞牖，系之病者，数问其情，以从其意，得神者昌，失神者亡。

移精变气是指心理治疗，对于心理治疗方面本人颇有心得，但我不用鬼神方面内容，我是用社会现实的方式来进行。祝由，有人说是迷信，其实不然。患者和家属天天生活在一起，家属为患者做祝由，患者的确不知，但因为身边亲人的那种自信（家属笃信祝由后患者的病会好转），感染了患者的心理，这是一种心理暗示的治疗。当然这是针对病情轻，元气尚足的前提下，并且还要家人及其边上的对祝由要深信不疑才能有效，稍有一个环节出错，祝由是没有效果的。所以患者对祝由治疗总是觉得很神奇，但又时有效时无效，原因和原理就在于此。

《汤液醪醴论》：为五谷汤液及醪醴奈何？必以稻米，炊之稻薪，稻米者完，稻薪者坚。此得天地之和，高下之宜，故能至完：伐取得时，故能至坚也。上古圣人作汤液醪醴，为而不用何也？自古圣人之作汤液醪醴者，以为备耳！夫上古作汤液，故为而弗服也。中古之世，道德稍衰，邪气时至，服之万全。当今之世，必齐毒药攻其中，镵石针艾治其外也。形弊血尽而功不应者何？神不使也。针石道也。精神不进，志意不治，故病不可愈。今精坏神去，营卫不可复收。何者？嗜欲无穷，而忧患不止，精气弛坏，营泣卫除，故神去之而病不愈也。夫病之始生也，极微极精，必先入结于皮肤。今良工皆称曰病成，名曰逆，则针石不能治，良药不能及也。今良工皆得其法，守其数，亲戚兄弟远近音声日闻于耳，五色日见于目，而病不愈者，亦何暇不早乎？病为本，工为标，标本不得，邪气不服，此之谓也。帝曰：其有不从毫毛而生，五脏阳以竭也，津液充郭，其魄独居，孤精于内，气耗于外，形不可与衣相保，此四极急而动中，是气拒于内而形施于外，治之奈何？平治于权衡，去宛陈莝，微动四极，温衣缪刺其处，以复其形。开鬼门，洁净府，精以时服，五阳已布，疏涤五脏，故精自生，形自盛，骨肉相保，巨气乃平。

承上《移精变气论》，这两节内容都讲到上古、中古、当今的治疗方式，当然对于上古中古的治疗这是理想的追求境界，是不存在的，只是上古和中古的人，当时的医学不成熟，只有用那样的手段进行治疗。本节所说的"上古作汤液，故为而弗服也。"这个治疗原理和祝由是一样的，看着药放在那里，心里就踏实，心理的良性刺激。

"开鬼门，洁净府，精以时服；五阳已布，疏涤五脏，故精自生，形自盛，骨肉相保，巨气乃平。"开鬼门是发汗，古人见汗从毛孔出，但又看不到孔，鬼魅一样，所以称为鬼门。洁净府是利尿。人体内无形之气，得依附于有形之质，水邪为患，水邪是有形之质，虽是病邪，但亦能承载元气，攻邪之时必伤元气，所以发汗也好，利尿也好，一切攻病治疗都伤元气，治疗一定要在元气充足的前提下进行。"精以时服，五阳已布"指的是精气足，阳气才得以运转。如果精气亏虚反用发汗和利尿治疗，只会竭其精气而速死。比如，水肿、肝腹水等治疗，见水攻水，水去而元气亦随水而消亡。

《标本病传》：凡刺之方，必别阴阳，前后相应，逆从得施，标本相移，故曰有其在标而求之于标，有其在本而求之于本，有其在本而求之于标，有其在标而求之于本。故治有取标而得者，有取本而得者，有逆取而得者，有从取而得者。故知逆与从，正行无问，知标本者，万举万当，不知标本，是谓妄行。夫阴阳逆从，标本之为道也，小而大，言一而知百病之害，少而多，浅而博，可以言一而知百也。以浅而知深，察近而知远，言标与本，易而勿及。治反为逆，治得为从。先病而后逆者，治其本；先逆而后病者，治其本。先寒而后生病者，治其本；先病而后生寒者，治其本。先热而后生病者，治其本；先热而后生中满者，治其标。先病而后泄者，治其本；先泄而后生他病者，治其本。必先调之，乃治其他病。先病而后先中满者，治其标；先中满而后烦心者，治其本。人有客气有同气。小大不利，治其标；小大利，治其本。病发而有余，本而标之，先治其本，后治其标。病发而不足，标而本之，先治其标，后治其本。谨察间甚，以意调之；间者并行，甚者独行，先以小大不利而后生病者，治其本。

"小大不利，治其标；小大利，治其本。"《伤寒论》中有很多条文都讲到见腹胀、大小便不利的问题，治疗上如果见腹胀和二便不利，得先解决腹胀和二便问题，因为这是人体气化功能失司的表现，如果气化不行，一切治疗都是空谈，所以大小便不利要先使二便通利。比如"伤寒，表不解，心下有水气，干呕，发热而咳，或渴，或噎，或小便不利，少腹满，或喘者，小青龙汤主之。""太阳病，重发汗而复下之，不大便五六日，舌上燥而渴，日晡所小有潮热，从心下至少腹硬满而痛不可近者，大陷胸汤主之。""发汗后，腹胀满者，厚朴生姜半夏甘草人参汤主之。""伤寒下后，心烦，腹满，卧起不安者，栀子厚朴汤主之。""太阳病中风，以火劫发汗，邪风被火热，血气流溢，失其常度，两阳相熏灼，其身发黄。阳盛则欲衄，阴虚小便难。阴阳俱虚竭，身体则枯燥，但头汗出，齐颈而还。腹满，微喘，口干，咽烂，或不大便，久则谵语，甚者至哕，手足躁扰，捻衣摸床。小便利者其人可治。脉但浮，无余证者，与麻黄汤。若不尿，腹满加哕者，不治。""伤寒吐后，腹胀满者，与调胃承气汤。""伤寒七八日，身黄如橘色，小便不利，腹微满者，茵陈蒿汤主之。"

《伤寒论》中这类条文还有一些，不再一一摘录，可看原文。

本节内容上讲了治病的标本问题，可以总结为"以急为标，缓为本"，也就是说根据气化功能为基础的前提下，哪个急就先治哪个。所以上文才会说到"间者并行，甚者独行。"病情不是很严重以标本兼顾，病情严重则单刀直入地救命为上。《伤寒论》中的小柴胡汤就是间者并行，承气汤就是甚者独行。

《病本》：先病而后逆者，治其本；先逆而后病者，治其本；先寒而后生病者，治其本；先病而后生寒者，治其本；先热而后生病者，治其本。先泄而后生他病者，治其本，必且调之，乃治其他病。先病而后中满者，治其标；先病后泄者，治其本；先中满而后烦心者，治其本。有客气，有同气。大小便不利，治其标，大小便利，治其本。病发而有余，本而标之，先治其本，后治其标；病发而不足，标而本之，先治其标，后治其本，谨详察间甚，以意调之，间者并行，甚为独行；先小大便不利而后生他病者，治其本也。

本节和上面《标本病变》都是讲治病的标本先后问题，这两节内容所论述都一致，可把两节一起参阅。《周慎斋遗书》"见病医病，医家大忌。盖病有标本，多有本病不见而标病见者，有标本相反不相符者，若见一证，即医一证，必然有失，诸病不愈，必寻到脾胃之中，方无一失。何以言之？脾胃一伤，四脏皆无生气，故疾病矣。脾胃不足，当责其无阳，亦有阳亢热不退，自汗怕寒，四肢倦怠乏力之证。诸病有吐泻见证，莫忘脾胃，虽有杂证，以末治之。气短脉有力属实，无力属虚。气脉俱长者易治，虚损气促者难调，久病不宜脱形。若内伤虚损不足之证，不拘药之多少，宜久服有效，如药力未至，必不能成功。诸病必寻到脾胃之中，乃东垣之高见。胃主生发之气，七情六欲，皆足以伤胃。至于不思饮食，十二经络有一处之滞，则生发之气不行，生发之气不行，四藏皆无生气，病日多矣。医家于气血、寒热、虚实不辨，忘脾胃而投药石者，十常八九，所以往往害人也。"

反正治病的原则是"急则治标，缓则治本"，以病急为标，保命为上。

《五常政大论》：补上下者从之，治上下者逆之，以所在寒热盛衰而调之。故曰：上取下取，内取外取，以求其过；能毒者以厚药，不胜毒者以薄药，此之谓也。气反者，病在上，取之下；病在下，取之上；病在中，傍取之。治热以寒，温而行之；治寒以热，凉而行之；治温以清，冷而行之；治清以温，热而行之。故消之削之，吐之下之，补之泻之，久新同法。病在中而不实不坚，且聚且散。无积者求其脏，虚则补之，药以祛之，食以随之，行水渍之，和其中外，可使毕已。病有久新，方有大小，有毒无毒，固宜常制矣。大毒治病，十去其六，常毒治病，十去其七，小毒治病，十去其八，无毒治病，十去其九。谷肉果菜，食养尽之，无使过之，伤其正也。不尽，行复如法，必先岁气，无伐天和，无盛盛，无虚虚，而遗人天殃，无致邪，无失正，绝人长病。其久病者，有气从不康，病去而瘠奈何？昭乎哉！圣人之问也，化不可代，时不可违。夫经络以通，血气以从，复其不足，与众齐同，养之和之，静以待时，谨守其气，无使倾移，其形乃彰，生气以长，命曰圣王。故大要曰无代化，无违时，必养必和，待其来复，此之谓也。

"补上下者从之，治上下者逆之。"补从治逆，补要顺从于人体五脏气机的运转规律，这样才能恢复五脏功能，身体才能强健。而治病要攻，则要和病势相逆。比如外感风寒，病势自外而入，治疗要从表解，使着于体内的寒邪向外祛散。补的从和治的逆，其实是相同的，伤寒则肺气失宣，肺主宣，补肺中之气阳以使肺气宣发正常，再加风药外散。《景岳全书》"上虚者忌降，下虚者忌泄。"

"上取下取，内取外取，以求其过；能毒者以厚药，不胜毒者以薄药"治病不论怎么治，总是以药之偏胜病之偏，要视人体对药的耐受程度为宜，用药没有一定量，以胜病为准。这里的厚药薄药，不是指药气味的厚薄，而是指用药量的大小，量大为厚，量小为薄。比如我们日常煮粥，粥的厚薄取决于米量和水量的比例。

"气反者，病在上，取之下；病在下，取之上；病在中，傍取之。"这里讲上病下治，下病上治，如中风闭证用承气汤泻下这是上病下治；气虚腹泻用补中益气汤升提气机或温灸百会穴，这是下病上取。上下病的治疗，当和《阴阳应象大论》的"其高者，因而越之；其下者，引而竭之；中满者，泻之于内。"治疗原则一起综合考虑。

"治热以寒，温而行之；治寒以热，凉而行之；治温以清，冷而行之；治清以温，热而行之。"这是指用药治病不能太过。治热以寒，是用寒药治热病，但过用寒凉则冰伏病邪，反不利病愈，于是再稍加温性药以行药力和人体的血气。比如治疗感冒，用清热解毒药治疗，反使气机郁滞不畅，一个感冒治疗十来天还不愈。这种以温而行之、凉而行之等，就是后世制方上的"反佐"。

"大毒治病，十去其六，常毒治病，十去其七，小毒治病，十去其八，无毒治病，十去其九。谷肉果菜，食养尽之，无使过之，伤其正也。"用药治病是以药的偏性纠正病的偏性，大毒小毒，是指药的偏性，偏性越大则毒越大。病重用偏性大的药来治疗，如"承气汤"治疗热结证，热结一去，就不能再用，而改用偏性小的药治疗。《伤寒论》如麻黄汤、承气汤、大青龙汤、大陷胸汤、四逆汤等等，都是药味少而用量重，这是治急病用的，应急而已，如果学者沉迷于此必害人。所以学习应用在于变通，取其意而不用其药。比如我治疗外感风寒，就几乎不用"麻黄汤"，而是针对浙江湿重，现代人脾胃不和，从参苏饮的思路变通，一般以生黄芪、紫苏叶、桂枝、厚朴、陈皮、生姜等药为主，另外再随症加减。对于病愈后用"谷肉果菜，食养尽之"收功，中医讲药食一体，治病用的很多中药都是日常生活的菜食，比如百合、山药、生姜、葱等都是寻常食物。药有偏性，食物也有偏性，区别在于偏性程度的大小，所以饮食养生大有讲究，而不是道听途说能治百病的食物就以为可以乱吃。十年前我接手治疗金华晚报接线员施某，施某是一个狼疮肾患者，病情危急的关格证，上海大医院都不接收，我花了很多力气救活了她，因见患者脉象虚弱，叫患者还要继续巩固治疗，患者觉得病好了，也不当一回事。过了半年患者的哥哥又带着奄奄一息的她找来，问其原因是施某听说蜂蜜很补，于是吃了很多蜂蜜。蜂蜜只是寻常的食物，但性黏滞，易生痰湿阻气机，患者本来就是元气亏虚不气化而见关格危证，虽说抢救保命，但元气未复，气化功能还是很弱，吃蜂蜜则运化不利，所以湿聚又使病情反复。

"必先岁气，无伐天和。"治病要顺从于自然界的生命气机，但自然的气机有太过、不及，人体内的气机运转也有太过、不及，治疗要使人体的气机顺于自然。比如春天当温而反寒，这是自然气机不及，如果患者是阳亢的体质，这样的天时对患者有利，但如果患者是阳虚不足，则升发无力，再遇上自然气机不及，治疗上就要补气温阳促进气机升发以顺应天时岁气；反过来，春温太过，患者又阳气过亢，治疗上就要清肃以制约体内的气机运转，以免升发太过而变他疾，油菜花开发疯的人，就是气机升发太过造成。

"无盛盛，无虚虚。"体虚则补，邪盛则攻，这是治病的大要。但病邪实再补，这是火上加油；身体虚再攻病，必元气不支而促命。所以治疗一定要先审人体元气的强弱和病邪的轻重。

"经络以通，血气以从，复其不足，与众齐同，养之和之，静以待时。"病好之后，人体元气未复，此时不能见病好了就不当一回事，而是要"养而和之，静以待时"。病好了，调一下，这是很有必要的。比如现在很多小孩三天两头感冒，就是家长见孩子感冒好了不进行调养，小孩元气未复，于是天气一变又感冒。我刚到金华行医时非常热心，会很有耐心地对患者讲解健康问题，有时还会买来中医书注解好给患者看。记得有一次一个妈妈带孩子来看感冒，我一剂药收对方十元钱，小孩吃一剂药就好了，次日妈妈再带孩子来看下，我说感冒是好了，但要调补脾胃十来天，这样孩子的体质才能好，以免下次再感冒。没想到这妈妈马上拉下脸，骂我是为了骗她的钱故意说病好了还要吃药。类似这样的情况经历多了，我的心也渐渐冷了，最后弃医从商。

"谨守其气，无使倾移。"治病要时时观察患者气机的变化，适时做些微调。《至真要大论》："谨守病机，各司其属，有者求之，无者求之，盛者责之，虚者责之。"

"不尽，行复如法。"治病切不能孟浪，患者生病心急，治疗想一下就好；医生治病也心急，也总想着一剂就痊愈，这是不现实的。医生是手艺人，治病是细活,《伤寒论》的桂枝汤应用中讲得很详细:"以水七升,微火煮取三升,去滓,适寒温,服一升。服已须臾,啜热稀粥一升余,以助药力,温覆令一时许,遍身,微似有汗者益佳,不可令如水流漓,病必不除。若一服汗出病瘥,停后服,不必尽剂;若不汗,更服,依前法;又不汗,后服小促役其间,半日许,令三服尽;若病重者,一日一夜服,周时观之。服一剂尽,病证犹在者,更作服;若汗不出者,乃服至二三剂。"药煎好了吃三分之一的药汁,如果病好了就不要再服(不必尽剂),如果还没好则继续服药。本人治病,如果病情危急自然要考虑一剂定乾坤,保命上。如果病情还没有到要命的地步,患者又没在边上,我开的处方弹性就很大了,考虑到病情会随着人的饮食、起居、天气、神志等变化而变化,疾病时时变化,如果把药方开得太死,反而不利于疾病。

《六元正纪大论》:木郁达之,火郁发之,土郁夺之,金郁泄之,水郁折之,然调其气。过者折之,以其畏也,所谓泻之。

郁是不通之意,《黄帝内经》原来对郁的理解是自然界的内容,元代朱丹溪应用于人体内,创"越鞠丸"等方治疗,后世认为郁是一个独立的疾病。其实气机郁滞不通,可以说是一切疾病都存在的,因为病是气化失常的表现,气血和畅是气化正常的先决条件。所以本人对丹溪的"越鞠丸"五药治六郁的制方精神理解为"分消",从疾病的微观局部来看,往往不是单一的病邪为患,而是多种病邪相合在一起的,就算看起来病情很单纯的阳明腑实证,也是热邪和气滞相合,所以承气汤要用厚朴和枳实通气,而不是单纯用大黄和芒硝来攻下。但这里的木火土金水的郁,有的是讲脏的功能,有的是讲病邪,可见这是汉代的内容。

木郁达之,这是讲肝的疏泄功能不及,要用理气的方式治疗,达是条达之意;火郁发之,是指病邪,而不是指心,火邪太过,治疗上要疏散,发是疏散之意,上文《五常政大论》的"治热以寒,温而行之",应用温药行气目的是为了散火;土郁夺之是指食积,治疗用消导;金郁泄之是指肺气上逆用促进气机下行的药来治疗,如水下流为泄;水郁折之,讲的是水邪为患治疗要快速,一个折字体现治病要果断。

《至真要大论》:寒者热之,热者寒之,温者清之,清者温之,散者收之,抑者散之,燥者润之,急者缓之,坚者软之,脆者坚之,衰者补之,强者泻之,各安其气,必清必静,则病气衰去,归其所宗,此治之大体也。高者抑之,下者举之，有余折之，不足补之，佐以所利，和以所宜，必安其主客，适其寒温，同者逆之，异者从之。治寒以热，治热以寒，气相得者逆之，不相得者从之。

寒者热之，热者寒之，微者逆之，甚者从之，坚者削之，客者除之，劳者温之，结者散之，留者攻之，燥者濡之，急者缓之，散者收之，损者温之，逸者行之，惊者平之，上之下之，摩之浴之，薄之劫之，开之发之，适事为故。

逆者正治，从者反治，从少从多，观其事也。反治何谓？热因寒用，寒因热用，塞因塞用，通因通用，必伏其所主，而先其所因，其始则同，其终则异，可使破积，可使溃坚，可使气和，可使必已。气调而得者何如？逆之从之，逆而从之，从而逆之，疏气令调，则其道也。病之中外何如？从内之外者，调其内，从外之内者，治其外；从内之外而盛于外者，先调其内而后治其外，从外之内而盛于内者，先治其外而后调其内；中外不相及，则治主病。

"高者抑之，下者举之。"《五常政大论》："病在上，取之下；病在下，取之上。"内容一致，但《阴阳应象大论》："其高者，因而越之；其下者，引而竭之。"看起来内容有所不同，这是针对实际病情的具体应用，并且应用时是相辅相成的。比如人下半身水肿，因为下体水邪盛，单一用利水治疗则气机下陷，用升提气机则不能攻水，治疗时就用升提气机和利尿一起进行，气机一升一降，气化正常才能祛除水邪。所以读书，要拘于一文一字，又不能拘泥于一文一字。

"微者逆之，甚者从之。"病情轻则逆病而治，病情重则从病而治。如热病轻，用凉药治就可，治病在于调气，病微治则用微调，所以逆病为治，身体机能正常，气化也就正常，病自然就好了；热病重，再过用寒凉，反使火邪更郁，病不得愈，而是要佐以温药，顺从火热之性以散发。对于补益身体也一样，如阳虚不甚，用巴戟天、锁阳一类温之即可；如果阳伤太过，就不能纯用阳药以温，比如《伤寒论》伤阳太甚的"四逆汤"，少了炙甘草就不成四逆汤了。还有虚阳上浮，病情是阳虚，但纯用温药扶阳，反使浮阳不潜，一定要佐用寒凉降潜之药于扶阳之中，上越的浮阳才能下潜归元。

"惊者平之。"惊为心之志，大多数人都理解用金石生镇药来治疗。但张子和却把平理解为平常之意，他在《儒门事亲》中记载治疗官员老婆遇上强盗受惊的病案，拿个盘子敲打而愈病。前辈的治学心得告诉我们对于学习中医和应用中医，千万不能拘泥于成法，一切以服从实际临床治病为要。

"逆者正治，从者反治，从少从多，观其事也。反治何谓？热因寒用，寒因热用，塞因塞用，通因通用，必伏其所主，而先其所因。"对于正治、反治的选择依据要针对病因（先其所因），上文所说的热因热用、寒因寒用、塞因塞用，全是针对病因。比如《脾胃论》中所讲的气虚发热，治疗不用寒凉反而用温性的补气药；体内热结郁滞，使阳气不能外达见四肢逆冷，不用附子等热药治疗，而应用大黄寒凉通泄，热结祛除，阳气得以通达而身暖肢和。《医宗必读》"大实有羸状，误补益疾；至虚有盛候，反泻含冤。"这是至理名言，一个医者一定要在诊断上花足功夫。

"从内之外者，调其内，从外之内者，治其外。从内之外而盛于外者，先调其内而后治其外，从外之内而盛于内者，先治其外而后调其内。"先有内病再有外病，治疗在于内，这是治本之法，如牛皮癣等皮肤病，就是因为内在脏腑失调，造成瘀毒内滞而发于外，治疗根本在于内治，如果内在的脏腑没有调平衡，外用药不论怎样治疗都难取效。对于外病不愈转变成内在的脏腑失调，治疗先治外。这点要区别对待，如外感寒湿，导致大便不调，只要解外腑气就通。本人时常应酬喝酒，酒后着凉见腹泻或便秘，及时泡两包午时茶颗粒吃，祛散一下外寒，于是腑气自和。但外邪造成脏腑失衡很严重，如《伤寒论》中所讲到的大小便不利、腹胀等已经明显影响到气化问题，治疗就得先治内，脏腑调和后，气机循畅于周身，外邪自解。

《根结》：形气不足，病气有余，是邪胜也，急泻之；形气有余，病气不足，急补之；形气不足，病气不足，此阴阳气俱不足也，不可刺之，刺之则重不足。重不足则阴阳俱竭，血气皆尽，五脏空虚，筋骨髓枯，老者绝灭，壮者不复矣。形气有余，病气有余，此谓阴阳俱有余也。急泻其邪，调其虚实。故曰：有余者泻之，不足者补之，此之谓也。

形气是指人体内的正气，人正气不足病情重，治疗上是要急泻，但不能单纯用泻。比如《伤寒论》的阳明腑实证，因为病气盛所以急攻热结，这是针对形气没伤的前提下。到了清代的《温病条辨》，因为用承气汤治疗针对的是温热病，体内津亏，所以就对承气汤进行了变通，形成了养阴攻下的治法。所以元气亏虚而病情重，千万不能只是单方面急泻，要不元气不支形成坏证或猝死。如关格水肿，病气大盛，只攻水会更伤元，所以治疗上得大补大攻，如本人常用大剂量生黄芪、附子、干姜组成的一个变通四逆汤为主，再加茯苓、泽泻、苍术、厚朴等攻水。所以针对体弱（形气不足）、病重（病气有余）的治疗一定要大补大攻相结合。

正气足而病轻的，治疗也不是急补。比如一个平时身体强健的人，爬山汗出受寒，病势轻微，此时按摩下穴位或吃点祛散风寒的药就可以，而不能补。吃补药反而误病。

形气不足，病气不足，这是体弱病轻，《伤寒论》中的桂枝汤、小柴胡汤针对的都是这种情况，调补、祛邪相结合，攻邪不能太过以免伤元气，补亦不能太过，以免邪不去。

处　方

　　处方，就是给患者治病用的药方。《梁书》："举虽居端揆，未尝肯预时务，多因疾陈解，敕辄赐假，并手敕处方，加给上药。"《隋唐嘉话》："澄自为处方，以此药为主，其病自除。"在中医学上虽说记载药方的书很多，如《小品方》《千金方》《外台秘要》等，但专门的处方学直到明代吴昆的《医方考》出现才算有了专门的处方学专著，后来《古今名医方论》《医方集解》《成方切用》等书相继出现，才把中医处方学推向高潮，现在中医药大学《方剂学》，就是把前人的处方专著中精选常用方进行分析讲解，成为独立学科。

　　从中医发展史上看，唐之前的书，除了《黄帝内经》以外，大都是收集整理处方（《伤寒论》也只是什么症状或脉象某某汤主之，这种机械的条文，还是很粗糙。），因为各种原因，《黄帝内经》流传不广。到了宋，因为国家重文，派遣了专门的官员收集整理医书，才把《黄帝内经》《金匮要略》等进行普及，为学医的人提供了足够的理论知识。自金元四大家起，明清两代才有名医辈出，这应是宋的功劳。

　　处方的作用在于治病，所以开处方之前要通过收集患者的疾病证据（症状、体征、医院仪器的检查数据等内容），再依据人体生理和病理的理论依据分析证据，进行逻辑推理，找出疾病的核心问题和相关的次要问题，再针对性地选择合适的药物及用量进行组合。这是一个医生开处方的过程。记得十几年前本人在浙江省中医院跟周亨德老师学习时，周老师说："一个医生的水平，不要去多问，一看处方就知道。"一看处方就知道这医生的水平，自然是指医生所开的处方是否符合规则（疾病、生理、病理、药物等内容），比如一个患者见舌淡胖、舌苔滑腻、大便黏滞、胃脘痞胀、肢体困乏、脉浊等情况，而处方中用药还是麦冬、知母、地黄等滋腻的药物，这就是不符合治疗规则。国民好言方药，谓某方某药愈某病等等，但生病真正能得到一张效果理想的处方并不是易事，宋代叶适（宋理学永嘉学派的代表人）说："能言病未必能处方，不能言病，而辄处方，误人死矣。"《医方论》"辄检用之。殊不知，集中可用之方固多，而不可用者亦不少，漫无别择，草菅人命矣！"这样的事，直到现在还是屡有发生。

《至真要大论》：气有多少，病有盛衰，治有缓急，方有大小。气有高下，病有远近，证有中外，治有轻重，适其至所为故也。大要也，君一臣二，奇之制也；君二臣四，偶之制也；君二臣三，奇之制也；君二臣六，偶之制也。故曰：近者奇之，远者偶之；汗者不以奇，下者不以偶；补上治上制以缓，补下治下制以急；急则气味厚，缓则气味薄，适其至所，此之谓也。病所远而中道气味之者，贪而过之，无越其制度也。是故平气之道，近而奇偶，制小其服也；远而奇偶，制大其服也；大则数少，小则数多，多则九之，少则二之。奇之不去则偶之，是谓重方；偶之不去则反佐以取之，所谓寒热温凉反从其病也。

君一臣二，制之小也；君一臣三佐五，制之中也，君一臣三佐九，制之大也。方制君臣，主病之谓君，佐君之谓臣，应臣之谓使，非上下三品之谓也。

调气之方，必别阴阳，定其中外，各守其乡。内者内治，外者外治，微者调之，其次平之，盛者夺之，汗者下之，寒热温凉，衰之以属，随其攸利，谨道如法，万举万全，气血正平，长有天命。

《儒门事亲》："方有七，剂有十，旧矣。虽有说者，辨其名而已，敢申昔人已创之意而为之订。夫方者，犹方术之谓也。"《易》曰：方以类聚。是药之为方，类聚之义也。或曰：方谓五方也。其用药也，各据其方。如东方濒海卤斥，而为痈疡；西方陵居华食，而多赘瘿；南方瘴雾卑湿，而多痹疝；北方乳食，而多藏寒满病；中州食杂，而多九疸食痨中满、留饮、吐酸、腹胀之病。盖中州之地，土之象也，故脾胃之病最多。其食味、居处、情性、寿夭、兼四方而有之。其用药也，亦杂诸方而疗之。如东方之藻带，南方之丁木，西方之姜附，北方之参苓，中州之麻黄、远志，莫不辐辏而参尚。故方不七，不足以尽方之变；剂不十，不足以尽剂之用。剂者，和也。方者，合也。故方如瓦之合，剂犹羹之和也。方不对病，则非方；剂不蠲疾，则非剂也。七方者，大、小、缓、急、奇、偶、复也；十剂者，宣、通、补、泻、轻、重、滑、涩、燥、湿也。

夫大方之说有二：有君一臣三佐九之大方，有分两大而顿服之大方。盖治肝及在下而远者，宜顿服而数少之大方；病有兼证而邪不专，不可以一、二味治者，宜君一臣三佐九之大方。王太仆以人之身三折之，上为近，下为远。近为心肺，远为肾肝，中为脾胃。胞胆亦有远近。以予观之，身半以上，其气三，天之分也；身半以下其气三，地之分也。中脘，人之分也。又手之三阴阳，亦天也，其气高；足之三阴阳，亦地也，其气下；戊己之阴阳，亦人也，其气犹中州。故肝之三服，可并心之七服；肾之二服，可并肺小方之说亦有二，有君一臣二之小方，有分两微而频服之小方。盖治心肺及在上而近者，宜分两微而少服而频之小方，徐徐而呷之是也。病无兼证，邪气专，可一、二味而治者，宜君一臣二之小方。故肾之二服，可分为肺之九服及肝之三服也。缓方之说有五。有"甘以缓之"之缓方，糖、蜜、枣、葵、甘草之属是也。盖病在胸膈，取甘能恋也。有丸以缓之之缓方。盖丸之比汤散，其气力宣行迟故也。有品件群众之缓方。盖药味众，则各不得骋其性也。如万病丸，七、八十味递相拘制也。有无毒治病之缓方。盖性无毒则功自缓矣。有气味薄药之缓方。盖药气味薄，则长于补上治上，比至其下，药力已衰。故补上治上，制之以缓。缓则气味薄也。故王太仆云：治上补上，方若迅急，则上不任而迫走于下。制缓方而气味厚，则势与急同。急方之说有五。有急病急攻之急方，如心腹暴痛，两阴溲便闭塞不通，借备急丹以攻之。此药用不宜恒，盖病不容俟也。又如中风牙关紧急，浆粥不入，用急风散之属亦是也。有汤散荡涤之急方，盖汤散之比丸，下咽易散而施用速也。有药性有毒之急方。盖有毒之药，能上涌下泄，可以夺病之大势也。有气味厚药之急方。药之气味厚者，直趋于下而气力不衰也。故王太仆云：治下补下，方之缓慢，则滋道路而力又微，制急方而气味薄，则力与缓等。奇方之说有二。有古之单方之奇方，独用一物是也。病在上而近者，宜奇方也。有数合阳数之奇方，谓一、三、五、七、九，皆阳之数也。以药味之数皆单也。君一臣三，君三臣五，亦合阳之数也。故奇方宜下不宜汗。偶方之说有三。有二味相配之偶方，有古之复方之偶方。盖方之相合者是也。病在下而远者，宜偶方也。有数合阴阳之偶方，谓二、四、六、八、十也，皆阴之数也。君二臣四，君四臣六，亦合阴之数也。故偶方宜汗不宜下。复方之说有二。方有二方三方相合之复方，如桂枝二越婢一汤。如调胃承气汤方，芒硝、甘草、大黄，外参以连翘、薄荷、黄芩、栀子以为凉膈散。是本方之外，别加余味者，皆是也。有分两均剂之复方。如胃风汤各等分是也。以《内经》考之，其奇偶四则，反以味数奇者为奇方，味数偶者为偶方。下复云：汗者不以奇，下者不以偶。及观仲景之制方，桂枝汤，汗药也，反以三味为奇；大承气汤，下药也，反以四味为偶。何也？岂临事制宜，复有增损者乎！

考其大旨，王太仆所谓汗药如不以偶，则气不足以外发。下药如不以奇，则药毒攻而致过，必如此言。

是奇则单行、偶则并行之谓也。急者下，本易行，故宜单；汗或难出，故宜并。盖单行则力孤而微，并行则力齐而大，此王太仆之意也。然太仆又以奇方为古之单方，偶为复方，今此七方之中，已有偶又有复者，何也？岂有偶方者，二方相合之谓也；复方者，二方四方相合之方欤！不然，何以偶方之外，又有复方者欤？此"复"字，非"重复"之"复"，乃"反复"之"复"。何以言之？盖《内经》既言奇偶之方，不言又有重复之方，惟云"奇之不去则偶之，是为重方"。重方者，即复方也。下又云：偶之不去，则反佐以取之。所谓寒热温凉，反从其病也。由是言之，复之为方，反复，亦不远《内经》之意也。所谓宣剂者，俚人皆以宣为泻剂，抑不知十剂之中，已有泻剂。又有言宣为通者，抑不知十剂之中，已有通剂。举世皆曰：春宜宣，以为下夺之药，抑不知仲景曰，大法春宜吐，以春则人病在头故也。况十剂之中，独不见涌剂，岂非宣剂，即所谓涌剂者乎！《内经》曰："高者因而越之"，"木郁则达之"。宣者，升而上也，以君召臣曰宣，义或同此。伤寒邪气在上，宜瓜蒂散。头痛，葱根豆豉汤。伤寒懊憹，宜栀子豆豉汤。精神昏愦，宜栀子浓朴汤。自瓜蒂以下，皆涌剂也，乃仲景不传之妙。今人皆作平剂用之，未有发其秘者。予因发之，然则为涌明矣。故风痫中风，胸中诸实痰饮，寒结胸中，热蔚化上，上而不下，久则嗽喘满胀，水肿之病生焉，非宣剂莫能愈也。所谓通剂者，流通之谓也。前后不得溲便，宜木通、海金沙、大黄、琥珀、八正散之属；里急后重，数至圊而不便，宜通因通用。虽通与泻相类，大率通为轻，而泻为重也。凡痹麻蔚滞，经隧不湍，非通剂莫能愈也。所谓补剂者，补其不足也。俚人皆知山药丸、鹿茸丸之补剂也。然此乃衰老下脱之人，方宜用之。今往往于少年之人用之，其舛甚矣。古之甘平、甘温、苦温、辛温，皆作补剂，岂独硫黄、天雄然后为补哉！况五脏各有补泻，肝实泻心，肺虚补肾。《经》曰：东方实，西方虚，泻南方，补北方。大率虚有六：表虚、里虚、上虚、下虚、阴虚、阳虚。设阳虚则以干姜、附子，阴虚则补以大黄、硝石。世传以热为补，以寒为泻，讹非一日。岂知酸苦甘辛咸，各补其脏。《内经》曰：精不足者，补之以味。善用药者，使病者而进五谷者，真得补之道也。若大邪未去，方满方闷，心火方实，肾水方耗，而骤言鹿茸、附子，庸讵知所谓补剂所谓泻剂者，泄泻之谓也。诸痛为实，痛随利减。《经》曰：实则泻之。实则散而泻之。中满者，泻之于内。大黄、牵牛、甘遂、巴豆之属，皆泻剂也。唯巴豆不可不慎焉。盖巴豆其性燥热，毒不去，变生他疾。纵不得已而用之，必以他药制其毒。盖百千证中，或可一、二用之。非有暴急之疾，大黄、牵牛、甘遂、芒硝足矣。今人往往以巴豆热而不畏，以大黄寒而反畏，庸讵知所谓泻剂者哉！所谓轻剂者，风寒之邪，始客皮肤，头痛身热，宜轻剂消风散，升麻、葛根之属也。故《内经》曰：因其轻而扬之。发扬所谓解表也。疥癣痤痱，宜解表，汗以泄之，毒以熏之，皆轻剂也。故桂枝、麻黄、防风之流亦然。设伤寒冒风，头痛身热，三日内用双解散及嚏药解表出汗，皆轻剂之云尔。所谓重剂者，镇缒之谓也。其药则朱砂、水银、沉香、水石、黄丹之伦，以其体重故也。久病咳嗽，涎潮于上，咽喉不利，形羸不可峻攻，以此缒之。故《内经》曰：重者，因而减之。贵其渐也。所谓滑剂者，《周礼》曰：滑以养窍。大便燥结，小便淋涩，皆宜滑剂。燥结者，其麻仁、郁李之类乎！淋涩者，其葵子、滑石之类乎！前后不通者，前后两阴俱闭也，此名曰三焦约也。约，犹束也。先以滑剂润养其燥，然后攻之，则无失矣。所谓涩剂者，寝汗不禁，涩以麻黄根、防己；滑泄不已，涩以豆蔻、枯白矾、木贼、乌鱼骨、罂粟壳。凡酸味亦同乎涩者，收敛之意也。喘嗽上奔，以莩汁、乌梅煎宁肺者，皆酸涩剂也。然此数种，当先论其本，以攻去其邪，不可执一以涩，便为万全也。所谓燥剂者，积寒久冷，食已不饥，吐利腥秽，屈伸不便，上下所出水液，澄沏清冷，此为大寒之故，宜用干姜、良姜、附子、胡椒辈以燥之。非积寒之病，不可用也。若久服，则变血溢、血泄、大枯大涸、溲便癃闭、聋瞽痿弱之疾。设有久服而此疾不作者，慎勿执以为是。盖疾不作者或一、二，误死者百千也。若病湿者，则白术、陈皮、木香、防己、苍术等。皆能除湿，亦燥之平剂也。若黄连、黄柏、栀子、大黄，其味皆苦。苦属火，皆能燥湿，此《内经》之本旨也。而世相违久矣。呜呼！岂独姜附之俦，方为燥剂乎？所谓湿剂者，润湿之谓也。虽与滑相类，其间少有不同。《内经》曰：辛以润之。盖辛能走气、能化液故也。若夫硝性虽咸，本属真阴之水，诚濡枯之上药也。人有枯涸皴揭之病，非独金化为然。盖有火以乘之，非湿剂莫能愈也。

吴南京按：张子和论处方学已很详细，对君臣佐使和奇偶之方的解释也很合理，他制订的十剂从治病角度来看，直接用治疗方法来对待处方问题更符合实际。但对缓急问题除了药味的厚薄以外，还有用量的轻重及煎药时间长短要考虑。张子和认为"有气味薄药之缓方。盖药气味薄，则长于补上治上，比至其

151

下，药力已衰。故补上治上，制之以缓，缓则气味薄也。制缓方而气味厚，则势与急同。"但本人治危急症，亦多用气味薄的缓药，但取重量，久煎的方式进行，同样的药，用量轻和用量重意义大不相同，比如黄芪，少量则升浮，重剂则补且疏通三焦元气；风药量少则提提气机，量重则宣发解表；大黄味厚性急，但量少则通畅胃气不至泻。煎很讲究，同样的一剂药，煎的时间长短效果不一样。升提宣发宜短时间轻煎，补益则宜久煎。短时间的轻煎药性浮，久煎则药力下沉。如治疗风热外感的"银翘散"，水开后稍煎一两沸就有很好的散邪作用，久煎则药力入里成为清热解毒剂。所以制方虽妙，煎药不得法，一样难以取效。撇开病机病因等内容，单纯讲处方学中的君臣佐使作为教学应用可以，实际临床治病则无意义。

附：方解数例

麻黄汤

太阳病，头痛发热，身疼，腰痛，骨节疼痛，恶寒，无汗而喘者，麻黄汤主之。太阳与阳明合病，喘而胸满者，不可下，宜麻黄汤主之。太阳病，十日以去，脉浮细而嗜卧者，外已解也。设胸满胁痛者，与小柴胡汤。脉但浮者，与麻黄汤。太阳病，脉浮紧，无汗，发热，身疼痛，八九日不解，表证仍在，此当发其汗。服药已，微除，其人发烦目瞑。剧者必衄，衄乃解，所以然者，阳气重故也。麻黄汤主之。脉浮者，病在表，可发汗，宜麻黄汤。脉浮而数者，可发汗，宜麻黄汤。伤寒脉浮紧，不发汗，因致衄者，麻黄汤主之。

麻黄三两（去节）、桂枝二两（去皮）、甘草一两（炙）、杏仁七十个（去皮尖）右四味，以水九升，先煮麻黄，减二升，去上沫，纳诸药，煮取二升半，去滓，温服八合，复取微似汗，不须啜粥，余如桂枝法将息。

方解：本方证为外感风寒，肺气失宣所致。风寒之邪外袭肌表，使卫阳被遏，腠理闭塞，营阴郁滞，经脉不通，故见恶寒、发热、无汗、头身痛；肺主气属卫，外合皮毛，寒邪外束于表，影响肺气的宣肃下行，则上逆为喘；舌苔薄白、脉浮紧皆是风寒袭表的反映。治当发汗解表，宣肺平喘。方中麻黄苦辛性温，归肺与膀胱经，善开腠发汗，祛在表之风寒；宣肺平喘，开闭郁之肺气，故本方用以为君药。由于本方证属卫郁营滞，单用麻黄发汗，只能解卫气之闭郁，所以又用透营达卫的桂枝为臣药，解肌发表，温通经脉，既助麻黄解表，使发汗之力倍增；又畅行营阴，使疼痛之症得解。二药相须为用，是辛温发汗的常用组合。杏仁降利肺气，与麻黄相伍，一宣一降，以恢复肺气之宣降，加强宣肺平喘之功，是为宣降肺气的常用组合，为佐药。炙甘草既能调和麻、杏之宣降，又能缓和麻、桂相合之峻烈，使汗出不致过猛而耗伤正气，是使药而兼佐药之用。四药配伍，表寒得散，营卫得通，肺气得宣，则诸症可愈。

吴南京按：寒邪伤人，阳气必损，阳主温煦，阴血无阳则失运，所以见身疼、腰痛、骨节疼痛；阳郁于内不能外散，体表阳虚所以见恶寒、无汗；肺主一身之气，气机郁滞则肺气不利而见喘。人体气化要正常，一是元气足，二是血脉畅通，三是脏腑功能正常。而今阳伤脉滞肺气又不利，于是气化为之失常。治疗当扶阳祛寒通经脉，才能促使气化正常。肺主宣肃，麻黄宣肺、杏仁肃肺；桂枝温阳解肌通经脉，和麻黄合用，一解肌一解表，使内寒外散；炙甘草补而生营以助汗源，和桂枝相伍则辛甘化阳以扶受损之阳气。如患者素来阳虚而受寒则见脉沉，桂枝和甘草的扶阳力度太弱，就得取大辛大热的附子细辛和麻黄配合成"麻黄附子细辛汤"（少阴病，始得之，反发热，脉沉者，麻黄附子细辛汤主之），但本人对于这样的情况，对麻黄附子细辛汤进行变通，因为患者阳气虚，直取变通四逆汤为基础方，用生黄芪、附子、生姜的变通四逆汤扶阳补气，使气化有源；再加麻黄、桂枝、当归通营解卫。如见舌苔腻则不用麻黄，用苏叶、苍术、厚朴内外并解，使全身气机畅通，从而恢复气化的正常。

本人时常会去爬野山，一次全身汗淋淋的，到了山顶风大而着凉，见全身酸痛不适，于是饭后喝白酒三四两，酒后见心烦，按摩了下鱼际穴，不一会微微汗出外感而愈，心烦亦除。饮食入胃则有汗源，是麻黄汤的炙甘草；白酒辛热通行发散是桂枝，鱼际穴按摩清宣利肺气是麻黄和生石膏的合用。心烦有热取鱼际可清宣，如果心不烦的宣利肺气可取云门、中府、肺俞等穴。

某妇，月经将至而洗澡后受寒，见全身痛，小腹胀得要爆炸的感觉，心烦不适。血遇寒则凝，女人排月经是身体除旧的过程，当下得下。今因外感风寒而使月经不行，经水阻滞影响气化，治疗得通经解表，内外并治。我先给患者泡了一包午时茶颗粒和新生化颗粒，再针外关、血海强泻。留针时，时不时的运针。留针半小时左右，患者觉得小腹绞动，于是拔针，患者马上去厕所，排出瘀血甚多，月经通后，微微出汗，一下子全身舒泰。再煎取十天调补气血的药善后。中医治病针药一理，切不能泥于用药或用针。对于本案患者的用针，先外关，再血海，次序很重要。外关通阳外出，以疏通气机，血海行血于下。两穴一通卫，一通营。因外寒而至经不行，当先通卫，如果先取血海反使外邪内陷。

桂枝汤

太阳之为病，脉浮，头项强痛而恶寒。太阳病，发热，汗出，恶风，脉缓者，名为中风。太阳病，或已发热，或未发热，必恶寒，体痛，呕逆，脉阴阳俱紧者，名曰伤寒。阳中风，阳浮而阴弱。阳浮者，热自发；阴弱者，汗自出。啬啬恶寒，淅淅恶风，翕翕发热，鼻鸣干呕者，桂枝汤主之。太阳病，头痛发热，汗出恶风者，桂枝汤主之。伤寒不大便六七日，头痛有热者，与承气汤。其小便清者，知不在里，仍在表也，当须发汗；若头痛者必衄，宜桂枝汤。伤寒发汗，解半日许，复烦，脉浮数者，可更发汗，宜桂枝汤主之。病常自汗出者，此为荣气和。荣气和者，外不谐，以卫气不共荣气和谐故尔。以荣行脉中，卫行脉外，复发其汗，荣卫和则愈，宜桂枝汤。太阳病，先发汗不解，而复下之，脉浮者不愈。浮为在外，而反下之，故令不愈。今脉浮，故知在外，当须解外则愈，宜桂枝汤主之。太阳病，外证未解者，不可下也，下之为逆。欲解外者，宜桂枝汤主之。太阳病，外证未解，脉浮弱者，当以汗解，宜桂枝汤。

桂枝三两、芍药三两、炙甘草二两、生姜三两、大枣十二枚。以水七升，微火煮取三升，去滓，适寒温，服一升。服已须臾，啜热稀粥一升余，以助药力。温覆令一时许，遍身漐漐微似有汗者益佳，不可令如水流漓，病者必不除。若一服汗出病瘥，停后服，不必尽剂；若不汗，更服依前法，又不汗，后服小促其间，半日许令三服尽。若病重者，一日一夜服，周时观之。服一剂尽，病证犹在者，更作服；若汗不出，乃服至二三剂。

方解：本方证为风寒伤人肌表，腠理不固，卫气外泄，营阴不得内守，肺胃失和所致。治疗以解肌发表、调和营卫为主。本方证属表虚，腠理不固，且卫强营弱，所以既用桂枝为君药，解肌发表，散外感风寒，又用芍药为臣，益阴敛营。桂、芍相合，一治卫强，一治营弱，合则调和营卫，是相须为用。生姜辛温，既助桂枝解肌，又能暖胃止呕。大枣甘平，既能益气补中，又能滋脾生津。姜、枣相合，还可以升腾脾胃生发之气而调和营卫，所以并为佐药。炙甘草之用有二：一为佐药，益气和中，合桂枝以解肌，合芍药以益阴；一为使药，调和诸药。

吴南京按：本方是一个补益之方，以补中稍散寒邪。脉缓是脉软而无力。气化，有气则化，无气则不化，气弱则化弱。阳主固外，阳虚则卫外不固而汗出；汗出则伤营，所以病机是营卫两伤。治疗当营卫两补，稍散外寒。热稀粥、炙甘草、大枣味甘而补，生姜、桂枝辛温解肌而通经脉，相伍为用则甘辛化阳以补卫固外；热稀粥、炙甘草、大枣之甘和芍药之酸相伍则甘酸化阴。对于桂枝汤的应用，本人很少用原方，而是用生黄芪、党参代替甘草和大枣，再加些许当归和陈皮疏通经脉，因为病机是阴阳两虚，阳弱则无力行血，阴弱则经脉不充，都会使经脉失畅。针对虚证有病，治疗当急补速攻，元气得保攻病时才不至于元气不支，病速去是为保元。外感当是浮脉，有些患者见桂枝汤的症状全见，唯脉不见浮（亦不沉，只是不如外感病那样的浮在外），这是气阳不足，应重用黄芪和附子方能取效。汗血阴阳两阴，无形阳气当速固，阳固则汗止保阴，这才能最短时间促使气化正常。

《温病条辨》："太阴风温、温热、温疫、冬温，初起恶风寒者，桂枝汤主之；但热不恶寒而渴者，辛凉平剂银翘散主之。温毒、暑温、湿温、温疟，不在此例。"对于温病用桂枝汤，中医界颇有异议。觉得温病是热病，不得用桂枝汤。其实吴鞠通上面所说的温疫不是现在流行病学的瘟疫，是温毒才是瘟疫。温热病是气温变化，人体不适应而发病。气温转暖，毛孔开泄，受风则肌肤受寒，于是寒从毛孔入体内。因为所感受的邪是温热之邪，所以化热比伤寒要快速，但此时用桂枝汤还是可以的。切不能一见字面上有一个温字就觉得桂枝汤不能用。已故上海中医药大学柯雪帆教授，他亦提出研究伤寒的人要好好体会温病用桂枝汤（见《疑难病证思辨录》）。

桂枝汤的应用很广泛，因为体虚的人多，加上一年四时都会受寒，特别是现在空调冷风，家里、办公室、汽车到处都是空调，夏天炎热，毛孔开泄，皮肤上都会有汗液，人从炎热的环境里一下到了空调冷风的环境中，很易受寒，此时用桂枝汤就很对证。但煎药实在不方便，本人一般都是用午时茶颗粒，遇上述情况见受寒，及时冲服两小包午时茶，马上就解决问题。午时茶的处方：苍术、陈皮、柴胡、连翘、白芷、枳实、山楂、羌活、防风、前胡、藿香、川芎、神曲、甘草、桔梗、麦芽、苏叶、厚朴、陈茶、蔗糖。有疏表导滞，化浊和胃的功效。

从处方中可以看出，柴胡、藿香、苏叶解表；白芷、羌活、防风解肌；再加蔗糖补中以助汗源。其实这就是一个变通的桂枝汤。研究处方学，不能只盯着处方中固定不变的几味药，一定要从病因病机的角度去理解处方的治疗作用，明白其中的本义，临床应用取其意不泥药，这才能灵活变通。人是一个内外一体的半通透管道，外病则影响人体的气机，所以治病一定要综合考虑，不能见外感病只知道发汗。如因外邪造成的内气不通，治疗上以通内为主，疏外为辅，内气一通外邪亦随之而解，于是气化亦随之正常。

麻黄汤和桂枝汤的应用，一虚一实，一定要注意区别。最主要的鉴别诊断，一是脉的强弱，二是有无自汗。脉强无自汗是实，用麻黄汤；脉弱有自汗是虚，用桂枝汤。

小柴胡汤

伤寒五六日，中风，往来寒热，胸胁苦满，默默不欲饮食，心烦喜呕，或胸中烦而不呕，或渴，或腹中痛，或胁下痞硬，或心下悸，小便不利，或不渴，身有微热，或咳者，与小柴胡汤主之。血弱气尽，腠理开，邪气因入，与正气相搏，结于胁下，正邪分争，往来寒热，休作有时，默默不欲饮食。藏府相连，其痛必下，邪高痛下，故使呕也，小柴胡汤主之。得病六七日，脉迟浮弱，恶风寒，手足温，医二三下之，不能食，而胁下满痛，面目及身黄，颈项强，小便难者，与柴胡汤。伤寒四五日，身热恶风，颈项强，胁下满，手足温而渴者，小柴胡汤主之。伤寒，阳脉涩，阴脉弦，法当腹中急痛者，先与小建中汤；不瘥者，与小柴胡汤主之。本太阳病不解，转入少阳者，胁下硬满，干呕不能食，往来寒热，尚未吐下，脉沉紧者，与小柴胡汤。

柴胡半斤、黄芩三两、人参三两、甘草三两、半夏半升、生姜三两、大枣十三枚。以水一斗二升，煮取六升，去滓，再煎，取三升，温服一升，日三服。

后加减法：若胸中烦而不呕，去半夏、人参，加栝蒌实一枚。若渴者，去半夏，加人参，合前成四两半，栝蒌根四两。若腹中痛者，去黄芩，加芍药三两。若胁下痞硬，去大枣，加牡蛎四两。若心下悸，小便不利者，去黄芩，加茯苓四两。若不渴，外有微热者，去人参，加桂三两，温覆取微汗愈。若咳者，去人参、大枣、生姜，加五味子半升，干姜二两。

方解：少阳病证，邪不在表，也不在里，汗、吐、下三法均不适宜，只可采用和解方法。本方中柴胡透解邪热，疏达经气；黄芩清泄邪热；法半夏和胃降逆；人参、炙甘草扶助正气，抵抗病邪；生姜、大枣和胃气，生津。使用以上方剂后，可使邪气得解，少阳得和，上焦得通，津液得下，胃气得和，有汗出热解之功效。

吴南京按：虚则气化失司，脾生营以养四旁，对于虚证患者的治疗，当从调补脾胃为先。从《伤寒论》原著看脉象都偏阴的虚脉，就算是见浮脉亦是"脉迟浮弱"；从病情上来看，是外感风寒误治，或受寒数天没及时治疗造成体虚郁热（少阳中风，两耳无所闻，目赤，胸中满而烦者，不可吐下，吐下则悸而惊。伤寒，脉弦细，头痛发热者，属少阳。少阳不可发汗，发汗则谵语，此属胃，胃和则愈，胃不和，则烦而悸。）从小柴胡汤的用药来看，这是虚证。方中的人参、半夏、生姜、大枣、甘草，这是一个补气养营的基础方，半夏和生姜在于运人参、甘草和大枣的阴软之性，使补而不滞；生姜、柴胡和黄芩疏散郁热。

对于往来寒热，在于气虚无力祛邪外出，邪滞体内化热。随着人的饮食或情绪等变动，积热外发，于是见热，但原因总是体虚，发热后身体热能不足于是又见寒，所以造成往来寒热。有人见女性更年期的往来寒热，亦用小柴胡汤治疗，不效，这是病位和病机弄错了。更年期的往来寒热病位在肾，而小柴胡汤的病位在中焦脾胃。更年期是肾气亏虚，无力升发，当机体变化时气机升发于是见热，当气机不升发时又见寒。小柴胡汤的治疗是针对体虚有外邪的，而更年期是肾虚。

小柴胡汤临床治疗范围很广，不仅用于外感病，现在有中成药的颗粒剂，因为药中加了大量的蔗糖，用量又轻，不再是《伤寒论》中的小柴胡，而是使整个药性更趋向于里，解表作用微乎其微，只是升发气机的作用。本人多将小柴胡汤用于情绪郁闷方面，特别是上学后的小孩子，因为家长望子成龙，还有学校读书的压力，见小孩子有些郁闷，吃点小柴胡颗粒效果很好。如果用小柴胡颗粒治疗外感发热，在于用药量。

宣某，女，外感发热，体温近三十九度，头晕眼花，来电话询问。我叫她泡小柴胡颗粒，一次两小包，一小时吃一次，如果吃了会吐，吐了再吃。这患者的白塞氏综合征是我治愈的，亦很听话，吃了两小包小柴胡后果真吐了，再吃两小包，不一会儿又吐，如此两三次，最后一次吃进去的小柴胡不再吐。先后不到三小时，身体凉热退。

千岛湖方君亦受凉感冒发热，因为她时常听我讲一些中成药的应用，自行吃了午时茶没效果，我亦叫她用小柴胡，如宣某的方式治疗，亦是吃药后吐而愈。《黄帝内经》高而越之，外感在于上，吐则宣泻郁滞之气，患者吐后都会微微出汗的。

对于体虚外感的治疗，一定要仔细，2019 年 3 月 17 日，人民日报记载了北京中医药大学郝万山教授讲述他一个同窗感冒死亡的事情，《郝万山说健康》一书中描述了自己同窗的悲惨经历。偶然风寒感冒，染上扁桃腺炎；染上扁桃腺炎，发展成肾小球肾炎；发展成肾小球肾炎，导致肾功能衰竭；肾功能衰竭后，最终多器官衰竭。"感冒，感冒，我要用生命换一场感冒！"

《卫生宝鉴》罗天益亦讲到"下工绝气危生"。丁巳予从军至开州，夏月，有千户高国用谓予曰：父亲年七十有三，于去岁七月间因内伤饮食，又值霖雨泻，痢暴下数行。医以药止之，不数日又伤又泻，止而复伤，伤而复泄。至十月间，肢体瘦弱，四肢倦怠，饮食减少，腹痛肠鸣。又以李医治之，处以养脏汤，治之数日，泻止后添呕吐。又易以王医，用丁香、藿香、人参去白、橘皮、甘草，同为细末，煎生姜数服而呕吐止。延至今正月间，饮食不进，扶而后起，又数日不见大便。予问医曰：父亲数日不见大便，何以治之？医曰：老官人年过七旬，气血衰弱，又况泻痢半载，脾胃又虚，津液耗少，以麻仁丸润之可也。众亲商议，一亲知曰：冯村牛山人，见证不疑，有果决，遂请治之。诊其脉，问其病证，曰此是风结也，以搜风丸百余丸服之，利下数行而死。予悔恨不已，敢以为问。予曰：未尝亲见，将何以言？高千户退而去。或者曰：予亲见之，细说其证。予曰：人以水谷为本，今年高老人久泻，胃中津液耗少，又重泻之，神将何根据？灵枢经云：形气不足，病气不足，此阴阳俱不足也，不可泻之，泻之则重不足，重不足则阴阳俱竭。血气皆尽，五脏空虚，筋骨髓枯，老者绝灭，少者不复矣。又曰：上工平气，中工乱脉，下工绝气危生。绝气危生，其牛山人之谓欤。

一切治病手段都是在保元气的基础上进行的，元气竭则无气可化而气化绝。面对虚证疾病，病急则急补速攻，病去后调补元气；病缓则在调补的基础上攻病。切勿孟浪。

补中益气汤

古之至人，穷于阴阳之化，究乎生死之际，所著《内经》，悉言人以胃气为本。盖人受水谷之气以生，所谓清气、荣气、卫气、春升之气，皆胃气之别称也。夫"胃为水谷之海"，"饮食入胃，游溢精气，上输于脾；脾气散精，上归于肺；通调水道，下输膀胱。水精四布，五经并行，合于四时五脏阴阳，揆度以为常也。"苟饮食失节，寒温不适，则脾胃乃伤；喜怒忧恐，劳役过度，而损耗元气。既脾胃虚衰，元气不足，而心火独盛。心火者，阴火也，起于下焦，其系系于心，心不主令，相火代之；相火，下焦胞络之火，元气之贼也。火与元气不能两立，一胜则一负。脾胃气虚，则下流于肾，阴火得以乘其土位。故脾胃之证，始得之则气高而喘，身热而烦，其脉洪大而头痛，或渴不止，皮肤不任风寒而生寒热。盖阴火上冲，则气高而喘，身烦热，为头痛，为渴，而脉洪大；脾胃之气下流，使谷气不得升浮，是生长之令不行，则无阳以护其荣卫，不任风寒，乃生寒热，皆脾胃之气不足所致也。然而与外感风寒所得之证颇同而理异。内伤脾胃，乃伤其气；外感风寒，乃伤其形。伤外为有余，有余者泻之，伤内为不足，不足者补之。汗之、下之、吐之、克之，皆泻也；温之、和之、调之、养之，皆补也。内伤不足之病，苟误认作外感有余之病而反泻之，则虚其虚也。《难经》云：实实虚虚，损不足而益有余，如此死者，医杀之耳！然则奈何？曰：惟当以甘温之剂，补其中，升其阳，甘寒以泻其火则愈。《内经》曰："劳者温之"，"损者温之"。盖温能除大热，大忌苦寒之药泻胃土耳。今立补中益气汤。

黄芪（劳役病热甚者一钱）甘草（炙，以上各五分）人参（去芦）升麻 柴胡 橘皮 当归身（酒洗）白术（以上各三分）

夫脾胃虚者，因饮食劳倦，心火亢甚，而乘其土位，其次肺气受邪，须用黄芪最多，人参、甘草次之。脾胃一虚，肺气先绝，故用黄芪以益皮毛而闭腠理，不令自汗，损其元气。上喘气短，人参以补之。心火乘脾，须炙甘草之甘以泻火热，而补脾胃中元气，若脾胃急痛并大虚，腹中急缩者，宜多用之，经云："急者缓之。"白术苦甘温，除胃中热，利腰脐间血。胃中清气在下，必加升麻、柴胡以引之，引黄芪、人参、甘草甘温之气味上升，能补卫气之散解，而实其表也；又缓带脉之缩急。二味苦平，味之薄者，阴中之阳，引清气上升也。

吴南京按：补中益气汤的制方原理方解，李东垣自己已经讲解得很详细，他自己创制的处方，他自己的讲解最具权威，于是不再用后世的讲解。但阴火问题，困扰了很多人。李东垣说"脾胃虚衰，元气不足，而心火独盛。心火者，阴火也，起于下焦，其系系于心，心不主令，相火代之；相火，下焦胞络之火，元气之贼也。火与元气不能两立，一胜则一负。"他明确说到阴火就是心火，又说下焦胞络之相火是元气之贼，一胜一负，相火越盛元气就越虚。阴火，其实就是人的生理产生的热能，人只要活着就会产热，热向外走而卫外，向上走则助心行血，心无此火则不能行血通脉，所以才说阴火就是心火。李东垣又说"脾胃气虚，则下流于肾，阴火得以乘其土位。"《口问》："中气不足，溲便为之变。"脾主清，脾虚则升清不力，于是中焦之气下陷（下流于肾），上焦的气亦随之下行到中焦，所以心火（阴火）"得以乘其土位"，治疗要促进把气机升发，这样下流于肾的火才能升到中焦脾胃之中，中焦的心火才能升到上焦胸中，使火归原位，这个问题好理解。但有一点问题要说明，李东垣又明确地说"气高而喘，身热而烦，其脉洪大而头痛，或渴不止，皮肤不任风寒而生寒热。"气高而喘、身热烦，脉洪大，是因为"阴火上冲，则气高而喘，身烦热，为头痛，为渴，而脉洪大。"上面刚说脾胃虚则"阴火得以乘其土位"，后面又说"阴火上冲"，这不矛盾嘛！这主要是因为心火下陷，迫使下焦相火上冲，代心火用事（心不主令，相火代之），所以见发热而喘。有人对阴火理解为脾胃虚损后，化生的营血不足，而导致阴不敛阳，产生的心火过亢。这是不对的，因为气虚发热的症状是高热（状如白虎），而营阴不敛只会见低热，发热的程度完全不同。

"相火，下焦胞络之火，元气之贼也。"相火是生命之火，就是原阳、命火，因为此火性烈，又称为雷龙之火，天非此火不能生物，人非此火不能有生。人无此火的激化则不能气化，但相火得潜藏于下焦肾中，这才为正常激化人体气化的正常。如果相火离位上冲，就成了元气之贼而耗伤元气。丹溪《相火论》"神发知矣，五性感物而万事出，有知之后，五者之性为物所感，不能不动。谓之动者，即《内经》五火也。相火易起，五性厥阳之火相扇，则妄动矣。火起于妄，变化莫测，无时不有，煎熬真阴，阴虚则病，阴绝则死。君火之气，经以暑与湿言之；相火之气，经以火言之，盖表其暴悍酷烈，有甚于君火者也，故曰相火元气之贼。"气虚下陷，使生理之火占相火之位，于是相火被迫离位上冲，所以这样的火势很猛，才会见高热的。但朱丹溪所理解的气虚发热，又转变成阴虚发热，这是他的变通，并不是说他没有理解李东垣补中益气汤的精神。从《名医类案》中看丹溪的病案，他治疗外感病，十之八九都是以补中益气汤加大风药的方式进行。

所以治疗当以甘温补气，促进气机升提，使各部位的火归正，所以李东垣说

"惟当以甘温之剂，补其中，升其阳，甘寒以泻其火则愈。"但补中益气汤中没有甘寒之药啊，所以补中益气汤真正要治疗这种气高喘而发热，单纯用补中益气汤是不行的，还得再加麦冬、知母等甘寒药。这才能使上冲的相火得以下行。再看李东垣的《脾胃论》和《内外伤辨惑论》，他的确是对补中益气汤有很多的变化，特别是对于见热的，都会在补气升提的基础上加麦冬、知母，甚至黄芩、黄连等药。本人看了后世对补中益气汤的方解，只是望文生义，具体应用于实际临床上则少之又少。

本人学中医，第一个患者是我父亲，当年父亲胃部大手术后见热病，人突然间会高热，但量体温又正常，就是人觉得很热，随之油黏的大汗出，马上得脱光衣服，哪怕是大冬天也得脱光，还要拿个扇子取凉，只见父亲皮肤通红。过一会，热退，人又马上觉得很冷，得马上躲在被窝里，再用火取暖，我手伸进被窝里都觉得发烫，但我父亲还是冷得全身发抖。并且这样的热一次，人就会觉得非常的疲惫。后来我到庆元县城买来了红参炖给父亲吃，效果很好，但后来效果又不好了。直到我去湖南习武之前，我又去了我读书时的荷地镇买来了十剂中药煎给我父亲吃，此后就整整七年不再发热。因为后来药方里我以补气为主，再加丹参、生地等寒凉药。

2014年正月我带家人去黄山游玩，我从金华出发时就带了红参，等到母亲下山后就泡了一杯参给母亲吃，没想到母亲年迈爬山劳累气陷，还是发生了尿路感染。次日回金华后，马上用石淋通颗粒泡的药水吞服补中益气丸，另外再炖了一支野山参给母亲吃，尿路感染也随之而愈。虽说母亲没有见发热，但气虚下陷的病机是一样，于是采用补气升提再寒凉泻火，变化上只是李东垣见上焦热用甘寒，而我母亲的热是火邪陷于下焦的热，用石淋通颗粒清泄，使邪火从小便解。

某妪，2020年春天见尿频，因疫情隔离在家，不时上厕所，觉得更是烦心。家属来电话询问，我叫对方吃补中益气丸，服药一天，尿频顿减。这是因为年老气机失升，春天气温转暖，毛孔比冬天要开泄，元气外散，气机更不得升发，补中益气丸升提气机，使人体气机顺应自然，于是尿频就止。

某翁，年八十，春天见两脚动作不麻利，我叫对方吃五子衍宗丸和补中益气丸，服用数天，两脚就见麻利。病机亦是气机下陷，考虑年迈，只用补中益气丸恐扰动肾元，合用五子衍宗丸，一来通过五子衍宗丸的补肾作用可以促进气机的升发，和补中益气丸合用有协同效果；二来固养肾元以免动摇肾元。

《六微旨大论》："出入废则神机化灭，升降息则气立孤危，故非出入，则无以生长壮老已，非升降，则无以生长化收藏，是以升降出入，无器不有。"人体气化正常，气机的升降出入才会正常。气机升发太过或不及，都会使气化失司。对于气机下陷而见杂其他诸证的病机很多，所以中医治病，对于气机调整的治疗，一定要非常娴熟。但对于造成气机升降出入不足或太过的情况有虚有实，气机升降出入紊乱虽说有虚有实，但纯虚少，纯实亦少，更多的是虚实夹杂，补中益气汤是虚证方面升提气机的代表方，如实证的有情绪郁闷的气机升发不利下、过食冷物抑制气机的升发等，这些是实一方面的情况，要区别对待。另外还有促进气机向外的，如麻黄汤、小柴胡汤、参苏饮等解表剂；促进气机下潜的有虎潜丸、承气汤、真武汤等。本人已经出版的《医理述要》对气机下潜方面有了较详细的说明，本书对气机升发和向外展放进行了解说，作为《医理述要》潜阳法的完善和补充吧。

瘟 疫

瘟疫是传染极强、发病迅速、死亡率高的一种传染病，如非典、鼠疫、天花、流感、霍乱、疟疾、新冠肺炎等，曹植《说疫气》："建安二十二年，疠气流行，家家有僵尸之痛，室室有号泣之哀。或阖门而殪，或覆族而丧。"瘟疫不同于普通的外感病，亦不同于其他传染病。普通外感病不会相互传染，其他的传染病发病进展缓慢。《伤寒杂病论》："余宗族素多，向余二百。建安纪年以来，犹未十稔，其死亡者，三分有二，伤寒十居其七。"文中的伤寒，自然不是普通的受寒凉，而是指烈性传染病。

不同疫情所表现出来的症状，大体上可以分为热疫、寒疫、湿疫、寒湿疫、湿热疫等数种，治疗上也不一样。并且还要区别疫毒在人体的具体部位，比如湿热疫，有在肺、在胃的区别，在肺则脓痰盛，治疗在于清透排痰，要把肺中的痰快速排出体外，可选用千金苇茎汤加味治疗；湿热在胃则用平胃散加大剂清热解毒药为主加味治疗。所以攻邪，一是区别疫邪的性质，二是落实病位。

病因

《吕氏春秋》：季春行夏令，则民多疾疫。

《本能病》：厥阴不退位，即大风早举，时雨不降，湿令不化，民病温疫，疵废。风生，民病皆肢节痛、头目痛，伏热内烦，咽喉干引饮。

《刺法论》：故天地气逆，化成民病，刚柔二干，失守其位，使天运之气皆虚乎？与民为病，可得平乎？天地迭移，三年化疫，是谓根之可见，必有逃门。

《说疫气》：或以为疫者，鬼神所作。夫罹此者，悉被褐茹藿之子，荆室蓬户之人耳！若夫殿处鼎食之家，重貂累蓐之门，若是者鲜焉。此乃阴阳失位，寒暑错时，是故生疫，而愚民悬符厌之，亦可笑也。

"季春行夏令。""厥阴不退位，即大风早举，时雨不降，湿令不化。""天地气逆。""阴阳失位，寒暑错时。"说明了天气异常是瘟疫发生的主要原因，这是很客观的。古时医疗条件差，加上战争等因素，导致瘟疫发生频率很高。据史料记载，从汉桓帝刘志，至汉献帝刘协的七十余年中，记载有疫病流行十七次。疫情连年，民不聊生，即使是士大夫们也未能幸免。于是就有人研究天气变化和疾病发生的规律，中医五运六气就是在这种条件下产生的。虽然说中医的五运六气过于呆板，但天气的变化的确会对人体健康产生影响。对于瘟疫来说，现在医学界发现从其他动物传来。人是天地的产物，其他动物也一样是天地的产物。人类有很好的医疗条件，疾病刚开始发作就及时治疗，就得到有效的控制。但其他动物因为天气的变化而死亡的就不是人类所能控制，动物成群的死亡，相互传染，最后传到人类。古人总说大战后就是大疫，主要原因也是战争带来的死亡，尸体腐烂产生疫毒就会传染到其他健康的人类。

"三年化疫"是中医五运六气里的内容，这并不现实。从中医发展史上来看，通过五运六气事先预测瘟疫的发生，都没有先例。现在网络信息发达了，看到一些关于五运六气预知瘟疫的发事，都是瘟疫已经发后的事后谈资。宋代拘泥于五运六气治病，治死了很多人，反而是死实。所以对于天气变化后会发生什么样的瘟疫，直到目前为止，不论是中医还是西医学方面都没有办法预测，所能做的都是见瘟疫发生了，用最积极的方法进行隔离和治疗。

"或以为疫者，鬼神所作。"这样的观点不要说在三国时代民众会如此认为，直到现在社会基层还有不少人（特别是老一辈人）还是认为瘟疫是鬼神所作。对于曹植所说的"悬符厌之"，用符来治疗，现在民间还时有发生。

《伤寒例》：阴阳大论云：春气温和，夏气暑热，秋气清凉，冬气冷冽，此则四时正气之序也。冬时严寒，万类深藏，君子固密，则不伤于寒。触冒之者，乃名伤寒耳。其伤于四时之气，皆能为病。以伤寒为毒者，以其最成杀厉之气也。中而即病者，名曰伤寒；不即病者，寒毒藏于肌肤，至春变为温病，至夏变为暑病。暑病者，热极重于温也。是以辛苦之人，春夏多温热病，皆由冬时触寒所致，非时行之气也。凡时行者，春时应暖，而复大寒；夏时应大热，而反大凉；秋时应凉，而反大热；冬时应寒，而反大温。此非其时而有其气，是以一岁之中，长幼之病多相似者，此则时行之气也。

王叔和亦认为瘟疫是天气变化造成的，并且对普通的外感病和瘟疫进行了区别。普通外感病是因为外界气候不适应造成，不会相互传染，而瘟疫则是疫毒为患，会相互传染（长幼之病多相似）。

《诸病源候论》：其病与时气、温、热等病相类，皆有一岁之内，节气不和，寒暑乖候，或有暴风疾雨，雾露不散，则民多疾疫。病无长少，率皆相似，如有鬼厉之气，故云疫疠病。此病皆因岁时不和，温凉失节，人感乖戾之气而生病，则病气转相染易，乃至灭门，延及外人，故须预服药及为法术以防之。

对于瘟疫的治疗，发展很缓慢。《伤寒论》序言中所讲到一个家族死了三分之二，于是而著书传世，但《伤寒杂病论》中所记载的都是外感寒邪的治疗，针对的是外感病，而不是瘟疫。如《金匮要略》："阳毒之为病，面赤斑斑如锦纹，咽喉痛，唾脓血。五日可治，七日不可治。升麻鳖甲汤主之。阴毒之为病，面目青，身痛如被杖，咽喉痛。五日可治，七日不可治。升麻鳖甲汤去雄黄蜀椒主之。"症状上是瘟疫，并不是普通的外感病，但治疗上不对证。但当时医家已经明确知道这是病，不是鬼神所为，并且可以用药来治疗，这是很可贵的，因为有了这样的思想理念，才会在这个方向去努力。

《瘟疫论》：病疫之由，昔以为非其时有其气，春应温而反大寒，夏应热而反大凉，秋应凉而反大热，冬应因风雨阴晴，稍为损益，假令秋热必多晴，春寒因多雨，较之亦天地之常事，未必多疫也。伤寒与中暑，感天地之常气，疫者感天地之疠气，在岁有多寡；在方隅有厚薄；在四时有盛衰。此气之来，无论老少强弱，触之者即病。

吴又可最可贵的地方，在于提出了"疠气"，普通外感是"感天地之常气"，瘟疫是"感天地之疠气"。

治疗

瘟疫的治疗和普通外感病完全不同，普通外感病治外，瘟疫治内。中医治疗瘟疫不是在于用什么药去杀灭疫毒，而是通过调整身体的内环境，改变疫毒的生存环境，从而达到杀灭疫毒的效果。比如，人在沙漠中，没有食物没有水，不几日就死亡。中医治疗瘟疫，不论是芳香辟秽、清热解毒、理气燥湿等治疗手段，都是改变疫毒的生存环境。有人用清热解毒药通过实验室的药理试验，发现可以杀灭细菌和病毒，认为这是对抗性地杀灭病原体而达到治疗效果，于是治疗上起手就是用大剂清热解毒药来治疗，最后瘟疫没治好，脾胃先败坏，病情反而加重。

《刺法论》：正气存内，邪不可干，避其毒气。

"正气存内"指的是提高人体的免疫力。其实人体的淋巴细胞和各种吞噬细胞能有效地吞噬瘟疫病原体，中医的扶正治疗，就是提高免疫细胞的数量和吞噬能力。

"避其毒气"，就是现在所说的隔离，有效隔离使传染人数尽量减少，这是很有实际意义的。

《丹溪心法》：瘟疫，众人一般病者是，又谓之天行时疫。治有三法，宜补、宜散、宜降。

朱丹溪所提出的补、散、降治疗瘟疫很有现实意义。瘟疫病原体入侵人体内，会快速发展壮大，快速吸收人体的能量，体能会快速的下降；病原体在体内发展，会产生大量的病理产物，郁滞于体内，所以治疗上一定要散邪，把这些病理产物快速排出体外。所以瘟疫的治疗原则是急补速攻，补虚在于补脏，攻邪在于攻腑，治疗瘟疫腑气一定要通畅，一见腑气不通，马上通便，所以前贤说："伤寒下不厌迟，温病下不厌早。"治疗瘟疫一定要补，见气虚补气、阴虚补阴、阳虚补阳。散邪，不是用解表药发汗的方式宣散，而是指把郁滞一起的邪气用分消方式疏散开，如见高热、大便结，用白虎汤加板蓝根、大黄等，通过排大便的方式使病邪散开。但对于丹溪所提到的"降"，是因为他当时治疗的是大头瘟，邪毒在头上，所以要降，但对于寒湿疫初起，治疗上反而还要升降气机，才能使气化正常，把寒湿之邪快速化开，阻断病情的发展。比如2020年发生的新冠肺炎，就是寒湿疫，初起治疗就得升降气机促进气化，而不能用降，气机有降无升，反而使气化失司，病原体造成的病理产物也不能及时的排出体外。

《瘟疫论》：邪自口鼻而入，则其所客，内不在脏腑，外不在经络，舍于伏脊之内，去表不远，附近于胃，乃表里之分界，是为半表半里，即《针经》所谓横连膜原是也。胃为十二经之海，十二经皆都会于胃，故胃气能敷布于十二经中，而荣养百骸，毫发之间，弥所不贯。凡邪在经为表，在胃为里，今邪在膜原者，正当经胃交关之所，故为如折；如浮越于阳明，则有目痛、眉棱骨痛、鼻干；如浮越于少阳，则有胁痛、耳聋、寒热、呕而口苦。大概述之，邪越太阳居多，阳明次之，少阳又其次也。邪之所著，有天受，有传染，所感虽殊，其病则一。凡人口鼻之气，通乎天气，本气充满，邪不易入，本气适逢亏欠，呼吸之间，外邪因而乘之。昔有三人，冒雾早行，空腹者死，饮酒者病，饱食者不病。疫邪所著，又何异耶？若其年气来盛厉，不论强弱，正气稍衰者，触之即病，则又不拘于此矣。其感之深者，中而即发；感之浅者，邪不胜正，未能顿发，或遇饥饱劳碌，忧思气怒，正气被伤，邪气始得张溢，营卫营运之机，乃为之阻，吾身之阳气，因而屈曲，故为病热。其始也，格阳于内，不及于表，故先凛凛恶寒，甚则四肢厥逆。阳气渐积，郁极而通，则厥回而中外皆热。至是但热而不恶寒者，因其阳气之周也。此际应有汗，或反无汗者，存乎邪结之轻重也。即便有汗，乃肌表之汗。若外感在经之邪，一汗而解。今邪在半表半里，表虽有汗，徒损真气，邪气深伏，何能得解？必俟其伏邪渐退，表气潜行于内，乃作大战，精气自内由膜中以达表，振战止而复热，此时表里相通，故大汗淋漓，衣被湿透，邪从汗解，此名战汗。

"邪自口鼻而入，则其所客，内不在脏腑，外不在经络，舍于伏脊之内，去表不远，附近于胃，乃表里之分界，是为半表半里，即《针经》所谓横连膜原是也。"吴又可明确了瘟疫的传播途径是"自口鼻而入"，虽说普通外感除了从体表而入，从口鼻而入亦会发生外感（如天寒，虽说衣服穿得很多，但冷空气直接从鼻孔吸到肺里，也一样会受凉生病），但瘟疫则是不会从体表入侵体内。但吴又可所说的病邪入侵体内是在"膜原"，这就武断了。瘟疫的病原体其实是一个新生命，也和人一样有脾气的，不同的病原体对生存环境有不同的偏向性，如热性流感在于肺，霍乱在于胃肠，都不是在半表半里的膜原。治疗瘟疫就要针对病原体所在的位置进行治疗，在肺则治肺，在肠则治肠，但总离不开五脏系统的范围。

"其感之深者，中而即发；感之浅者，邪不胜正，未能顿发，或遇饥饱劳碌，忧思气怒，正气被伤，邪气始得张溢。"人体感受瘟疫之后，是否致病则决定于瘟疫的毒性强弱与人体的抵抗力。

"外感在经之邪，一汗而解。今邪在半表半里，表虽有汗，徒损真气，邪气深伏，何能得解。"治疗外感从表解，治疗瘟疫从里散，这是治疗瘟疫和普通外感病的根本区别。治疗普通外感病重在养脾，治疗瘟疫重在攻胃。外感病的治疗不论是寒热湿燥，总是从外解，得使汗有化源，如营分亏虚则汗无源而使治疗上元气不支；瘟疫是病原体侵入身体内，会快速耗损人体的元气，虽说要补，但病急的攻是保元，如承气汤的通便急下是为了保津。攻胃不是机械地用承气汤，而是邪滞气机，气化失司，脾胃为一身气机升降之枢纽，如胃中邪滞则气机升降失司。《伤寒来苏集》："肺为储痰之器。"从 2020 年的新冠肺炎疫情来看，其核心病机就是脾湿蕴肺，表面看是肺病，实际上治在脾胃。

《温热论》：温邪上受，首先犯肺，逆传心包。肺主气属卫；心主血属营。辨营卫气血虽与伤寒同；若论治法，则与伤寒大异。盖伤寒之邪，留恋在表，然后化热入里；温邪则化热最速。未传心包，邪尚在肺。肺合皮毛而主气，故云在表。初用辛凉轻剂。挟风加薄荷、牛蒡之属；挟湿加芦根、滑石之流。或透风于热外；或渗湿于热下。不与热相搏，势必孤矣。不尔，风挟温热而燥生，清窍必干，谓水主之气，不能上荣，两阳相劫也；湿与温合，蒸郁而蒙蔽于上，清窍为之壅塞，浊邪害清也。其病有类伤寒，验之之法，伤寒多有变症；温热虽久，总在一经为辨。

"温邪上受，首先犯肺，逆传心包。"对于外感风热，自然是首先犯肺，并且因为温热本是阳邪，所以化热速，热势高。但对于瘟疫就不一定是"首先犯肺"，比如流行性乙型脑炎，就没见肺方面的症状。叶天士此处所论的是外感风热的外感病，而不是瘟疫，所以治疗瘟疫切不能以此为指导思想。已故名医姜春华教授，他把《临证指南医案》中瘟疫病案进行分析，亦发现叶天士用外感风热的方式治疗热性的瘟疫，有的险象环生，有的根本就没有下文。有鉴于此，姜春华提出了"截断扭转"的治疗方式，也就是说，对于热性的瘟疫治疗，开始不能用"辛凉轻剂"，以免延误病情，而是一开始就得用重剂清热解毒药，或见热势一起就得通便退热。姜春华所提的"截断扭转"是针对热疫的，这点要明确。如果泥于姜氏，对寒湿疫亦以大剂清热解毒药来治疗，只会加重病情，促进恶化。

"挟风加薄荷、牛蒡之属；挟湿加芦根、滑石之流。或透风于热外；或渗湿于热下。不与热相搏，势必孤矣。"这是治疗瘟疫的旨要。瘟疫往往不是单纯的瘟疫，而是外感和瘟疫相合，治疗上单纯以瘟疫的治内，则外邪内陷；如果以外感病治疗，又延误病情，治疗上就得合治，内外并治。比如冬天大寒的流感，症见咽喉疼痛、发热、恶寒、体痛，解表则汗出热不退，用抗生素输液治疗则恶寒体痛不除。当年我在金华开门诊部时，经常接到这样的患者，西医治疗四五天，反复发热，应用消炎止痛药和抗生素，汗出后体温下降，过不了半天又见发热。于是我取刘完素的"防风通圣散"的思路，内外并治，效果很好。

《松峰说疫·仅读伤寒书不足以治瘟疫，不读伤寒书亦不足以治瘟疫论》：伤寒者，为寒所伤，其来也有因，故初感总以汗散为主。若瘟疫并作因寒而得，不可以治伤寒之法治之。非惟麻、桂不用，即羌活、十神等汤亦非对症之药。所谓读伤寒书不足以治瘟疫者此也。至于瘟疫变现杂症之多，几与伤寒等。吴又可《瘟疫论》中，仅有斑、黄汗、狂等数条，至于《伤寒》中之诸汗、诸痛、诸血症，以及谵狂、渴烦、惕、瘛、不语、摇头、大小便等症之方论，瘟疫中可以裁取而用之者，正复不少也。然必斟酌尽善而后，可是总在人之学力见解，而非口说之所能尽矣。所谓不读伤寒书，不足以治瘟疫者如此。

刘松峰此论甚是，外感病的病因和治疗与瘟疫完全不同，外感之治在于散外，邪从表走；治瘟疫在于攻内，使邪从内溃。

瘟疫病的论治方面，《湿热论》《温热论》《温病条辨》《温热经纬》《通俗伤寒论》等著作中，都没有把瘟疫和外感病严格区别，这是非常可惜的事，导致后学者在治疗瘟疫方面无所适从，拘泥于吴又可的《温疫论》又显得简略，余师愚的《疫疹一得》也只是针对热性的瘟疫，对于其他性质的瘟疫亦没有论述。2020年正月，我学生陶黎把北京某支援武汉的中医治疗新冠肺炎的一些资料给我看，我一看此人处方中方方不离麻黄10克，我就知道此人还没有把瘟疫和外感病分开对待，因为新冠肺炎我治疗过一些，都是当时病急，医院安排不了病情非常危急的患者找来，我从患者的舌质暗、苔腻的表现，可以知道这是寒湿疫，治疗不在麻黄宣肺，而在于化湿运中，效果理想。我把治疗的病案通过微信给我师娘（北京中医药大学高春媛教授）、谷世喆教授分享，大家一起探讨。他们亦颇认可我的治疗方案。

热疫

《温病条辨》：温疫者，厉气流行，多兼秽浊，家家如是，若役使然也。温毒者，诸温夹毒，秽浊太甚也。

瘟疫中以热疫最多见，比如常见的发热的流感，就是最普通的热性瘟疫。吴鞠通所说的"多兼秽浊"是热疫很常见的情况。很多流感患者高热时还见口中有臭腐气味。此种情况用清热解毒治疗效果不好，用白虎汤治疗无效。本人以白虎汤加苍术、紫苏叶、板蓝根、金银花、石菖蒲等为治。有痰加鲜竹沥，大便不通加枳壳、生大黄，用于西医治疗体温反复不退的流感，一般一剂就能控制病情。

《疫诊一得》：伤寒初起，先发热而后恶寒；疫症初起，先恶寒而后发热，一两日后，但热而不恶寒。此寒热同而先后异也。有似太阳、阳明者，然太阳、阳明，头痛不至如破，而疫则头痛如劈，沉不能举。伤寒无汗，而疫则下体无汗，上身有汗，惟头汗更盛。头为诸阳之首，火性炎上，毒火盘踞于内，五液受其煎熬，热气上腾，如笼上薰蒸之露，故头汗独多。此又痛虽同，而汗独异也。有似少阳呕者，有似太阴自利者。少阳而呕，胁必痛，耳必聋；疫症之呕，胁不痛，耳不聋，因内有伏毒，邪火干胃，毒气上冲，频频而作。太阴自利者，腹必满；疫症自利者，腹不满。大肠为传送之官，热注大肠，有下恶垢者，有旁流清水者，有日及数十度者。此又症异而病同也。种种分别是疫，奈何犹执伤寒治哉？

"伤寒初起，先发热而后恶寒；疫症初起，先恶寒而后发热。"此处的伤寒是指外感温热，而不是外感寒邪，外感寒邪都是先恶寒后发热，这和瘟疫表现差不多，但时间上大不相同，外感寒邪的恶寒时间长，而后再发热，并且热势不会很高；而瘟疫的恶寒时间不会很长，并且发热后热势迅速升高成为壮热。

"有似太阳、阳明者，然太阳、阳明，头痛不至如破，而疫则头痛如劈，沉不能举。"头痛如劈、高热，这是流行性乙型脑炎的具体表现，如果疫毒没在脑部，头痛不会如此剧烈。余师愚还把呕、下利等症状，把外感病和瘟疫进行区别，这是很有必要的。不懂外感病治不了瘟疫，但拘泥于外感病也一样治不了瘟疫。

《冯氏锦囊秘录》：斑疹不可妄为发表，此所谓大中至正之论，惜未畅明其旨，后人何所适从？吴又可注《瘟疫论》，辨伤寒、瘟疫甚晰，如头痛、发热、恶寒，不可认为伤寒表症，强发其汗，徒伤表气，热不退，又不可下，徒伤胃气。斯语已得其奥妙。奈何以瘟毒从鼻口而入，不传于胃而传于膜原，此论似有语病。至用达原、三消、诸承气，犹有附会表里之意。惟熊恁昭热疫之验，首用败毒散去其爪牙，继用桔梗汤，同为舟楫之剂，治胸膈、手六经邪热。以手、足少阳俱下膈络胸中，三焦之气为火，同相火游行一身之表，膈与六经，乃至高之分，此药浮载，亦至高之剂，施于无形之中，随高下而退胸膈及六经之热，确系妙法。予今采用其法，减去硝、黄，以疫乃无形之毒，难以当其猛烈，重用石膏，直入戊己，先捣其窝巢之害，而十二经之患自易平矣，疫疹之脉，未有不数者。有浮大而数者，有沉细而数者，有不浮不沉而数者，有按之若隐若现者，此《灵枢》所谓阳毒伏匿之象也。诊其脉，即知其病之吉凶。浮大而数者，其毒发扬，一经表热，病自霍然；沉细而数者，其毒已深，大剂清解，犹易扑灭；至于若隐若现，或全伏者，其毒重矣，其症险矣。此脉得于初起者间有。得于七、八日者颇多，何也？医者初认为寒，重用发表，先亏其阳；表则不散，继之以下，又亏其阴。殊不知伤寒五、六日不解，法在当下，尤必审其脉之有力者宜之。疫症者，四时不正之疠气。夫疠气，乃无形之毒，胃虚者感而受之，病形颇似大实，而脉象细数无力。若以无形之疠气，而当硝、黄之猛烈，邪毒焉有不乘虚而入耶？弱怯之人，不为阳脱，即为阴脱；气血稍能驾御者，必至脉转沉伏，变症蜂起，或四肢逆冷，或神昏谵语，或郁冒直视，或遗尿、旁流，甚至舌卷囊缩，循衣摸床，种种恶症，颇类伤寒。医者不悟引邪入内，阳极似阴，而曰变成阴症，妄投参、桂，死如服毒，遍身青紫，鼻口流血。如未服热药者，即用大剂败毒饮，重加石膏，或可挽回。

这是经验之谈，值得学习。但上述的"其毒已深，大剂清解。"这大剂以什么样的程度为大，比如石膏，得用到 200 克，几味清热解毒药的应用总量亦要达到 200 克，这才能起死回生。对于清热解毒药，以鲜药为上，药房中晒干的效果差得多。如果条件许可，还是用鲜药为好。

《温疫论》：温疫发热一二日，舌上白苔如积粉，早服达原饮一剂，午前舌变黄色，随现胸膈满痛，大渴烦躁，此伏邪即溃，邪毒传胃也。前方加大黄下之，烦渴少减，热去六七，午后复加烦躁发热，通舌变黑生刺，鼻如烟煤，此邪毒最重，复瘀到胃，急投大承气汤。傍晚大下，至夜半热退，次早鼻黑苔刺如失。此一日之间，而有三变，数日之法，一日行之。因其毒甚，传变亦速，用药不得不紧。设此证不服药，或投缓剂，羁迟二三日，必死。设不死，服药亦无及矣。尝见温疫二三日即毙者，乃其类也。

热毒郁滞用下法，得有一个临床指征，就是见"胸膈满痛"，如果仅见"大渴烦躁"，还是用大剂生石膏和清热解毒药的思路。瘟疫高热，此时是病邪在体内大量繁殖，大量的病理产物和毒素产生后，虽说要快速排邪外出，但下法不能乱下，误用下法反伤无辜，元气败坏病不得治。不一定要见大便结秘，但见腑气不利就果断用下法，这是关键；如果没见腑气不利就用下法，这是下过早。针对下法，不是说越早用越好，得有可下的临床指征。特别是对于湿疫、寒湿疫，用下法更要谨慎，过早用下法，反使气机下陷，气化不利而病情更重。

寒疫

《寒疫论》：世多言寒疫者，究其病状，则憎寒壮热，头痛骨节烦疼，虽发热而不甚渴，时行则里巷之中，病俱相类，若役使者然；非若温病之不甚头痛骨痛而渴甚，故名曰寒疫耳。

寒疫从发病的频率来看并不高，但从《伤寒论》的治疗用药上来看，当时是一场很严重的寒疫。王叔和是第一个整理《伤寒论》的人，并且他也是差不多同时代的人，他在《伤寒例》中写道："阴阳大论云：春气温和，夏气暑热，秋气清凉，冬气冷冽，此则四时正气之序也。冬时严寒，万类深藏，君子固密，则不伤于寒。触冒之者，乃名伤寒耳。其伤于四时之气，皆能为病。以伤寒为毒者，以其最成杀厉之气也。"上面讲的是四时之气，冬天是"冷冽"，但寒疫就是下面所写的"伤寒为毒者，以其最成杀厉之气。"所以寒疫完全不同于普通伤寒，这亦是一种传染病。《三国志·魏书·文帝纪》："黄初六年，冬十月，行幸广陵故城临江观兵，戎卒十余万，旌旗数百里。是岁大寒，水道冰，舟不得入江。"广陵就是现在的淮阴，江指的是淮河，淮河结冰是第一次有记载，可见当时气候比现在冷多了。从东汉一直到晋两百年左右时间（见竺可桢《中国近五千年来气候变迁的初步研究》），寒冷时间很久是《伤寒论》成书的气候背景，而时代背景则是战争死亡带来的尸毒、尸虫，即瘟疫发病的根源所在。

《风论篇》：疠者，有荣气热腑，其气不清，故使其鼻柱坏而色败，皮肤疡溃。风寒客于脉而不去，名曰疠风，或名曰寒热。

"风寒客于脉而不去，名曰疠风。"这讲的也是寒疫，但当时还没有治疗方法。

湿疫

《温病条辨》：头痛恶寒，身重疼痛，舌白不渴，脉弦细而濡，面色淡黄，胸闷不饥，午后身热，状若阴虚，病难速已，名曰湿温。汗之则神昏耳聋，甚则目瞑不欲言，下之则洞泄，润之则病深不解，长夏深秋冬日同法，三仁汤主之。

单纯的湿疫不多见，一般或从寒或从热。较单纯的湿疫，手足口病是其中之一。手足口病开始发病时不见寒热，只是湿，但最终化热。湿疫虽说开始不见偏于寒或热，但湿邪总是阴邪，治疗上不得过于寒凉。2016 年，千岛湖方君女儿患手足口病发高热，去当地医院治疗三四天没见效果，输液后胃口亦不好，我叫她用紫苏叶和金银花各 200 克煎水给孩子泡澡，水温适当高点，得使微微有汗出为宜。泡澡后身凉热退不再反复，胃口亦开。

三仁汤治疗外感湿热之邪可，但对湿疫治疗无效，三仁汤的组方思路是上、中、下三焦分消，这是治疗湿疫的思路。对于手足口病以前在金华治疗较多，本人多以三仁汤的三焦分消入手治疗，再加金银花等清热解毒药，效果理想。小孩的生理特性病情易化热，所以说还没见到热象出现，就得在治疗上用药偏凉（偏凉而已，不能过寒，用药过寒则气化不利湿更重）。从手足口病孩子的舌象上来看，舌尖绛红有芒刺，舌的中部和根部则舌质淡，苔厚腻，这是上焦有热，中下焦又寒湿的表现，所以治疗上一定要三焦分消。

寒湿疫

《温病条辨》：湿之入中焦，有寒湿，有热湿，有自表传来，有水谷内蕴，有内外相合。其中伤也，有伤脾阳，有伤脾阴，有伤胃阳，有伤胃阴，有两伤脾胃。伤脾胃之阳者十常八、九，伤脾胃之阴者十居一二，彼此混淆，治不中款，遗患无穷，临证细推，不可泛论。足太阴寒湿，痞结胸满，不饥不食，半苓汤主之。足太阴寒湿，腹胀，小便不利，大便溏而不爽，若欲滞下者，四苓加浓朴秦皮汤主之，五苓散亦主之。足太阴寒湿，四肢乍冷，自利，目黄，舌白滑，甚则灰，神倦不语，邪阻脾窍，舌謇语重，四苓加木瓜草果厚朴汤主之。足太阴寒湿，舌白滑，甚则灰，脉迟，不食，不寐，大便窒塞，浊阴凝聚，阳伤腹痛，痛甚则肢逆，椒附白通汤主之。阳明寒湿，舌白腐，肛坠痛，便不爽，不喜食，附子理中汤去甘草加广皮厚朴汤主之。湿伤脾胃两阳，既吐且利，寒热身痛，或不寒热，但腹中痛，名曰霍乱。寒多，不欲饮水者，理中汤主之。热多，欲饮水者，五苓散主之。吐利汗出，发热恶寒，四肢拘急，手足厥逆，四逆汤主之。吐利止而身痛不休者，宜桂枝汤小和之。

《温病条辨》所论的不是寒湿疫，而是外感寒湿，用书中所讲的药方治疗寒湿疫无效。2020年发生的新冠肺炎，从临床表现的症状来看，是寒湿阻胃，病情初起所见的全是寒湿困脾。病之本在脾胃，标在肺。病邪潜伏数日之后才见咳嗽等肺的症状出现，由此可见本病的治疗根本在于脾胃。我治的最初一例新冠肺炎患者是2019年11月下旬，我见患者咳嗽、咳痰不畅、发热、乏力、纳呆等症状，但脉象虚数不浮，考虑到寒邪化火。我用生黄芪、党参、苍术、厚朴、苏叶、石菖蒲、茯苓、桑白皮、鱼腥草、黄芩、桔梗，数剂而愈。2020年正月里，我学生陶黎回武汉过年，她亦传染了，急得大哭，我亦以上思路治疗，数日而愈。

寒湿疫，寒为阴邪，湿又为阴邪，所以病情发展相对于热疫要慢得多，但因为寒性凝滞、湿性黏滞，治疗上用药不得过寒凉，特别是病情初起时还要偏温点，但要注意化热，诊断上以舌尖边红和脉数为指征，如见舌尖边偏红，哪怕其他症状上一派寒凉，也要加清热解毒药。

🌸 湿热疫

《温热论》：且吾吴湿邪害人最多。如面色白者，须要顾其阳气，湿胜则阳微也。如法应清凉，用到十分之六七，即不可过凉，盖恐湿热一去，阳亦衰微也。面色苍者，须要顾其津液，清凉到十分之六七，往往热减身寒者，不可便云虚寒而投补剂，恐炉烟虽熄，灰中有火也，须细察精详，方少少与之，慎不可漫然而进也。又有酒客里湿素盛，外邪入里，与之相持。在阳旺之躯，胃湿恒多；在阴盛之体，脾湿亦不少。然其化热则一。热病救阴犹易，通阳最难。救阴不在补血而在养津与测汗；通阳不在温而在利小便。较之杂证，有不同也。

这是叶天士治疗外感湿热病的大法，可取。但治疗湿热疫，则不能过用利小便。外感湿热病要利尿以通阳，而瘟疫虽说是湿邪存在，但总体治疗方法还是不太一样。对于湿热疫，流感很常见。开始多见体重困、纳呆、大便黏、尿黄等症状。但化热迅速，一般一天就会化热见发热，有的持续高热，西医一般是抗生素输液和消炎止痛药治疗，效果很不理想，因为输液虽能救津，但湿邪更重；消炎止痛药在于发汗，汗去则伤元气，使气化失司。所以体温反复不降，过六七天后病情自愈。对于湿热疫的治疗，亦是以三仁汤的三焦分消为主，但要看体温的变化，如果体温高可再加大剂生石膏。有的患者前一天舌苔白，过一天就见舌苔焦黄而厚、像锅巴一样。这是湿热并重，稍见腑气不利就得马上用下法，不论大便是否通畅，都可在辨证论治的基础上加小承气汤。

🌸 论大黄

在瘟疫的治疗中，大黄是一味很常用的药，吴又可、姜春华等人都提出治疗瘟疫得早下。他们所提的下法是用承气汤，不是大黄一味药。单味大黄和整个承气汤的效果还是大不一样的。本人治病常用大黄，轻剂在于疏通腑气，大剂在于攻邪，而不是为了通大便，如果用大黄是为了通大便，煎药得后下，或开水泡后兑入中药汁中混合服用，或和理气药和润肠药一起应用才能通大便，比如厚朴、枳实、火麻仁、生地黄等药的合用，哪怕是久煎也一样有较强的通大便作用。所以我用生大黄给患者开处方，都会特别注明大黄不后下，而是和其他药一起煎。大黄一药，开水泡服泻下作用较强，如果久煎则无泻下作用，哪怕用到二三十克亦不见泻下。针对病情，大黄用量的大小不同治疗效果亦不一样。比如湿邪纳呆，在苦燥芳化的基础上，加生大黄三五克于其中，可以明显促进腑气的通利。热甚则可用生大黄十到二十克于处方中。所以治病不能一看到大黄就认为是通大便。

《金匮要略》：湿家下之，额上汗出，微喘，小便利者，死；下利不止者，亦死。

《五癃津液别》：阴阳不和，则使液溢而下流于阴，髓液皆减而下，下过度则虚，虚，故腰背痛而胫酸。

《难经》：阳虚阴盛，汗出而愈，下之即死；阳盛阴虚，汗出而死，下之而愈。

《儒门事亲》：正二三月，人气在上，瘟疫大作，必先头痛或骨节疼，与伤寒、时气、冒暑、风湿及中酒之人其状皆相类。慎勿便用巴豆大毒之药治之。夫瘟疫在表不可下，况巴豆之丸乎。

《玉版论要》："病温虚甚死。"下利而使病情恶化，这是误下。瘟疫可下，但不能乱下。泻下伤阳，对于外感湿邪用下法自然是伐其无故徒伤阳气，对于瘟疫亦是一样，特别是湿疫、寒湿疫应用下法一定要见可下之机，如果大便畅，只是见腑气不通，只可微下通腑，使郁结的邪开疏散就可，如果大下，元气不支反成坏症。

《瘟疫论》：热结旁流，协热下利，大便闭结，大肠胶闭，总之邪在里，其证不同者，在乎通塞之间耳。协热下利者，其人大便素不调，邪气忽乘于胃，便作烦渴，一如平时泄泻稀粪而色不败，其色但焦黄而已。此伏邪传里，不能稽留于胃，至午后潮热，便作泄泻，子后热退，泄泻亦减，次日不作潮热，利亦止，为病愈。潮热未除，利不止者，宜小承气汤，以彻其余邪，而利自止。利止二三日后，午后忽加烦渴，潮热下泄，仍如前证，此伏邪未尽，复传到胃也，治法同前。大便闭结者，疫邪传里，内热壅郁，宿粪不行，蒸而为结，渐至更硬，下之结粪一行，瘀热自除，诸证悉去。热结旁流者，以胃家实，内热壅闭，先大便闭结，续得下利纯臭水，全然无粪，日三四度，或十数度，宜大承气汤，得结粪而利立止。服汤不得结粪，仍下利并臭水及所进汤药，因大肠邪胜，失其传送之职，知邪犹在也，病必不减，宜更下之。大肠胶闭者，其人平素大便不实，设遇疫邪传里，但蒸作极臭，然如黏胶，至死不结，但愈蒸愈闭，以致胃气不能下行，疫毒无路而出，不下即死，但得黏胶一去，下证自除，霍然而愈。

这是吴又可的经验之谈，但热结甚，"热结旁流者，以胃家实，内热壅闭，先大便闭结，续得下利纯臭水，全然无粪，日三四度，或十数度，宜大承气汤。"用大承气汤只攻热，不能养津，得在吴鞠通的承气中加生地黄等养阴药为好。患者已经见大热，未有不伤津的，瘟疫本就伤元很甚，再不补益只攻邪，只会虚上加虚以致病不起。

"大肠胶闭者，其人平素大便不实，设遇疫邪传里，但蒸作极臭，然如黏胶，至死不结，但愈蒸愈闭，以致胃气不能下行，疫毒无路而出，不下即死，但得黏胶一去，下证自除，霍然而愈。"这种情况湿热疫较多见，虽见大热，但大便始终不结。《松峰说疫》："或曰大苦大寒之剂既在禁例，而治瘟疫顾用三承气、白虎何也？答曰：石膏虽大寒，但阴中有阳，其性虽凉而能散，辛能出汗解肌，最逐温暑烦热，生津止渴，甘能缓脾，善祛肺与三焦之火，而尤为阳明经之要药。凡阳狂、斑黄、火逼血升、热深、便秘等症，皆其所宜。唯当或或生，视病之轻重而用之耳。大黄虽大寒有毒，然能推陈致新，走而不守。瘟疫阳狂、斑黄、谵语、燥结、血郁，非此不除。生恐峻猛，熟用为佳。"

论清热解毒药

对于乱用清热解毒药治疗瘟疫是很常见的事，日常民众见感冒，不论是外感寒邪还是热之邪都会自行去药店买板蓝根颗粒等清热解毒药来治疗。板蓝根性寒味苦，苦寒药一是败胃，二是燥阴血。虽说苦能坚阴，但坚阴是在大剂润养的基础上泻热而已，使热泻则保阴。而不是苦寒药真的可以养阴。

所以用苦寒的清热解毒药治疗感冒，对于温热类亦不很对证，因为只用苦寒，反冰伏邪气，邪气不得疏散病难好；如果是用于寒邪或寒湿之邪，这无异是雪上加霜。治病是很专业的细活，不懂乱用药反而祸害。

《湿疫论》：唐宋以来，治温热病者，初用辛温发表，见病不为药衰，则恣用苦寒，大队芩、连、知、柏，愈服愈燥，河间且犯此弊。盖苦先入心，其化以燥，燥气化火，反见齿板黑，舌短黑，唇裂黑之象，火极而似水也。吴又可非之诚是，但又不识苦寒化燥之理，以为黄连守而不走，大黄走而不守。夫黄连不可轻用，大黄与黄连同一苦寒药，迅利于黄连百倍，反可轻用哉？余用普济消毒饮于温病初起，必去芩、连，畏其入里而犯中下焦也。于应用芩、连方内，必大队甘寒以监之，但令清热化阴不令化燥。如阳亢不寐，火腑不通等证，于酒客便溏频数者，则重用之。湿温门则不惟不忌芩连，仍重赖之，盖欲其化燥也。语云："药用当而通神"，医者之于药，何好何恶，惟当之是求。

"盖苦先入心，其化以燥，燥气化火。"这是用五行理论对苦药化燥的理解，苦入心，心主火，所以苦会化燥。这样理解中药，自然是不可取的。苦寒为什么会化燥，在于苦寒败胃，脾胃主生营，脾胃伤则生营无力，所以营亏而燥，苦寒药之燥化，并不是以辛散类药的直接燥阴血。瘟疫的治疗在于疏通气机为要，哪怕见高热甚亦以生石膏为主药，而不是用苦寒药为主。并且还要酌加疏运气血之剂以监制方使药无弊。《松峰说疫》："夫古之黄连解毒、三黄、凉膈、泻心等剂，非古人之好用凉药也，以其所秉者厚，故用之无寒中之患，而获败火之功。今人所秉者薄，既不逮古，而又兼之以凿丧，若用大苦大寒之剂，其何以当之。况瘟疫之火，因邪而生，邪散而火自退矣。若用大寒之剂，直折其火，未有驱邪之能，而先受寒凉之祸。受寒则表里凝滞，欲求其邪之解也难矣。总之如黄连、黄柏、龙胆草、苦参大苦大寒等药，皆当慎用。以有生地、二冬、玄参、丹皮、栀子、黄芩、银花、犀角、茅根、竹沥、童便、葛根、石膏、人中黄辈加减出入，足以泻火而有余矣。"

妇 科

医学上把妇科独立成科，原因在于育龄女性特殊的生殖器官和生理。女性在月经初潮之前，都是以儿科对待；绝经后则以老人对待。妇科有广义和狭义之分，狭义妇科疾病是指育龄期间的女性生殖系统疾病的总称。《千金要方》："夫妇人之别有方者，以其胎妊生产崩伤之异故也。是以妇人之病，比之男子十倍难疗。经言，妇人者，众阴所集，常与湿居，十四以上，阴气浮溢，百想经心，内伤五脏，外损姿颜，月水去留，前后交互，瘀血停凝，中道断绝，其中伤堕不可具论矣。然五脏虚实交错，恶血内漏，气脉损竭，或饮食无度，损伤非一，或疮痍未愈，便合阴阳，或便利于悬厕之上，风从下入，便成十二痼疾，所以妇人别立方也。"这是妇科区别于原因所在。

本人认为妇科应该是指育龄女性的一切疾病，因为女性生殖系统的功能正常，是一个女性健康的标志之一，在育龄阶段其他疾病（生殖系统以外的疾病），治疗时也一样要综合考虑生殖系统的情况，所以治病不能见病治病，如果只看到某一方面的疾病，忽略了人体整体性，往往是顾此失彼，这边的疾病还没有治好，另外系统的疾病又发生。以五脏三焦气化为核心纲领，把人体看成一个完整的整体，针对育龄女性的特殊性一起综合分析平衡，这样才能把病治好。

有很多患者找我治疗妇科病，我问治疗史得知，很多妇科疾病是被治出来的。记得当年在横店有一个绝经后妇女找我治病，患者告诉我家里盖房子使腰受伤，于是去伤科治伤。腰痛稍好转过来，但妇科炎症发生，又去治疗妇科炎症；妇科炎症稍好点过来，腰痛又加重。如此反复治疗，身体越治越差。我叫患者拿原来治疗的处方给我看，见到治腰伤的用大量的活血化瘀药和祛风湿药；治疗妇科炎症的是大量的清热解毒药。女人更年期一过，身体激素水平很低，很多人都会有阴道炎。其实这种阴道炎主要是因为身体机能老化，激素水平低下，阴道防御功能下降造成的，医学上称为老年性阴道炎。这个患者的治疗，见腰伤用燥药伤精，于是阴道炎发作；用清热解毒药治疗则脾胃功能下降而生湿邪，于是腰部的气血不畅又见疼痛。患者找我治疗时，腰痛得不能直，我见患者脉象弦涩，舌面瘀斑甚多，舌苔水样滑腻。患者已经受伤近两年，此时治疗虽说瘀血严重，但还得以扶养正气为主，于是我用狗脊、桑寄生、菟丝子、杜仲、鹿角片、威灵仙、党参、生黄芪、苍术、陈皮、当归、鸡血藤、荆芥、败酱草、黄芩等药为治。过了一个星期患者来复诊，腰痛大见好转，妇科炎症也没有发作。我以此思路针对天气季节变化做些适当的调整，治疗近两个月就好了。

临床上还有一些患者，因为感冒、胃痛、失眠等，治病时只考虑到单一的疾病问题，没有顾及妇科，而造成妇科病发生。治病一定要在整体观念的指导下注重局部的治疗，而不是注重局部治疗兼顾整体观念。整体观念就是宏观上的五脏三焦气化，局部疾病是疾病的微观问题。以宏观指导微观方向性不会错，如果以微观为重点往往会偏离方向。

治疗原则

《上古天真论》：女子七岁，肾气盛，齿更发长。二七，而天癸至，任脉通，太冲脉盛，月事以时下，故有子。三七，肾气平均，故真牙生而长极。四七，筋骨坚，发长极，身体盛壮。五七，阳明脉衰，面始焦，发始堕。六七，三阳脉衰于上，面皆焦，发始白。七七，任脉虚，太冲脉衰少，天癸竭，地道不通，故形坏而无子也。

这是妇科有别于其他科的原因所在，正常的月经周期，行经时间、经量、质地等正常，全赖肾气，所以治疗妇科病总是以调肾气为主。如过劳（《黄帝内经》称为"强力"）、久病、产后失养（特别是流产失养要注意）等等，都会伤肾。现在很多人注重健康，也会去注意养生，但对于过劳还是关注不够。劳有神劳、体劳、房劳、视劳等等，用太过就成劳，比如智能手机的普及，大量的信息刺激，很多人产生了焦虑，焦虑是恐和悲的混合，恐则泄气，悲则消气，时间一长，元气亏虚，所以妇科疾病就发生了。

叶天士说"女子以肝为先天"，因为叶氏名气大，于是后世学者不敢不从，很多人治疗妇科病会用大量的疏肝理气药，这是一个极大的误区。肝肾同源，肝血源于肾精，肝之升发的原动力更是源于肾中相火。如果肝气过亢，是因为精亏无力制阳；肝的升发不利是肾中阳虚无力鼓动，所以女子的先天不在肝，而是在肾。过用疏肝理气，反更燥血伤精血，肝更不得养，妇科病永无宁日。比如，痛经、乳房小叶增生等疾病，大量的疏肝理气药，往往病没治好，精血先耗，变证百出。

《老老恒言》：脾胃乃后天之本。

《玉机真藏论》：脾为孤脏，中央土以灌四傍。

《六节藏象论》：脾、胃、大肠、小肠、三焦、膀胱者，仓廪之本，营之居也。

先天不足后天养，人出生后生命活动的能量来源就是全靠肺的吸纳清阳和脾的运化水谷来不断补充，虽说妇科病以肾为根本，但如果没有肺和脾源源不断地吸纳能量，生命就不能正常维持，妇科病自然也不能愈。

所以治疗妇科病以调肺、脾、肾为核心。

🌸 月经病

月经病是妇科最常见的疾病，以月经的周期、行经时间、月经量、月经质地、行经期间伴随症状等病的总称。在治疗方面，在宋之前还是显得很粗糙，《金匮要略》虽有专篇论述妇科病，但从治疗上来看，还是不成熟。《千金方》治疗妇科病也是以偏方为主，医理方面显得不足。直到宋代陈自明的《妇人大全良方》问世，妇科才被推向了一个高度。后来《妇人规》《傅青主女科》等专著进行不断完善，形成了今时的中医妇科学。现代妇科名家宋光济、黄绳武、班秀文等通过长期的临床治病，又结合现代西医的理论，对中医妇科进行不断的提升，使中医妇科发挥了更大的治疗效果。

《上古天真论》：女子二七天癸至，任脉通，太冲脉盛，月事以时下，故有子。

《痿论》："阳明者，五脏六腑之海，主润宗筋，宗筋主束骨而利机关也。冲脉者，经脉之海也。主渗灌溪谷，与阳明合于宗筋，阴阳宗筋之会，会于气街，而阳明为之长。"脏腑之血，皆归冲脉，而冲脉为五脏六腑之血海。故经言太冲脉盛，则月事以时下，此可见冲脉为月经之本也。然血气之化在于水谷，水谷盛则血气亦盛，水谷衰则血气亦衰。而水谷之海，又在脾胃。《产宝方》："妇人以血为基本，苟能谨于调护，则血气宣行，其神自清，月水如期，血凝成孕。若脾、胃虚弱，不能饮食，营卫不足，月经不行，肌肤黄燥，面无光泽，寒热腹痛，难于子息，或带下崩漏，血不流行，则成瘕证。"

《阴阳别论篇》：二阳之病发心脾，有不得隐曲，女子不月。

《妇人大全良方》：夫妇人月水不调者，由劳伤气血致体虚，风冷之气乘也。若风冷之气客于胞内，伤于冲任之脉，损手太阳、少阴之经。冲任之脉皆起于胞内，为经络之海。手太阳小肠之经、手少阴心之经也，此二经为表里，主上为乳汁，下为月水。然则月水是经络之余，若冷热调和，则冲脉、任脉气盛，太阳、少阴所生之血宣流依时而下。若寒温乖适，经脉则虚。若有风冷，虚则乘之，邪搏于血，或寒或温，寒则血结，温则血消。故月水乍多乍少，故为不调也。经脉不通日久，此非细事，实为沉病。醉以入房，则内气竭绝伤于肝，使月水衰少不来。所以尔者，肝藏于血，劳伤过度，血气枯竭于内也。又先唾血及吐血、下血，谓之脱血，名曰血枯，亦月水不来也。若是室女经脉不通，初因贪食酸咸之物，遂致血脉干涸，变成劳疾。若因经脉正行，误食热面、生冷、房室，遂成此疾。腹内颗块，误认为胎，时日稍深，必见困笃。

月经不调的主要原因有神志过激、体虚、风冷、偏食等因素。

"二阳之病发心脾，有不得隐曲，女子不月。"二阳是指阳明胃，人们日常情绪郁闷者见脾胃失运，气机滞而不畅于是影响了月经。其实虽说是二阳之病的过思郁闷，但其他神志过激一样会直接影响人体的激素水平，使人五脏失衡而月经紊乱。

"夫妇人月水不调者，由劳伤气血致体虚。"过劳伤气血，使血亏无经可行。《妇人大全良方》："醉以入房，则内气竭绝伤于肝，使月水衰少不来。所以尔者，肝藏于血，劳伤过度，血气枯竭于内也。"很多人对酒后性生活大多只理解为男性，其实男女都一样，女人酒后性活生也一样会伤气血。

"风冷之气乘也。"风冷，指的是外邪。从临床上看，不仅是寒邪会使人月经紊乱，其他邪气亦一样，比如湿邪太过，亦会使月经延期或闭经；燥热之邪则耗人精血，亦使月经紊乱。

"贪食酸咸之物，遂致血脉干涸，变成劳疾。"药食均偏，世上无不偏之药和食，所以不要偏。比如好食冷物，多见阴寒郁结化热的痛经，局部疾病是寒结，全身症状又是热象，暖宫祛寒则热更甚，清热养阴则寒更结。很多女人感叹，一个很明确的宫寒痛经，为什么这么难治，难就难在寒结化热，治疗得两边兼顾。所以对于寒结化热的痛经，月经期间排瘀体外，这是最好的治疗方法。

《丹溪心法》：妇人经水过期，血少也；经水不及期而来者，血热也。

丹溪此论成为现在很多人治疗月经病的要诀，见月经先期就是四物汤加凉血药，见月经后期就是四物汤加温经药。对于女人经水过期而来，精血亏虚是一部分原因，但气滞血瘀、阳虚寒阻、湿邪阻络等都会造成月经后期；月经不及期而先来的月经先期，气阳两虚固摄无权者亦多，外邪化热扰动血海者亦不少。

《金匮要略》：妇人年五十，所病下利，数十日不止，暮即发热，少腹里急，腹满，手掌烦热，唇口干燥，此病属带下。何以故？曾经半产，瘀血在少腹不去。何以知之？其证唇口干燥，故知之，当以温经汤主之。带下经水不利，少腹满痛，经一月再见者，土瓜根散主之。寸口脉弦而大，弦则为减，大则为芤；减则为寒，芤则为虚；寒虚相搏，此名曰革。妇人则半产漏下，旋覆花汤主之。妇人陷经漏下，黑不解，胶姜汤主之。妇人少腹满如敦状，小便微难而不渴，生后者，此为水与血俱结在血室也，大黄甘遂汤主之。妇人中风七八日，续来寒热，发作有时，经水适断，此为热入血室，其血必结，故使如疟状，发作有时，小柴胡汤主之。妇人中风，发热恶寒，经水适来，得之七八日，热除，脉迟，身凉和，胸胁满，如结胸状，谵语者，此为热入血室也，当刺期门，随其实而泻之。阳明病，下血，谵语者，此为热入血室，但头汗出，当刺期门，随其实而泻之，然汗出即愈。妇人经水不利下，抵当汤主之。妇人经水闭不利，脏坚癖不止，中有干血，下白物，矾石丸主之。妇人六十二种风，及腹中血气刺痛，红蓝花酒主之。妇人腹中诸疾痛，当归芍药散主之。妇人腹中痛，小建中汤主之。

《金匮要略》的妇科方面还很不成熟，临床意义不大。

"妇人年五十，所病下利，数十日不止，暮即发热，少腹里急，腹满，手掌烦热，唇口干燥，此病属带下。何以故？曾经半产，瘀血在少腹不去。何以知之？其证唇口干燥，故知之，当以温经汤主之。"五十岁的妇女，是更年期，肾气大亏，再加下利数十日，可想而知患者元气亏虚到何种程度。有人说"下利"是错简，应为"下血"，但不论是下利还是下血数十日，患者已经到了"手掌烦热，唇口干燥"的地步，都不是温经汤所能胜任的。历代注家只在文字上注解，没有考虑到临床实际治疗。对于本病的治疗，本人颇有心得，以补中益气汤加菟丝子、枸杞子、鹿角片、仙鹤草等固精升提为基础；用黄芩、败酱草清热；用益母草凉血通经；苍术、陈皮运中，应用于临床治病效果理想。患者下元极亏无力升发，所以导致气机下陷，这个机理和补中益气汤的机理一样，但这里的程度要严重得多，补中益气汤的病位还在脾，这里的病位在肾，如果单纯用补中益气汤则反而扰动下元肾气形成戴阳证，所以加固养肾精药以固下元根基；再加黄芩、败酱草清热以免升提太过。

"带下经水不利，少腹满痛，经一月再见者，土瓜根散主之。"这里方不对证。带下经水不利，这是因为先有带下再是经水不利，傅青主说"带下俱是湿"，加上少腹满痛，这是明显的湿瘀互结，治疗当分消湿瘀。

"寸口脉弦而大，弦则为减，大则为芤；减则为寒，芤则为虚；寒虚相搏，此名曰革。妇人则半产漏下，旋覆花汤主之。"已见革脉，说明精气大亏，治疗当补养精血为要，旋覆花汤是攻邪剂。

"妇人陷经漏下，黑不解，胶姜汤主之。"黑经有寒有热，但这里明确的讲到"陷经漏下"，这是元气亏虚无力升发才是主要病机。《金匮要略》书中只有处方名，没有具体用药，但从方名可以看出是用阿胶、炮姜为主药，亦不对证。治疗当补气温阳，促进气机的升发，再加大剂固肾养精药。

"妇人少腹满如敦状，小便微难而不渴，生后者，此为水与血俱结在血室也，大黄甘遂汤主之。"此条治疗亦不对证，且用药过猛，特别是甘遂一药，剂量极难掌握。患者见"小便微难而不渴"要结合《伤寒论》的五苓散来理解，这是寒、湿、瘀互结，治疗在于温经、利水、活血同时分消病邪，而不是用大黄、甘遂攻下，攻下伤阳，气化更不利，水瘀更不得化。就算用此药治疗使少腹满如敦状的症状缓解，过不了几天又会恢复原样。这就和肝硬化腹水的治疗一样，只用攻水药治疗，虽取一时之快，但元气更虚，气化更不利，于是不几天肝腹水更严重。

"妇人中风七八日，续来寒热，发作有时，经水适断，此为热入血室，其血必结，故使如疟状，发作有时，小柴胡汤主之。"已经讲到了"其血必结"小柴胡汤并无化血结的效果。"中风七八日"可以知道患者是因为体虚外感引起的，并且患者素来身体虚弱，治疗得内外并解。这种情况临床上多见，特别是女人月经干净后洗澡着凉，多会见此症，治疗当以养血祛寒为主，辅以凉血散结。

"妇人中风，发热恶寒，经水适来，得之七八日，热除，脉迟，身凉和，胸胁满，如结胸状，谵语者，此为热入血室也，当刺期门，随其实而泻之。"这亦是体虚者受寒，但此处和上文的不一样，上文是月经干净后着凉，这里是月经要来时着凉。刺期门没有效果，应取外关和三阴交，并且先取外关，后取三阴交。这样才能内外并解，使月经得以正常下行。这种情况亦很多见，女人要来月经时会洗澡，月经干净后亦会洗澡，多会着凉。但治疗方法大不相同。月经前是经水要下行，治疗当促进月经排出，同时散外邪；月经干净后是血海空虚，治疗当以补益精血为主，再辅以散外邪。一偏攻，一偏补。

"阳明病，下血，谵语者，此为热入血室，但头汗出，当刺期门，随其实而泻之，然汗出即愈。"这里讲的是发热太过，造成月经出来，不一定是正常月经周期。这种出血是热极扰动胞宫血络，治疗在于清热，热去则血自止。别说刺期门不对证，就算对证，亦要考虑精血亏损的问题。对于此证治疗用针上当刺内庭、合谷，用药上得以白虎汤加大剂生地黄、白茅根等药为治，如见大便不行再外用开塞露通便，不应用承气汤，因为患者已经热极动血，再用承气汤泻下，元气不支反成祸事。当以清养再加开塞露外用通便。

"妇人经水不利下，抵当汤主之。"月经不下，有虚有实，有寒有热，切不能机械地以"抵当汤"攻血为治。这里讲"经水不利下"意思是行经不畅，月经来了，但量不多，一点点地出来，并不是指月经一点都没有。西医学所讲的黄体功能不全，中医上最常见的是肾虚血瘀，本人对这种情况以月经期间用补肾攻瘀来治疗，平时以补养气血加调经药，月经要来的前一个星期用补肾温阳，促进子宫内膜的剥落。

"妇人经水闭不利，脏坚癖不止，中有干血，下白物，矾石丸主之。"这里讲的是没有月经出来，和上条所讲的月经出来但量很少不同。虽说月经不来，但从"下白物"可以知道病精血大亏，所以才会有前面的"干血"，治疗当养精活血。

"妇人六十二种风，及腹中血气刺痛，红蓝花酒主之。"这里的风是指外邪，因为外感导致腹刺痛，这是外邪和内在的瘀相合，治疗当内外并治，以活血散邪为治。

"妇人腹中诸疾痛，当归芍药散主之。妇人腹中痛，小建中汤主之。"明确说到了"诸疾痛"，也就是说不论寒热虚实都会有，这样机械治疗，和后世的《女科撮要》《妇科玉尺》等书还是相差很远。学医，切不能因为前人把张仲景封为医圣就觉得他的一切都是正确的。《伤寒杂病论》只是辨证论治的半成品，后世的补充和完善要重视。

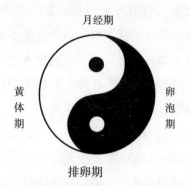

月经期

黄
体
期

卵
泡
期

排卵期

图 10　月经周期与阴阳变动关系示意图

　　女人月经是阴阳两气变动的结果，阳尽时月经要外排（阳尽转阴），这是一个除旧的过程，旧血去得越净，新血生得越好。所以对于月经中有血块，治疗上一定要活血化瘀，并且在月经期间攻瘀，使瘀血直接排出体外。本人治疗育龄女性的疾病，只要见有瘀血证，不论何病，都在月经期间攻瘀，比如癌症，亦是月经期间攻瘀来得快。比如崩漏（西医称为宫血），如果 B 超显示子宫内膜偏厚，西医上会用刮宫术进行治疗，刮宫就是为了逐瘀外出，只是来得更直接。但刮宫后不久又是一样见月经淋漓难净，这是因为人体内阳气不足造成的。妇人在没有怀孕的前提下，月经来前三五天，黄体会萎缩，变成纤维化的白体，如果阳气不足则不能把子宫内膜化成液态外排，时不时地脱落一点子宫内膜又出来一点月经，就见月经量少，但淋漓不净，治疗上就要温补阳气，促进气化正常，月经才能正常外排。对于月经期的治疗，用药不能过热过寒，过热则扰动血络造成月经量大而使人亏虚；用药过寒则使月经排出不畅。平时饮食上也一样，比如白酒、姜、冷饮等应不吃为好。

　　月经干净后，在雌激素支配下，子宫内膜会不断增厚，这是一个阴长的过程，治疗上用药不得过燥，过燥则伤精血，会造成月经量少、子宫内膜变薄、月经紊乱等发生，如果见病治病，理气活血药或风药用太过，就会耗伤精血。

　　正常月经周期是 28 天，一个卵子周期是三个月经周期，在月经的中间时要排卵。如果排卵障碍，就不能受孕，可引起其他病变，比如排卵期出血（亦称经中期出血）。引起排卵障碍的原因很多（就如月经一样，引起月经排不出来的原因很多）。排卵也是人体气化功能的表现之一，主要原因一是五脏失衡、二是气血失畅、三是精气亏虚。五脏失衡方面，比如肾气亏虚无力推动卵子排出；肾气亏虚造成卵子不成熟，卵子排不出来，久而久之就形成多囊卵巢综合征（以多毛、体胖、不孕、闭经为见症的疾病）。所以治疗排卵障碍或多囊卵巢综合征，不能单纯以活血化瘀来治疗，要不越是活血，燥血越严重，精气越亏虚。治疗经中期出血也一样，不能只考虑到止血，而是要考虑本质的原因，如果排卵期出血，只要是有血块出来的，这是有瘀血，治疗不但不能止血，反而要活血化瘀，把体内的瘀血排掉。还有如上文所说的外感病化热扰动胞宫出血，治疗就在于清热。这些都是非常细致的。

患者从媒体上得到一点零碎的中医知识，觉得自己很懂，其实是根本不懂的。治病很不易，患者心又急，调一个卵子周期就是三个月，患者觉得已经治疗三个月了，时间很久了。如果是治疗长久的崩漏患者，要建立人工周期，时间更久，但这种专业的医学知识很难和患者沟通，于是就出现了各种复杂的医患关系。

排卵期过后是黄体期，这时阳气不断升发，人的体温亦会升高（西医学上称为双向体温），现在去医院里治疗不孕症会叫患者早上起来时量体温，就是为了检测黄体水平。如果体温升不上去，意味阳气太弱，天寒地冻，寸草不生，没有生机，胎儿自然不能成长，有很多习惯性流产的患者，见胚芽不长，怀孕两三个月就成空囊，这种情况治疗上得以温补肾阳为根本。

产后病

产后病有广义和狭义之分，广义是指一切产后发生的疾病（俗称月子病），狭义是指产后的妇科疾病，但会相互影响，比如产后受寒，会影响恶露外排；恶露排不出来，也会导致人的发热、失眠等情况，这都要兼顾。产后女人身体大亏，以前卫生条件不好，很多人会死于产后，所以中医一直以来都很重视产后病的治疗。

《金匮要略》：新产妇人有三病：一者病痉，二者病郁冒，三者大便难，何谓也？师曰：新产血虚，多汗出，喜中风，故令病痉。亡血复汗，寒多，故令郁冒。亡津液，胃燥，故大便难。产妇郁冒，其脉微弱，不能食，大便反坚，但头汗出。所以然者，血虚而厥，厥而必冒。冒家欲解，必大汗出。以血虚下厥，孤阳上出，故头汗出。所以产妇喜汗出者，亡阴血虚，阳气独盛，故当汗出，阴阳乃复。大便坚，呕不能食，小柴胡汤主之。病解能食，七八日更发热者，此为胃实，大承气汤主之。产妇腹中痛，当归生姜羊肉汤主之，并治腹中寒疝，虚劳不足。产后腹痛，烦满不得卧，枳实芍药散主之。产妇腹痛，法当以枳实芍药散。假令不愈者，此为腹中有干血着脐下，宜下瘀血汤主之。亦主经水不利。产后七八日，无太阳证，少腹坚痛，此恶露不尽。不大便，烦躁发热，切脉微实，再倍发热，日晡时烦躁者不食，食则谵语，至夜即愈，宜大承气汤主之。热在里，结在膀胱也。阳明旺于申、酉、戌，日晡是阳明向旺时，故烦躁不能食，病在阳而不在阴，故至夜则愈，此阳明腑病也，宜大承气汤以下胃实。产后下利及虚极，白头翁加甘草阿胶汤主之。

"新产妇人有三病：一者病痉，二者病郁冒，三者大便难。"对于便秘和痉挛现在卫生条件好，有输液技术和开塞露等外用导便药，都很好解决。郁冒，其实是指羊水栓塞，虽说临床上较少见，但非常凶险，直到现在死亡率还是很高。但此处的郁冒，并不是单纯指羊水栓塞，而是产后大虚造成的虚阳上扰。《金匮要略心典》："痉，筋病也，血虚汗出，筋脉失养，风入而益其劲也。郁冒，神病也，亡阴血虚，阳气遂厥，而阴复郁之，则头眩而目瞀。大便难者，液病也，胃脏津液，渗灌诸阳，亡津液胃燥，则大肠失其润而便难也。三者不同，其为亡血伤津则一也。"

"大便坚，呕不能食，小柴胡汤主之。"《伤寒论》中的小柴胡汤应用，见呕不用小柴胡全方，要去甘草之壅滞。而此处的呕不能食是因为大便不通造成的腑气不降，小柴胡治疗根本不对证，如果临床上见此证，开塞露外用通便，大便通则腑气降，呕逆自除。

"病解能食，七八日更发热者，此为胃实，大承气汤主之。"这种情况，更多的是感染，在医院里用抗生素治疗就行，如果中医治疗亦是清热解毒为主，辅以补气祛风、疏调气血为治，亦不可能用承气汤。

"产妇腹中痛，当归生姜羊肉汤主之，并治腹中寒疝，虚劳不足。产后腹痛，烦满不得卧，枳实芍药散主之。产妇腹痛，法当以枳实芍药散。假令不愈者，此为腹中有干血着脐下，宜下瘀血汤主之。亦主经水不利。"产后腹痛原因很多，不是几个药方可以解决的问题。再有见"烦满不得卧"用枳实芍药散，还有下瘀血汤的治疗，根本药不对证。辨证很重要，如《金匮要略方论本义》："妊娠之痛，胞阻于血寒也。产后腹中痛者，里虚而血寒也。一阻一虚，而治法异矣。"

"产后七八日，无太阳证，少腹坚痛，此恶露不尽。不大便，烦躁发热，切脉微实，再倍发热，日晡时烦躁者不食，食则谵语，至夜即愈，宜大承气汤主之。"已明确说到"恶露不尽"还用承气汤，这是明显的错乱。恶露不尽，自是应该通瘀，用益母草、牛膝之类的药，不可能用承气汤。虽见烦躁发热，亦是败血内闭化热生毒，再加败酱草等清热解毒就可，败血去则热自退，但现在有抗生素的应用，这方面的疾病很少发生了，学中医得承认现代医学的长处。

"热在里，结在膀胱也。阳明旺于申、酉、戌，日晡是阳明向旺时，故烦躁不能食，病在阳而不在阴，故至夜则愈，此阳明腑病也，宜大承气汤以下胃实。产后下利及虚极，白头翁加甘草阿胶汤主之。""热在里结在膀胱也"之八字，当在本条上文恶露不尽之下，未有大承气汤下膀胱血之理。还有"产后下利"，产后就是气血大亏再加下利，亏到什么程度了？还用白头翁加甘草阿胶汤？对于这些内容都得仔细辨别。从对《金匮要略》的注家来看，精通妇科的几乎没有，尤怡的《伤寒论》注得不错，但《金匮要略》的确不怎么样，他的《金匮要略心典》对妇科方面的注解，几乎是望文生义，没有什么意义。注书和治病是完全不同的两个概念，再看他的医案专著《静香楼医案》，很明显是仿叶天士的《临证指南医案》。叶天士对妇科亦不擅长，他的《临证指南医案》对于妇科病的治疗的确很一般。不过王孟英对妇科治疗还是不错的，可看《王孟英医案》。

《傅青主女科》：凡病起于血气之衰，脾胃之虚，而产后尤甚。是以丹溪先生论产后，必大补气血为先，虽有他症，以末治之，斯言尽治产之大旨。若能扩充立方，则治产可无过矣，夫产后忧、惊、劳、倦，气血暴虚，诸症乘虚易入，如有气毋专耗散，有食毋专消导；热不可用芩、连，寒不可用桂、附；寒则血块停滞，热则新血崩流。至若中虚外感，见三阳表症之多，似可汗也，在产后而用麻黄，则重竭其阳；见三阴里症之多，似可下也，在产后而用承气，则重亡阴血。

傅青主对产后病的论述就很专业了，产后大虚，虚证总是要大补为要，有些小毛病补足了自然而愈。对于寒热大便不通诸症，亦和外感病进行了区别。本人治疗妇科病颇多，对产后的及时调治拟一方，临床应用多能有效。生黄芪60克，党参30克，厚朴20克，炒枳壳20克，益母草30克，当归20克，菟丝子30克，杜仲30克，肉苁蓉30克，荆芥15克，败酱草50克。本方产后及时服用，不论是剖腹产还是顺产都可应用，剖腹产用麻醉药，医院里都说要等到产妇腑气通了才能进食。产后大亏，得及时进食，方中厚朴、炒枳壳疏通胃肠气机，促进腑气通畅；生孩子不论是顺产还是剖腹产都要脱裤子，冬天受寒自不必说，夏天医院里亦有空调冷气，产后气血大亏，易受外邪，所以治疗上除了补益气血，一定要及时散外邪所以加用荆芥，在大量补益的基础上酌加些许荆芥是取"玉屏风"之意；对于败酱草是取本人庆元老家的民间经验，我老家女人生完孩子都是把败酱草的嫩苗当菜吃，其意义在于化瘀解毒。对于产后便秘，如果没有什么不适，不要急着去通，以免气血不支，真见腹胀气逆等情况，外用开塞露导下就行，千万不能迷信《金匮要略》动不动就用承气汤去攻腑。

杂病

《金匮要略》：妇人之病，因虚、积冷、结气，为诸经水断绝，至有历年，血寒积胞门。寒伤经络，凝坚在上，呕吐涎唾，久成肺痈，形体损分。在中盘结，绕脐寒疝；或两胁疼痛，与脏相连；或结热中，痛在关元，脉数无疮，肌若鱼鳞。时着男子，非止女身。在下来多，经候不匀，令阴掣痛，少腹恶寒；或引腰脊，下根气街，气冲急痛，膝胫疼烦，奄忽眩冒，状如厥癫；或有忧惨，悲伤多嗔。此皆带下，非有鬼神。久则羸瘦，脉虚多寒。三十六病，千变万端，审脉阴阳，虚实紧弦，行其针药，治危得安。其虽同病，脉各异源，子当辨记，勿谓不然。妇人咽中如有炙脔，半夏厚朴汤主之。妇人脏躁，喜悲伤欲哭，象如神灵所作，数欠伸，甘麦大枣汤主之。

妇女诸病之所以异于男子是因为有月经，其月经致病之根源，则多因虚损、积冷、结气也。三者一有所感，皆能使经水断绝。至有历年寒积胞门，以致血凝气结而不行。《医宗金鉴》："女子以经调为无病，若经不调，则变病百出矣。"

"妇人咽中如有炙脔，半夏浓厚朴汤主之。"咽中如有炙脔，是咽中有痰涎，如同炙肉，咯之不出，咽之不下者，即今之梅核气。半夏厚朴汤化痰，但这是治标之法。本病之因多是情绪郁闷造成气机不畅气化失司，化津为痰。病轻用半夏厚朴汤治疗可取一时之快，但病久必得三焦并治，辅以神志疏导，使气化正常，这才是治本之道。

"妇人脏躁，喜悲伤欲哭，象如神灵所作，数欠伸，甘麦大枣汤主之。"此是精血亏虚不涵养心神，甘草小麦大枣汤，方义未详。从"喜悲伤欲哭，象如神灵所作"症状上来看，这是癫狂神志病，是虚而夹痰瘀，治疗上以补虚为上，辅以化痰通瘀。

历代对于妇科杂病治疗方面的内容很多，不再一一摘录，疾病的发生总不离五脏气化失司。《金匮要略》所提的虚、积冷、积气的确占了妇科病因的绝大部分。另外现在社会压力大，民众想法多，神志病方面要注重，很多疾病单纯用药难以取效，得仔细询问病因的所在。如果是因为神志方面引起的，一定要配合心理治疗。

本人摘录《金匮要略》的内容较多，是因为很多人迷信于"圣人"的威严，张仲景自宋朝被封为医圣以后，有很多学中医的就不敢去怀疑，只会套用书中的成方。《金匮要略》治疗妇科病攻破太过，拘泥于此种治疗多成坏证。

小 儿

《史记·扁鹊仓公列传》:"过邯郸,闻贵妇人,即为带下医;过雒阳,闻周人爱老人,即为耳目痹医;来入咸阳,闻秦人爱小儿,即为小儿医;随俗为变。"记载了扁鹊精于各科疾病的治疗,对儿科也很擅长,可惜没有留下什么文献。《黄帝内经》《伤寒杂病论》中都无儿科治疗方面的内容,到了唐代《千金方》中有小儿之处方,但医理论之甚少。直到宋朝钱乙的《小儿药证直诀》问世,才为儿科立论奠定了基础。后来万全的《幼科发挥》、刘昉《幼幼新书》、陈复正的《幼幼集成》等书,才使儿科完善起来。我女儿自出生后,身体一直是我自己调养。后来到金华行医后,亦接手了不少小儿病,治疗还颇为顺手,可见中医调养小儿病确实有效。

《小儿药证直诀》:肝病,哭叫,目直,呵欠,顿闷,项急。心病,多叫哭,惊悸,手足动摇,发热饮水。脾病,困睡,泄泻,不思饮食。肺病,闷乱哽气,长出气,气短喘息。肾病,无精光,畏明,体骨重。小儿易为虚实,脾虚不受寒温,服寒则生冷,服温则生热,当识此勿误也。骨气未成,形声未正,悲啼喜笑,变态不常。脏腑柔弱,易虚易实,易寒易热。

因闻大声或大惊而发搐,发过则如故,此无阴也。当下,利惊丸主之。小儿急惊者,本因热生于心。身热面赤引饮,口中气热,大小便黄赤,剧则搐也。盖热盛则风生,风属肝,此阳盛阴虚也。故利惊丸主之,以除其痰热。不可与巴豆及温药大下之,恐蓄虚热不消也。小儿热痰客于心胃,因闻声非常,则动而惊搐矣。若热极,虽不因闻声及惊,亦自发搐。因病后,或吐泻脾胃虚损,遍身冷,口鼻气出亦冷,手足时瘛,昏睡,睡露睛。此无阳也,栝蒌汤主之。

凡急慢惊,阴阳异证,切宜辨而治之,急惊合凉泻,慢惊合温补。世间俗方,多不分别,误小儿甚多。又小儿伤于风冷,病吐泻,医谓脾虚,以温补之;不已,复以凉药治之;又不已,谓之本伤风,医乱攻之。因脾气即虚,内不能散，外不能解。至十余日，其证多睡露睛，身温，风在脾胃，故大便不聚而为泻。当去脾间风，风退则利止。宣风散主之。后用使君子丸补其胃。亦有诸吐利久不差者，脾虚生风而成慢惊。

《小儿药证直诀》对中医儿科学产生了巨大影响，此书以五脏六淫为核心，对小儿的生理病理也做出了客观实际的概括。

"肝病，哭叫，目直，呵欠，顿闷，项急。"小儿生命力旺，所以肝气升发比成人大，钱乙针对小儿的这种生理特点，于是把《金匮要略》中的肾气丸去掉辛热的附子、肉桂，变成平补的"六味地黄丸"，现在民众常用的六味地黄丸即成方于此。目直、呵欠、顿闷、项急等症状是肝气升发不足的表现，可用小柴胡颗粒。

"心病，多叫哭，惊悸，手足动摇，发热饮水。"心悸、手足动摇是指小孩子时不时地颤抖一下，手不由自主地乱舞。小儿不时的心悸、手足乱动是受惊吓心心神受扰，有没有化热在于看是否口渴。有些家长喜欢抱着小孩到人多的地方玩，或去宗教场所也带着孩子。其实人多嘈杂的地方，突发事情多，比如放个鞭炮、边上汽车按下喇叭等，对大人来说没什么事，但孩子却易受惊吓而使气机紊乱。如见心热，可用牛黄酸颗粒。

"脾病，困睡，泄泻，不思饮食。"小儿脾病，多见困睡和胃口不开，泄泻不一定会出现。因为小儿脾胃功能不健全，易引起食积，所以要闻孩子的口中气味。如果孩子口中气味有些臭臭的，又见困乏，胃口不开，治疗在于健脾消积；见泄泻是有湿，得健脾化湿。虽以健脾为主，但消积和化湿完全不同，这一定要注意，可用午时茶颗粒。

"肺病，闷乱哽气，长出气，气短喘息。"肺病以呼吸急促为主要见症，但要结合小孩的大便。小儿吃奶，大便都是偏稀的，如果大便偏结这是肺气不利造成大肠失司，要一起调治，并且治疗时往往大便畅通后，肺气也利了，用药上可以用牛黄酸颗粒。

"肾病，无精光，畏明，体骨重。"这是先天不足的原因造成的，钱乙的六味地黄丸就是针对这种情况应用的。

"小儿易为虚实，脾虚不受寒温，服寒则生冷，服温则生热，当识此勿误也。"小儿五脏全而形气未充，五脏功能弱。小儿自出生后，吸收营养不是娘胎中那样靠脐带，而是要通过自己的呼吸和饮食来进行，所以小儿病最多的就是肺系的外感病和消化系统的疾病。小儿服寒则生冷，服温则生热，最直接的方法是观察大便，大便清稀是生冷，大便结是生热。所以妈妈的饮食要很注意，吃的要平淡，一来有利乳汁外出，二来小儿不生冷热。如果见小儿生冷，可以让妈妈吃点温性的食物；如果小儿见热则让妈妈吃点凉性的食物，从而改变乳汁的偏性。其实包括其他疾病也一样，只要是哺乳期的孩子，都可以通过妈妈的饮食纠正得以治疗。

"脏腑柔弱，易虚易实，易寒易热。"小孩生病调治不及时身体易虚，病情变化很快，比如同样是风热外感，成人要一天才会见发热，小孩两三个小时就会见高热，所以治疗小儿要及时。但治疗方法要和平，用药稍偏寒热，病情马上就会变化。记得我女儿小时候发热，我用"麻杏石甘汤"，因为生石膏用太过，造成体温过低。当时我在外地跑业务，我妈来电话询问我怎么办，我得知情况后，叫我妈给女儿泡了半包健脾补气的中成药，于是体温又恢复正常。小孩病的治疗说难在于诊断难和治疗用药剂量难，说易在于小儿生命力旺盛，恢复很快。

"因闻大声或大惊而发搐。"这就是小儿"惊风"，惊风这一病名是钱乙首创的，他的理解也很有见地。小儿元气未充，五脏平衡的稳定性不强，外界环境易引起小儿的惊吓。有人说小孩因为没有成年人的社会干扰，所以能看到鬼神，去一个陌生地方小儿哭闹是因为看到鬼神。其实这是因为小孩在一个陌生的环境中受惊吓，最简单的表现，几个月大的小孩子就会认人，熟悉的人抱就笑，陌生人抱一下就哭。小儿一受惊吓，气机随之紊乱而闭滞，气血一下就失畅，于是就见痉挛。所以对一周岁以内的小孩子，少去人多的地方和宗教场所玩，一来小孩睡觉少，二来小孩东看西看的劳神，三来易受惊。

但惊风有急慢之分，急惊风是受惊吓引起，但慢惊风就不一定是因为惊吓，主要是疾病失治失养造成的身体虚弱气化不利生痰湿；身体虚弱亦更胆小受惊。《小儿药证直诀》中另外还记载了癫痫（书中列举了五种，称为五痫，其实这就是慢惊风）。

2007年冬天，我接手了一例因为感冒过用输液而成慢惊风的小孩。某女，六岁，家长说小孩自两年前一次外感后就时常出现惊风，我见小孩面色青暗，舌淡苔腻，这是明显的脾虚湿阻，治疗得运脾化湿。我用药：生黄芪10克，党参10克，苍术10克，茯苓10克，车前子10克，陈皮5克，厚朴5克，姜半夏5克，制南星3克，白僵蚕5克，石菖蒲5克，当归5克，川芎3克，菟丝子15

克，黄芩10克，肉桂2克。药煎好后分早、中、晚三次分服。另外再加鲜竹沥液，一次10毫升，一天3次。治疗半个来月，一切安好，后用健脾补气的中成药收功。因为这孩子的家长是修电脑的，我电脑有点不对时常叫他帮忙，数年来这孩子一直没有发作过。

某男，12岁，东阳人，患多动症十来年，越来越严重。2009年家长带到金华找我治疗。家长告诉我，孩子因为外感住院半月，后来就见时不时地惊风，因为找了几个地方治，没有什么效果，于是也就一直留意着。我当时在金华文荣医院上班，时常去金华广播电台做健康科普讲座，家长从车载收音机听到我的讲座后带孩子来治疗。其实小孩多动症的病机和慢惊风是一样的，都是体虚痰阻，治疗在于运脾化痰通络，我接手治疗了近一个月，小孩已经不再不由自主地乱动。

《幼科切要》：小儿之病不过外感风寒、内伤饮食、惊风吐泻之类，并无七情六郁色欲忧思之患。

小儿病不复杂，关键在于"无七情六郁色欲忧思之患"。神志主宰五脏，神志过激则五脏失衡，所以成人病难愈在于脑子里想法太多。

《温病条辨》：古称难治者，莫如小儿，名之曰哑科。以其疾痛烦苦，不能自达；且其脏腑薄，藩篱疏，易于传变；肌肤嫩，神气怯，易于感触；其用药也，稍呆则滞，稍重则伤，稍不对证，则莫知其乡，捉风捕影，转救转剧，转去转远；惟较之成人，无七情六欲之伤，外不过六淫，内不过饮食胎毒而已。然不精于方脉妇科，透彻生化之源者，断不能作儿科也。古称小儿纯阳，此丹灶家言，谓其未曾破身耳，非盛阳之谓。小儿稚阳未充，稚阴未长者也。世人以小儿为纯阳也，故重用苦寒。夫苦寒药，儿科之大禁也。丹溪谓产妇用白芍，伐生生之气，不知儿科用苦寒，最伐生生之气也。近日行方脉者，无论四时所感为何气，一概羌、防、柴、葛。不知仲景先师，有风家禁汗，亡血家禁汗，湿家禁汗，疮家禁汗四条，皆为其血虚致痉也。然则小儿痉病，多半为医所造，皆不识六气之故。

"不知儿科用苦寒，最伐生生之气也。"此是至理名言。现在治疗小儿病，并不会如吴鞠通所说的"无论四时所感为何气，一概羌、防、柴、葛。"但西医治疗所带来的不良反应远甚于此。小孩病最多是感冒，现在治疗感冒，不论是风寒还是风热，一概用抗生素和生理盐水输液，再服用消炎止痛药发汗。家长见医院如此治疗，亦自行到药店买小儿专用的抗生素和消炎止痛药治疗。抗生素加生理盐水输液则伤阳阴湿，消炎止痛药则发汗而气津两伤。见小孩胃口不开，不知调和之理，谓之食积太过，中医治疗亦是一路消食导滞药来破气消积。积去则元气亦伤，气化更不利，于是脾胃的运化功能更差。现在很多孩子三天两天感冒、胃口不好、偏食等等，十之八九都是因为误治失养造成的。

《千金翼方》：凡儿生三十二日一变；六十四日再变，变且蒸；九十六日三变；百二十八日四变，变且蒸；百六十日五变；百九十二日六变，变且蒸。二百二十四日七变；二百五十六日八变，变且蒸；二百八十八日九变；三百二十日十变，变且蒸。积三百二十日小蒸毕后，六十四日大蒸。蒸后六十四日，复大蒸。蒸后百二十八日，复大蒸。积五百七十六日，大小蒸毕。凡变者上气，蒸者体热。凡蒸平者五日而衰。远者十日而衰。先变蒸五日。后五日为十日之中，热乃除尔。儿生三十二日一变，二十九日先期而热，便治之如法。至三十六七日蒸乃毕尔。恐不解了，故重说之。审计变蒸之日，当其时有热微惊，不得灸刺也，得服药及变且蒸之时，不欲惊动。勿令旁多人。儿变蒸时，或早或晚不如法者，多儿变蒸时壮热不欲食，食辄吐。若有寒加之，即寒热交争，腹腰夭啼不止，熨之当愈也。凡小儿身热、脉乱、汗出者，蒸之候也。儿变蒸时，目白者重，赤黑者微，变蒸毕，目精明矣。儿上唇头小白起，如死鱼目珠子者，蒸候也。初变蒸时有热者，服黑散发汗；热不止服紫丸。热瘥便止，勿复与丸。自当有余热。变蒸尽，乃除尔。儿身壮热而耳冷，髋亦冷者，即是蒸候，慎勿治之。儿身热髋耳亦热者，病也，乃须治之。

《幼科发挥》：变蒸非病也，乃儿长生之次第也。儿生之后，凡三十二日一变，变则发热，昏睡不乳。非病也，恐人不知，误疑为热而汗下之，诛罚无过，名曰大惑，或误以变蒸得于胎病中者。或曰：儿之生也，初无变蒸，既生之后，当以三十二日一变，至于三百八十四日之后。又无变者，何也？曰：初无变蒸者藏诸用，阴之阖也，中有变者显诸仁，阳之辟也。终无变者，阴阳阖辟之机成，故不复蒸也。故儿之初生，语其皮肉，则未实也；语其筋骨，则未坚也；语其肠胃，则谷气未充也；语其神智，则未发开也。只是一块血肉耳。至于三百八十四日，然后脏腑气足，经络脉满，谷肉果菜，以渐而食，方成人也。小儿肝常有余，脾常不足。

《小儿萃精》：变蒸之说，亘古所无，至两晋王叔和始一言之，迨隋唐巢氏以来，其说更繁，盖谓小儿变蒸，以初生至三十二日为一变，六十四日为一蒸，变者变生五脏，蒸者蒸养六腑，积五百七十六日而毕，如蚕之有眠，龙之脱骨，虎之转爪，已属隔靴搔痒之谈，更有主天一生水之说者，有主木火相生之说者，有主木金相克之说者，皆非也，若谓小儿至变蒸之日，必身热或夹惊，而口面唇舌俱不变色，身热或轻或重，而精神与常无异，乃考其变蒸之方，竟有乳母宜服小柴胡汤以解之，甚至用褊银丸之巴豆、水银、黑铅、京墨、麝香之类而峻下之，此诚不值一笑矣。予平日临证之经验，未见一儿根据变蒸之期而发热者，有自生至长未尝发热者，有生下十朝半月而常多作热者，岂变蒸之期可以更改耶，况小儿有病，非外感，即内伤，未闻有无因而病者，岂有病即可以变蒸为病因乎，知此则不辨自明矣。

变蒸的原理上面已经讲得很清楚，但不是说发热都是变蒸。有的孩子没有外感也见莫名其妙的发热，并且是高热，去医院里检查一切正常，于是医院里也就配点消炎止痛药退热，过些时间又如此，一直困扰着家长。其实这主要原因是食积为患。《幼科发挥》："小儿肝常有余，脾常不足。"小儿多食则积滞，生命力旺盛又易生热，于是生理之热最易和食积合而成邪热。阳明是多气多血之腑，阳明发热最盛，小孩发热一次体质弱一次，脾的运化功能就更差，如此反复。所以家长见某天孩子胃口很开多吃，一定要及时化积。

《格致余论》：人生十六岁以前，血气俱盛，如日方升，如月将圆。惟阴长不足，肠胃尚脆而窄，养之之道不可不谨。童子不衣裘帛，前哲格言，具在人耳。裳，下体之服。帛，温软甚于布也。盖下体主阴，得寒凉则阴易长，得温暖则阴暗消。是以下体不与帛绢夹浓温暖之服，恐妨阴气，实为确论。血气俱盛，食物易消，故食无时。然肠胃尚脆而窄，若稠粘干硬，酸咸甜辣，一切鱼肉、木果、湿面、烧炙、煨炒，但是发热难化之物，皆宜禁绝。只与干柿、熟菜、白粥，非惟无病，且不纵口，可以养德。此外生果味咸，干柿性凉，可为养阴之助。然果大补，柿大涩，俱为难化，亦宜少与。妇人无知，惟务姑息，畏其啼哭，无所不与。积成痼疾，虽悔何及！所以富贵骄养，有子多病，迨至成人，筋骨柔弱，有疾则不能忌口以自养，居丧则不能食素以尽礼，小节不谨，大义亦亏。可不慎欤！至于乳子之母，尤宜谨节。饮食下咽，乳汁便通。情欲动中，乳脉便应。病气到乳，汁必凝滞。儿得此乳，疾病立至。不吐则泻，不疮则热。或为口糜，或为惊搐，或为夜啼，或为腹痛。病之初来，其溺必甚少，便须询问，随证调治。母安亦安，可消患于未形也。夫饮食之择，犹是小可。乳母禀受之浓薄，情性之缓急，骨相之坚脆，德行之善恶，儿能速肖，尤为关系。

"童子不衣裘帛，前哲格言，具在人耳。裳，下体之服。帛，温软甚于布也。盖下体主阴，得寒凉则阴易长，得温暖则阴暗消。是以下体不与帛绢夹浓温暖之服，恐妨阴气，实为确论。"以前的孩子为防尿湿用的是一层棉布，现在用的是厚厚的尿不湿。其实是家长懒而产生的商品。丹溪所说的"下体不与帛绢夹厚温暖之服，恐妨阴气。"是言之太过，但现在的尿不湿的确不太合适。我就见过不少小孩夏天用尿不湿阴部和腹股沟处长疮过敏，但冬天下体一定得保暖。小孩的开裆裤，会使风冷之邪直接入侵至腹部，冬天如果不保暖，小孩着凉轻则见腹泻，重则伤寒发热。所以我孩子幼时，我总是用丁香、肉桂、木香等药研粉做一个肚兜密封保存以备用，如见小孩腹泻、大便不臭时，及时绑在肚子上，效果很好，哪怕是水泻样也大多在一两小时内止泻。如果是着凉发热或高热，则用艾叶煮水泡澡，空调温度开得高点，泡澡要到孩子微微汗出为止，基本上亦是泡澡后身凉热退。

"人生十六岁以前，血气俱盛，如日方升。"女人月经初潮前以儿科论治，男人第一次遗精前以儿科论治。此言十六岁是以《黄帝内经》的男人二八通精立论，其实现在生活条件好了，自然不太可能要等到十六岁来第一次遗精。

"一切鱼肉、木果、湿面、烧炙、煨炒，但是发热难化之物，皆宜禁绝。"发热难化之物，不仅小儿要注意，成年人亦一样尽可能少吃。《伤寒论》中多次提到"食复"（饮食不当造成病情反复），这样的情况常有发生，只是家长十之八九都会逃避责任不去承认，而是把病情反复推给医生。2012年，我接手金华一个四五岁的湿温患者，我用"三仁汤"加补气药的思路治疗，病愈后见反复，家长带着孩子来门诊部里骂我。事后得知小孩的奶奶见小孩数日胃口不开，药吃后见外感好了，胃口开了，就给小孩吃饼干（饼干是生热助湿之物），于是见病情反复。

附：

下面是《幼科发挥》小儿常见的诊断及治疗的歌赋，我见切合实用，于是录之。

小儿方术，号曰哑科，口不能言，脉无所视，唯形色以为凭，竭心思而施治。故善养子似养龙以调护，不善养子者，如舐犊之爱惜，爱之愈深，害之愈切。乍头温而足冷，忽多啼而乱叫，差之毫厘，失之千里，此无脉之风门，以补造化之不及。

肠胃脆薄兮，饮食易伤；筋骨柔弱兮，风寒易袭。父母何知，看承太重。重绵厚褥，反助阳以耗阴；流放饭，总败脾而损胃。闻异声，见异物，失以提防；深其居，简其出，固于周密；未期而行立兮，喜其长成；无事而喜笑兮，谓其聪明；一旦病生，而人心戚。不信医而信巫，不求药而求鬼，此人事之不修，谓天命之如此。

欲观气色，先分部位。左颊青龙属肝，右颊白虎属肺，天庭高而离阳心火，地阁低而坎阴肾水，鼻在中而脾土为通气。观乎色之所见，知乎病之所起。又况脾应乎唇，肺通于鼻，舌乃心苗，泪为肝液，胃流注于双颐，肾开窍于两耳，爪则筋之余，而脾为之运。发则血之余，而肾为之主；脾司手足，肾运齿牙。苟五脏之或衰，即所属之先毙。凡观乎外，必知其内。红气现而热蒸，青色露而惊悸。如煤之黑兮，中恶之因；似橘之黄兮，脾虚之谓。白乃疳劳，紫为热极。青遮口角难医，黑掩太阳不治。年寿赤光，多生脓血，山根青黑，频见灾危。虽察色以知乌，岂按图而索骥。朱雀贯于双瞳，火入水乡；青龙达于四白，肝乘肺位。泻痢而带伤须防，咳嗽而拖蓝可忌。疼痛方殷，常面青而唇撮；惊风欲发，先颜赤而目直。火光焰焰，外感风寒，金气浮浮，中藏癖积。乍黄乍白兮，疳热连绵；又赤又青兮，风邪紧急；察之若精，治之得理，鸦声鱼口，枉费精神，肉折皮干，空劳心力，气色改移，形容变易。气乏兮囟门成坑，血衰兮头毛作穗。眼生眵泪兮，肝风上目；口流痰涎兮，脾冷滞积。面目虚浮，定腹胀而气喘；眉毛频蹙，则肚痛以多啼。蛔出兮脾胃将败，烂疮兮肺藏先亏。苟瞑眩而弗瘳，纵神仙而何益。手如数物，肝风将发，面若涂朱，心火以炽。坐卧欲冷兮，烦热之攻；伸缩就暖兮，风寒之畏。肚大脚细，脾欲困而成疳；眼瞪口张，热已危而必毙。弄舌脾热，解颅肾惫，重舌木舌。虚热积于心脾，哽气喘气；实火浮于脾肺，龈宣臭露。必是牙疳，哺露丁奚，多缘食积，唇干作渴，肠鸣自利。

夜啼分为四症，变蒸周于一年。心热欲言而不能，脾虚无时而好睡，病后失音肾怯，咳嗽失音肺病。肚痛而清水流出者虫，腹痛而大便酸秽者积。口频欠而肝虚，舌长伸而火炽。龟背兮，肾风入于骨髓；龟胸兮，肺火胀于胸膈。鼻干黑燥，火盛金衰，肚大青筋，木强土坏，丹瘤疮疥，皆胎毒之流连。吐泻疟痢，乃食积之黏滞。不能吮乳者，热在心脾。常欲俯卧者，热蒸肠胃。喜视灯火，烦热在心。爱吃泥土，疳热在脾。腹痛寒侵，口疮热积。脐风忌一腊，火丹畏一周。惊自热来，痫因痰至。吐泻而精神耗散则危，疟痢而饮食减少心瘁。惊本心生，风因肝致，搐分左右，症有顺逆，药分补泻，病有虚实。急惊者，由于积热之深，凉泻便宜。慢惊者，得于大病之后，温补为贵。头摇目窜而气喘兮，上工莫医；口噤鼻张而足凉兮，灵丹何济。闭目兮无魂，狂叫兮多祟。不知吞吐者死，反加闷乱者危。

　　既明症候，须知调理。胎毒兮甘草黄连，食积兮白术枳壳。急掠搐掣，以导赤泻青；慢惊螈虫，以补中益气。集圣治疳，备急去积。抱龙丸化痰镇惊，胃苓丸补中开胃。夜啼兮退热凉心，晡热兮养血升提。理中主泻，香连止痢，积热不除。凉惊丸大有神功，沉寒难瘳；养脾丸最为秘密。痰火攻兮三黄丸，谷下兮一粒金。柴苓治疟，月蝉消痞，潮热金花，咳嗽玉液，疮疥胡麻，丹瘤凉膈。吐泻而渴兮，白术可投；烦热而渴兮，益元为最。丹疹兮消毒，腹痛兮脾积。鼻衄咳血茅花，木舌重舌针刺。口疮不愈者洗心，腹胀不食者平胃。五拗治啼，四苓利水。退黄消肿，胃苓加减以堪行；破积安虫，集圣从容而可治。大抵小儿易为虚实。调理但取其平，补泻无过其剂。尤忌巴牛，勿多金石。辛热走气以耗阴，苦寒败阳而损胃。如逢食积，解之不可或迟；若过虚羸，补之尤为至急。才少俄延，便成劳毙。

虚 损

虚损就是人们日常所说的身体虚弱，因为体虚的程度不同，分为虚、损、劳。如《临证指南医案》"久虚不复谓之损。损极不复谓之劳。此虚劳损三者。相继而成也。"因为劳是最严重的虚证，并且有独立的病名，所以本章节命名为虚损，而不是虚劳。

造成虚损的原因很多，主要有过劳、失养、误治、久病等原因。

过劳有劳力、劳神、房劳等，人非圣贤，哪怕深知如何养生，也会有很多因素造成过劳，比如为了工作值班熬夜、农民的重体力活、面对重大问题选择，等等，都有很多的不得已，所以养生很难，就连韩愈这样的大家也哭倒在苍龙岭上，可见养生只有根据每个人的现实条件尽可能做到合理。

误治是引起虚损的一个主要原因，比如感冒误治，风寒感冒喝碗生姜汤就行，但有些医生拘泥于感冒就是上呼吸道感染的理论，过用抗生素加生理盐水输液（对于这种治疗，也就是近两三年国家有文件下来了才有所好转，原来的治疗是大剂量输液）或清热解毒药的乱用；还有患者自己到药店去买感冒药（现在可以随便买的感冒药，都是非甾体类止痛药，这类药的作用在于发汗、退热、止痛），如果是身体强健的人，吃点感冒药可以一汗而愈，但体弱的则因过汗而成虚证。还有好补成性，许多人一听说某某东西能补养身体，于是就乱吃，如铁皮石斛、西洋参、人参、鹿茸、枸杞子等等，人之虚有气血阴阳等不同，阴虚有热之人吃西洋参自然对证，但阴虚再误服鹿茸就是大害，阴更虚，这都是误治，属于患者自己乱治造成的虚。对于久病，有的人是没钱治，有的人是不相信医学而硬扛，比如感冒，就有很多人认为不要治疗，多喝开水就好。感冒发热，会消耗人体元气，喝水虽可以补充水分，但不能补益元气。如果失于治疗，病情越来越严重，身体越来越虚弱，最后形成劳证。

百般耗损，总是以心神为最，一时不察，暗耗最凶。《外科正宗》："七情六欲者，盗人元气之贼也。人能疏于此者，无不多安多寿，人若亲于此者，无不有损有伤，但人能昧之者鲜矣。盖情欲之动作，无所不好，无所不为，故喜伤心，怒伤肝，忧伤肺，思伤脾，悲伤于魂魄，恐伤肾，惊伤胆。此等七情，皆耗人一身元气之萌蘖也。至于六欲者，耳听声音，眼观物色，鼻闻香气，舌贪滋味，心帏大地，意幄万方，此等六欲，皆损人三世钟灵之真性也。又所以为苦、为疾、为夭、为疼，以及休废衰败，诸病诸疮，尽皆出于此等之情欲也。"

《评热病论》：邪之所凑，其气必虚。

《刺法论》：正气存内，邪不可干。

这里的邪是指外感，人会不会感受外邪，身体元气的充足自然是最主要，但是如果外邪的严重程度远远超过了人体的承受能力，亦一样会致病。比如恶寒的冬天穿很单薄的衣服，体质很好的人也会受寒感冒。

《八正神明论》："故养神者，必知形之肥瘦，荣卫血气之盛衰。血气者，人之神，不可不谨养。"虽说不见得一切疾病都因为虚损造成的，但病后必虚。2008年，金华有一个老板，一次吃小龙虾和冰啤酒，一路误治，最后形成心衰；2009年夏天，金华有某农民在野外劳动时口渴喝山涧冷水造成水积，见胃痞胀不运化，患者自己知道是因为喝冷水的水积，觉得是小问题，过几天就会好，没想到越来越严重，因为长时间的脾胃功能受损，所以身体很虚弱，走路都跌倒了，家人才急着带患者去治疗。平时应尽可能地做好养生，有小病就得及时治疗。

《通评虚实论》：邪气盛则实，精气夺则虚。

《营卫生会》：营卫者，精气也，血者，神气也，故血之与气，异名同类焉。故夺血者无汗，夺汗者无血，故人生有两死而无两生。

虚，是身体元气亏虚；实是病邪充实。疾病和人体的元气是一正一反的对立面，病情越严重，元气就越亏虚。世上没有哪个患者越生病身体越强健。所以千般疾病的治疗，总不外攻和补。病邪要攻，元气要补。

"夺血者无汗，夺汗者无血。"无，不是没有，是指治疗上不能。夺血，是指有出血史的患者，比如产后、手术后、崩漏等；还有一些慢性病的患者长期少量出血，比如结肠溃疡的出血、痔疮出血等，对于血虚之人，治疗上不能过用发汗。夺汗是指自汗或盗汗的患者，治疗时再用活血化瘀或逐瘀血等方式治疗，只会更伤身体。但人总会生病，夺血之人更易外感，治疗上就得在补益气血的基础上进行发散外邪，比如小柴胡汤、参苏饮等，都是在补益的基础上散外邪。

中医治病，纯补或纯泻极少，如独参汤、承气汤、四逆汤等极少数，都是应用于急病的一时之用。更多的是攻补兼施，因为生病了元气必定会亏虚，世上没有哪个人越生病元气越强。比如，麻黄汤，受寒了会伤阳气，所以治疗上就用桂枝和炙甘草辛甘扶阳来补，对于外寒闭表，用麻黄解表、桂枝解肌，使邪从外散。解表得出汗，甘草在于使汗有化源。

《口问》：故邪之所在，皆为不足。

《百病始生》：此必因虚邪之风，与其身形，两虚相得，乃客其形。

虚处藏邪，病之所在之处，必是身体虚损之处。所以治病要精准，一定要落实具体病位。横店有一人冬天跌倒致手臂骨折，等到拆石膏时已经是正月，骨科医生叫患者要注意保暖，于是患者就把手臂包得严严实实的，但不知怎么的，从此以后，天气稍转凉或空调吹冷风就疼痛不已，疼痛严重时饭碗都拿不了，看了很多医生治疗也没有什么效果。2013 年夏天，横店成立健康咨询服务部，患者找我治疗，我见患者原来的治疗一直都是以温经活血止痛为主，无效的原因在于没有补虚。骨折虽说是局部外伤，但久瘀会影响人的气化而伤元气；伤处因为气血不畅失养而虚，加上长时间的保暖，一受外寒，邪气就着于局部久久不能去除。于是我用补气养血为主、辅以祛风散寒来治疗，局部用风油精外涂，再用厚布包好使局部出汗。治疗数日后，空调吹冷风时就感觉不到疼痛。对于这种局部邪气大实的治疗，要充分利用局部治疗，如果重剂内服药来攻邪，元气不支反成坏证。

《难经》：损其肺者，益其气；损其心者，调其营卫；损其脾者，调其饮食，适其寒温；损其肝者，缓其中；损其肾者，益其精。

此是药食治疗虚损的总纲。然神志所伤者，必得移情异志，去其病根药食调补才有效。

"损其肺者，益其气。"损肺莫如咳嗽，治疗咳嗽切不能泥于止咳药，如有外邪或痰湿为患的咳嗽用止咳药自然是闭邪不出，使病情加重。如果久咳患者肺气必虚，治疗在于补气，也不是止咳。我 20 来岁时，我父母冬天受寒咳嗽很久，吃了很多止咳药也没有效果，后来我买来人参，一次顿服 30 克，咳嗽立止。肺主一身之气，吸纳天之清阳，肺气一闭人就死亡，但肺吸纳天之清阳的能力，在于肺气的强弱。本人治疗重症常用超大剂量黄芪，就是在于大补肺气，使气血畅运于周身，促进身体气化的正常。

"损其心者，调其营卫。"其中损心者调营卫，有人拘泥于"桂枝汤"，因为桂枝汤注家谓为调营卫。桂枝汤是针对阴阳两虚的外感风寒轻证，在补阴补阳的基础上解肌祛寒，药力总是趋于外。而内伤损心，用桂枝汤以发散太过，用偏于向外发散的药治疗内在的虚损，不对证。虽说营卫一体，但营主内为阴分，卫主外为阳分，调营卫就是调补阴阳。虚者补之，损者益之，味甘能补，所以对于损心调营卫，总是以甘味为主，偏于营分虚损治以甘平偏凉；偏于卫分虚损，治以甘平偏温，虽说有营虚有热，得佐用甘寒，偏于卫损则得佐用甘热，但过寒过热只用暂不用久，因为虚损调治，得有一个较长时间过程，药食过偏反生他变。所以损心不用"补其营卫"，而是用"调其营卫"，调是调和之谓，和补不同。

"损其脾者，调其饮食，适其寒温。"这里讲的寒温，有两方面，一是指食物的寒温，阳虚者食温性食物，阴虚者食寒性食物。二是指日常保养方面衣着和生活环境的气温。人们日常生活中，肚子饿了人就怕冷，饭吃饱了就不怕冷，所以对于脾胃虚损的人，穿衣服要注意。另外对于办公或生活环境的气温也要适当，比如脾胃虚寒的人，气温下降，脾胃的运化功能就会更差，严重的受寒就胃痛。

"损其肝者，缓其中。"肝藏血，肝要血养才柔。脾胃主运化水谷而生营，甘能缓能补，缓中指的是吃甘味药食，使营血足而肝得养。

"损其肾者，益其精。"现在很多人乱吃乱补。中国以前封建王朝很多人吃燥烈的丹药，一说到补肾都是补肾壮阳（特别是男性），胡乱吃壮阳药。很多人对中医不懂装懂，一知半解就去买来鹿茸、枸杞、海马等补肾药泡酒喝，有的吃出高血压，有的吃出高血糖。对于中医治病上亦是附子、肉桂乱用，对于壮阳的观念造成很大危害。养精是要用柔药来养，燥热之药是急用之治，《金匮要略》的"崔氏肾气丸"，如果没有大量的地黄、山茱萸、山药等柔药来制约附、桂的燥热，只会使肾更虚。但养精之柔药大多都碍脾胃的运化，所以肾虚补精，一定要考虑脾胃的运化功能，而不是乱吃。浙江经济发达，有人把黄精制成小包装食品当零食吃，说道是补肾，有人常年吃六味地黄丸补肾，有的吃鹿茸补肾，不懂乱吃药，很多人吃出一身毛病。

《金匮要略》："男子平人，脉大为劳，极虚亦为劳。人年五六十，其病脉大者，痹侠背行。若肠鸣、马刀、侠瘿者，皆为劳得之。劳之为病，其脉浮大，手足烦，春夏剧，秋冬瘥，阴寒精自出，酸削不能行。男子脉虚沉弦，无寒热，短气里急，小便不利，面色白，时目瞑兼衄，少腹满，此为劳使之然。男子面色薄者，主渴及亡血，卒喘悸。脉浮者，里虚也。男子脉浮弱而涩，为无子，精气清冷。夫失精家，少腹弦急，阴头寒，目眩，发落。脉极虚、芤、迟，为清谷亡血失精。脉得诸芤动微紧，男子失精，女子梦交，桂枝龙骨牡蛎汤主之。男子平人，脉虚弱细微者，善盗汗也。脉弦而大，弦则为减，大则为芤；减则为寒，芤则为虚，虚寒相搏，此名为革。妇人则半产漏下，男子则亡血失精。脉得诸芤动微紧，男子失精，女子梦交，桂枝龙骨牡蛎汤主之。"

平人，指的是看起来没有病的健康人。只要见有大、极虚、浮大、虚沉弦、浮弱而涩、极虚芤迟、革、芤动微紧等脉象，都是虚损之证。

中国行医不易，特别是民间中医更不易，十余年前我初到金华行医，患者见我年轻不信任，但又久病没处治，于是找来治病的人都会叫我先诊下脉，看我说得准不准，把对方的症状说得准了再叫我治疗。我这样一路硬碰硬地干过来，所以对脉诊颇有些心得。

虚损有偏阴偏阳，有虚而有邪强实，有虚而邪轻有诸多不同，从脉象上很容易区别。把虚损脉分为沉、浮、大、细、软、硬、数（快）、迟（慢）等类，再看临床治疗上的脉象是怎样组合的。因为单一的大脉和极虚脉很少见，大多是好几种脉一起出现。偏于阳虚类的脉以脉象大、软而无力、沉、迟；偏于阴虚类的脉以脉象细小、无力、硬、浮、数为主。

如果阴类和阳类相兼，这是阴阳互损的结果，但总有侧重偏胜。比如脉浮大而硬，这是浮芤，也叫革脉，这是阴虚损阳，虚阳外浮的表现，治疗在于养阴为主，补阳为辅，以达到潜阳目的；脉浮数无力，亦为阴损及阳，治疗上和革脉一样原则，但这种脉象和革脉的病机区别在于病情的严重程度不一样，革脉程度严重；脉沉迟无力，这是气阳两虚无力鼓动，治疗在于补阳为主，养阴为辅。另外还要区别脉的寸、关、尺三部的不同，比如两寸强，两尺弱，这是上盛下虚，气血上逆的表现，2018年，我出差安徽回浙江，路过千岛湖，于是我下高速去见一个老病号，对方一家人热情接待，吃饭前我为他们一家都诊了下脉，她父亲就是上盛下虚的脉象，我叫患者吃点固肾潜阳的药，对方觉得自己身体好好的不在意，到了国庆节患者就中风不起；如果两尺强而寸弱，这是阳气不足陷于下。2019年，陶黎在杭州跟我学习，有一个基层小干部，架子很大，叫我诊下脉，考考我，我当着几个学生的面针对患者的阳气下陷脉象，诊对方为前列腺增生，夜尿频，因为患者两尺见涩，但脉象有规律。如果脉象偏数，这是下焦有湿热，多见男女的下焦慢性炎症，如果还并见数而弦涩，多为下焦癌症（癌症其实是虚损病）。

《千金要方》："妇人非只临产须忧，至于产后，大须将慎，危笃之至，其在于斯。勿以产时无他，乃纵心恣意，无所不犯。犯时微若秋毫，感病广于嵩岱，何则？产后之病，难治于余病也。妇人产讫，五脏虚羸，惟得将补，不可转泻。若其有病，不须快药。若行快药，转更增虚，就中更虚，向生路远。所以妇人产后百日以来，极须殷勤，忧畏勿纵心犯触及即便行房。若有所犯，必身反强直，犹如角弓反张，名曰蓐风，则是其犯候也。若似角弓，命同转烛，凡百女人，宜好思之。苟或有微不慎，戏笑作病，一朝困卧，控告无所。纵多出财宝，遍处求医，医者未必解此。纵得医来，大命已去，何处追寻。学人于此一方，大须精熟，不可同于常方耳。特忌上厕便利，宜室中盆上佳。凡产后满百日，乃可合会，不尔至死，虚羸百病滋长，慎之。凡妇人皆患风气，脐下虚冷，莫不由此，早行房故也。"

对于产后身体没恢复就进行性生活，造成虚损是人体的一大害。但中国人对性方面生病了去看病又不好意思开口说。中国有坐月子的习惯，所以生孩子后的妇女大多都会好好休息和调养，但对于流产后就是一大问题，很多人流产后都不太去调养身体，并且时间不久就有性生活，这对人的身体伤害非常大。

2019年，我在杭州一次饭局上谈起了养生的话题，我着重谈到了性养生，我说到流产后身体没恢复就有性生活，会造成崩漏。当时就有一个人说他年轻时老婆流产后一个星期后有性生活，后来老婆大出血去医院急诊，此后他老婆的身体就很虚弱，找了很多中医治疗都没有什么理想的效果。次日此人带老婆来找我治疗，我见患者四十余岁，形体干瘦，面色黧暗多斑，脉细弦而涩，舌上瘀斑甚多。这是败血阻于宫胞脉络，得通过月经期间逐瘀外出，询问得知月经刚结束一个来星期，我用大剂补气养血固精为本，酌加些理气活血药来治疗。月经将来之时，用大剂补气固精药为基础，另外再用牛膝、益母草、水蛭、桃仁、红花等通经活血药逐瘀，服药一剂，月经出来，两三天了还不畅，我用针刺血海和三阴交，针药结合，排出大量黑色血块。月经干净后又用大剂补气养血固精来治疗，第二次月经期间又排瘀。如此治疗四五个月，患者面色红润，体重增加了十来斤。

　　《慎柔五书》：神伤于思虑，则肉脱；意伤于忧愁，则肢废；魂伤于悲哀，则筋挛；魄伤于喜乐，则皮槁；志伤于盛怒，则腰脊难以俯仰也。人之一身，生死系于脾胃。凡伤寒、杂病一七后，只当于脾胃求之，始免杀人之。东垣云：补肾不若补脾，此之谓也。盖土常不足，最无有余。气血贵于中和，偏胜者乃邪伤也。泻其有余，是泻邪也；补其不足，是补正也。气有余者，非气也，火也。初因气不足，渐化为火，烧烁真阴，为害滋大。人之一身，以血为主，血以气为先，当补血中之气，四物加肉桂；补气中之血，保元汤加减。治病不可忘血，亦不可忘气。忘血则四肢不能用，忘气则体无管摄，平和之药，气血疏畅，宜多不宜少；寒热之药，不过却病，宜少不宜多，多则大伤脾胃。虚中有实，正虚生实邪；实中有虚，实邪由虚致。实以泻为补，虚以补为泻。

　　得劳心、嗜欲、七情、饮食、纵酒、饥饱过度，此内伤也。初不自觉，久则成患，以致身热、头痛、恶寒。或因微热，脱换衣服，腠理不密，易感风寒，症类伤寒，实非伤寒。医不明此，骤用麻黄、紫苏、荆芥大发其汗，热未退，仍以寒凉泻火之剂，下陷清气，浊气转升，故食下腹满，又大下之，故中愈不足，以致汗多亡阳，下多亡阴，阳耗散，死不旋踵，实医杀之耳。惟胃气不绝，用药力以培之，庶可冀幸万一。虚损由于内伤证，与外感相似。外感头疼、发热、恶寒，其脉浮数有力，宜汗解而愈，从表入里，脉洪大，大便燥，宜和解通利之。内伤亦头痛、发热、恶寒，其脉紧数无力，宜补中加羌、防。元气一足，邪气自散。

　　虚损之起，或久遇劳碌，损伤阳气，遂发热，渐至咳嗽，或伤风失治，或治之不当，亦症。或伤寒汗下失宜，久之遂成寒热之症。或饥饿伤脾，饱食伤胃，治之不妥，亦成此症。去病之药，不可多服，恐泄真气，人无气不生。虚损诸病，久之皆属脾虚，脾虚则肺先受之。肺病，不能管摄一身；脾病，则四肢不能为用。谨养脾气，惟以保元气为主，总从脾胃治。是胃气未绝，犹可调理，盖纵有杂症，火起不必去火，有痰不治痰，久病以温补为主，病急则缓治，攻则散离。

　　《慎柔五书》讲到外感虚损的治疗，总是脾胃为主，这是至理名言。丹溪以补中益气加祛散药治疗风寒外感。但外感有寒热燥湿之不同，内损有气血津液之差异，药食入胃，总以脾运，所以都得以脾胃为核心根本。观《伤寒论》治外寒，都是在益胃液的基础上发汗。但又有阳虚外感冒，就得再加补阳药。如是阴血虚损的外感，自有养阴解表之法，但亦不能用药过于阴寒，以免脾胃失运，气机滞而恋邪不出。对于外感引起的虚损，《不居集》论之最详细；内伤虚损，《虚劳要旨》多有发挥，比如气不化津等论述，都是张氏从多年的临床治病心得总结出来的心得，很可贵，因内容众多，不再摘录，但这些都是一个中医人必读之书。

《格致余论·虚病痰病有似邪祟论》：血气者，身之神也。神既衰乏，邪因而入，理或有之。若夫血气两亏，痰客中焦，妨碍升降，不得运用，以致十二官各失其职，视听言动，皆有虚妄。以邪治之，其人必死。吁哉冤乎！谁执其咎？

宪幕之子傅兄，年十七八，时暑月，因大劳而渴，恣饮梅浆，又连得大惊三四次，妄言妄见，病似邪鬼。诊其脉，两手皆虚弦而带沉数。予曰：数为有热，虚弦是大惊，又梅酸之浆，郁于中脘，补虚清热，导去痰滞，病乃可安。遂与人参、白术、陈皮、茯苓、芩、连等浓煎汤，入竹沥、姜汁。与旬日，未效，众皆尤药之不审。余脉之，知其虚之未完，与痰之未导也。仍与前方，入荆沥。又旬日而安。

外弟岁，一日醉饱后，乱言妄语妄见，询之系伊芳亡兄附体，言生前事甚的。乃叔在旁叱之。曰：非邪。食腥与酒太过，痰所为耳！灌盐汤一大碗，吐痰一、二升，汗因大作，困睡一宵而安。

又金氏妇，壮年。暑月赴筵归，乃姑询其坐次失序，遂赧然自愧，因成此病。言语失伦，其中又多间一句曰：奴奴不是。脉皆数而弦。余曰：此非邪，乃病也。但与补脾清热导痰，数日当自安。其家不信，邀数巫者，喷水而咒之，旬余而死。或问曰：病非邪而邪治之，何遽至于死？余曰：暑月赴宴，外境蒸热，辛辣适口，内境郁热，而况旧有积痰，加之愧闷，其痰与热，何可胜言。今乃惊以法尺，是惊其神而血不宁也；喷以法水，是审其体密其肤，使汗不得泄也。

汗不泄，则蒸热内燔；血不得宁，则阴消而阳不能独立也。不死何俟？或曰：《外台秘要》有禁咒一科，庸可废乎？予曰：移精变气乃小术耳，可治小病。若内有虚邪，外有实邪，当用正大之法，自有成式，昭然可考。然符水惟膈上热痰，一呷凉水，胃热得之，岂不清快，亦可取安。若内伤而虚，与冬严寒，符水下咽，必冰胃而致害。彼郁热在上，热邪在表，须以汗解。率得清冷，肤腠固密，热何由解？必致内攻，阴阳离散，血气乖争，去死为近。

虚病、痰病似有邪祟，怪病多挟痰，怪病多虚，虽见痰亦不能专攻痰。2019

年8月上旬，天气大热，我搬家到杭州定居，母亲为我收拾东西，流汗太过，每日都有恐怖之梦而惊醒，以为是鬼魅做怪。我当时因生意的事出差济南，家人来电话说起此事，我嘱用黄芪生脉饮中成药，一次3支，一天3次，当天晚上就安然入睡，不再做噩梦。我从济南回杭州后，说起此事，母亲说，如果是以前在农村遇此症，总是要做迷信活动，而不是用药医治。

虚而似邪祟，因虚损而气化不利从而生痰，痰阴络脉气机于是失畅；虚则气血不能充于脑而使人神志亢奋而做噩梦。母亲老迈精气亏虚，天气则元气涣散不收，于是虚上加虚。黄芪生脉饮是生脉饮补气养阴，使血脉得充而气化正常，痰自消。对于虚证之痰湿，切勿攻痰太过，哪怕年轻人的虚证见痰，亦是大补元气的基础上稍酌化痰就可。痰湿为有形之邪，虽是病邪但亦承载元气，攻痰太过则元气不支，气化更不利。

朱丹溪治疗叶仪腹泻案，叶仪是有实邪，前医只攻邪没有扶正气，于是气化困而至不起，做好了死的准备。后来丹溪来治，觉得前医攻邪太过，元气大损，得先扶养元气，等元气可支再攻邪。于是给叶仪调补，元气恢复后一攻而愈；丹溪的老师罗太无治疗四川和尚久郁成损案，亦是先让和尚补养元气而后攻滞。从《名医类案》等古代名医治病案例来看，虚损而挟实的很多。

《理虚元鉴》：治虚有三本，肺、脾、肾是也。肺为五脏之天，脾为百骸之母，肾为性命之根，治肺、治脾症之宗；立斋究明补火，谓太阳一照，阴火自弭。斯三先生者。皆振古之高人，能回一时之习尚，辟岐黄之心传者。然皆主于一偏，而不获全体之用。是以脾胃之论，出于东垣则无弊执丹溪以治者，全以苦寒降火，有碍于中州之土化。至于"阳常有余，阴常不足"，此实一偏之见，难为古人讳者，而后人沿习成风，偏重莫挽，凡遇虚火虚热，阴剧阳亢之病，辄以黄柏补肾、知母清金，未能生肾家真水，而反以熄肾家真火。夫肾者，坎象，一阳陷于二阴之间。二阴者，真水也。一阳者，真火也。肾中真水，次第而上生肝木，肝木又上生心火。肾中真火，次第而上生脾土，脾土又上生肺金。故生人之本，从下而起，如羲皇之画卦然。盖肾之为脏，合水火二气，以为五脏六腑之根。真水不可灭，真火独可熄乎？然救此者，又执立斋补火之说，用左归、右归丸，不离苁蓉、鹿茸、桂、附等类，而罔顾其人之有郁火无郁火，有郁热无郁热，更不虑其曾经伤肺不伤肺。夫虚火可补，理则诚然。如补中益气汤，用参、芪、术、草之甘温以除大热。然苟非清阳下陷，犹不敢轻加升、柴、归、姜辛热之品，乃反施之郁火郁热之症，奚啻抱薪救火乎！余唯执两端以用中，合三部以平调。一曰清金保肺，无犯中州之土。此用丹溪而不泥于丹溪也。一曰培土调中，不损至高之气。此用东垣而不泥于东垣也。

一曰金行清化，不觉水自流长。乃合金水于一致也。三脏既治，何虑水火乘时，乃统五脏以同归也。但主脾、主肾，先贤颇有发明，而清金保肺一着，尚未有透达其精微者，故余于论肺也独详。

治虚二统，统之于肺、脾而已。人之病，或为阳虚，或为阴虚。阳虚之久者，阴亦虚，终是阳虚为本；阴虚之久者，阳亦虚，终是阴虚为本。凡阳虚为本者，其治之有统，统于脾也；阴虚为本者，其治之有统，统于肺也。此二统者，与前人之治法异。前人治阳虚者，统之以命火，八味丸、十全汤之类，不离桂、附者是；前人治阴虚者，统之以肾水，六味丸、百补丸之类，不离知、柏者是。余何为而独主金、土哉？盖阴阳者，天地之二气。二气交感，干得坤之中画而为离，离为火；坤得干之中画而为坎，坎为水。水火者，阴阳二气之所从生，故乾坤可以兼坎离之功，而坎离不能尽乾坤之量。是以专补肾水者，不如补肺以滋其源，肺为五脏之天，孰有大于天者哉？专补命火者，不如补脾以建其中，脾为百骸之母，孰有大于地者哉？

阳虚三夺统于脾，就阳虚成劳之统于脾者言之，约有三种：曰夺精，曰夺气，曰夺火。气为阳，火者，阳气之则火与气相次俱竭。此夺精之兼火与气也。劳役辛勤太过，渐耗真气。气者，火之属，精之用。气夺，则火与精连类而相失。此夺气之兼火与精也。其夺火者，多从夺精而来，然亦有多服寒药，以致命火衰弱，阳痿不起者。此三种之治，夺精、夺火主于肾，夺气主于脾。余何为而悉统于脾哉？盖阳虚之症，虽有夺精、夺火、夺气之不一，而以中气不守为最险。故阳虚之治，虽有填精、益气、补火之各别，而以急救中气为最先。有形之精血，不能速生；无形之真气，所宜急固。此益气之所以切于填精也。回衰甚之火者，有相激之危；续清纯之气者，有冲和之美。此益气之所以妙于益火也。夫气之重于精与火也如此，而脾气又为诸火之原，安得不以脾为统哉？余尝见阳虚者，汗出无度；或盛夏裹绵；或腰酸足软而成痿症；或肾虚生寒，木实生风，脾弱滞湿，腰背难于俯仰，股不可屈伸，而成痹症；或面色皎白，语音轻微。种种不一，然皆以胃口不进饮食，及脾气不化为最危。若脾胃稍调，形肉不脱，则神气精血可以次第而相生，又何有亡阳之虞哉？此阳虚之治，所当悉统于脾也。

阴虚之症统于肺，就阴虚成劳之统于肺者言之，约有数种，曰劳嗽，曰吐血，曰骨蒸，极则成尸疰。其症有兼嗽者；有竟从劳嗽起，而兼吐血者；有竟从吐血起，而兼劳嗽者；有久而成尸疰者；有始终只一症，而或痊或毙者。凡此种种，悉宰于肺治。所以然者，阴虚劳症，虽有五劳、七伤之异名，而要之以肺为极则。故未见骨蒸、劳嗽、吐血者，预宜清金保肺；已见骨蒸、劳嗽、吐血者，急宜清金保肺；曾经骨蒸、劳嗽、吐血而愈者，终身不可忘护肺。此阴虚之治，所当悉统于肺也。

虚症有六因：有先天之因，有后天之因，有痘疹及病后之因，有外感之因，有境遇之因，有医药之因。因先天者，指受气之初，父母或年已衰老，或乘劳入房，或病后入房，或妊娠失调，或色欲有亏，则至二十左右，易成劳怯。然其机兆，必有先现，或幼多惊风，骨软行迟；稍长读书不能出声，或作字动辄手振，或喉中痰多，或胸中气滞，或头摇目眴。此皆先天不足之征。宜调护于未病之先，或预服补药，或节养心力，未可以其无寒无热，能饮能食，并可应接世务，而恃为无惧也。即其病初起，无过精神倦怠因后天者，不外酒色、劳倦、七情、饮食所伤。或色欲伤肾，而肾不强固；或劳神伤心，而脾弱不复健运。先伤其气者，气伤必及于精；先伤其精者，精伤必及于气。或发于十五、六岁，或二十左右，或三十上下，病发虽不一，而理则同归耳。因痘疹及病后者，痘乃先天阳毒，疹乃先天阴毒。故痘宜益气补中，则阳毒之发也净，而终此脾泄胃弱，腹痛气短，神瘁精亏，色白足痿，不耐劳动，不禁风寒，种种气弱阳衰之症，皆由痘失于补也；凡肺风哮喘，音哑声嘶，易至伤风咳嗽等类，种种阴亏血枯之症，皆由疹失于清也。至于病后元气尚亏，更或不自重命，以劳动伤其气，以纵欲竭其精，顷间五脏齐损，恒致不救，尤宜慎之。

因外感者，俗语云：伤风不醒结成痨。若元气有余者，自能逼邪使出；或肾精素浓，水能救，不至于成痨也。若其人或酒色无度，或心血过伤，或肝火易动，阴血素亏，肺有伏火，一伤于风火，因风动则痨嗽之症作矣。盖肺主皮毛，风邪一感于皮毛，肺气便逆而作嗽。似乎伤风咳嗽，殊不经意，岂知咳久不已，提起伏火，上乘于金，则水精不布，肾源以绝，且久嗽失气，不能下接沈涵，水子不能救金母，则劳嗽成矣。

因境遇者，盖七情不损，则五劳不成，惟真正解脱，方能达观无损，外此鲜有不受病者。从窘迫难堪。此皆能乱人情志，伤人气血。医者未详五脏，先审七情，未究五劳，先调五志，大宜罕譬曲喻，解缚开胶。荡佚者，惕之以生死；偏僻者，正之以道义；执着者，引之以洒脱；贫困者，济之以钱财。是则仁人君子之所为也。

因医药者，本非痨症，反以药误而成。或病非因感冒而重用发散，或稍有停滞而妄用削伐，遂致邪热胶固，永不得解。凡此能使假者成真，轻者变重，所宜深辨也。

《理虚元鉴》总结治疗虚证本于肺、脾、肾，这是非常有见地的，肺吸天之阳、脾纳地之阴，阴阳混合藏于肾，所以虚损治疗以此为大法。

至于虚损阴虚统于肺，阳虚统于脾，这不能拘泥。虚损有缓有急，对于慢性渐进的虚损自是以此论为治；急损则要区别对待，汪绮石取东垣之言，阴血无法速生，气当速固。要知参、芪等物都在补气，肺主一身之气，比如大失血之用独参汤，这是在补肺气以固脱，治疗关键在于肺而不在于脾。至于阴虚的骨蒸、劳嗽、吐血，治疗亦不以麦冬、沙参之属能胜任，此是久病热邪深入血分为患，治疗当凉血育阴为治，如生地、玄参、丹皮之类方能胜，等病情缓解后，再以养肺阴为治。

2010 年有一二十七八岁江西在金华打工的小伙子，因小时外感发热而见咳血，此后只要稍劳累或天气转热都会咳血，因为家贫，所以病情就一直拖着。我见患者形体干瘦，颧骨高耸，脉象细数无力而涩，舌干瘦无苔。阴虚用药以鲜药为好，于是我叫患者家属到野外挖取鲜白茅根，一天用 200 克，再加生黄芪 30 克、党参 30 克、菟丝子 30 克、丹参 30 克、陈皮 15 克、巴戟天 10 克。煮水不拘时服用。傍晚煮点百合当点心。如此治疗两月余，患者体重增加十余斤，亦未再咳血。2011 年春，我的门诊部搬到金华新农贸市场这边来，患者路过，完全变了个人，自诉可做些来料加工的手工活，就是不耐劳。此案长久虚损已成劳，患者虽有火结之实邪，但切不能治火，亦不能过用寒凉以免脾胃受损而元气不复，独用鲜白茅根为主药，一来以其气味具淡能散火结，二来甘凉之性能养阴而不碍中州之气，再以两味固肾以使浮火归肾。但对这病案的治疗，康复非一时之功，得有一个较长的时间过程。

虽说久病必虚，慢性病都是虚证，但邪不去则正难安。但亦有以虚损为主的疾病，现代医学诊为免疫缺陷的疾病，比如类风湿性关节炎、红斑狼疮等；另外慢性肾炎、慢性心衰、癌症等疾病也是虚损性疾病，治疗都得以补虚为核心，并且补养时间较长，切不能急功求速效。我父亲当年胃大手术后造成的虚损，也调养了好多年年才康复，虽说现在已经八十岁，但身体还很强健。

　　虚损患者最怕时邪，所以调治过程中患者的配合很重要，有时治疗大半年，因为一次外感或熬夜或吵架，又把病情打回原形，得从头再开始治疗。所以虚损患者，如有时邪，切不能熬着不治，觉得这只是一点小问题，或凭自己道听途说得到的那点零碎医学知识就自行到药店买药治疗，一定要及时找一直为之治疗的医生调治。

风

风是自然界的气流。

古人对医学的理解很多内容是以自然界的一些现象进行取类比象，把风理解为阳性的邪，亦是这一理论下产生的。因为阳主动，阴主静，风吹则物动，疾病见有不自主的动的症状，于是就归于风。

其实风之为物，不分阴阳，遇寒则风寒，随热则风热，空气燥则风燥，空气湿则风湿。于是对于风，又理解为"外"，比如人体不适应气象变化而生病称为外感病，中医学上的风寒、风热、风湿等，风就是指外。中医学一些关键用词是要注意的，如《伤寒论》中，只要是冠以"太阳"或"中风"两字的，都是外感寒邪的意思，就算是寒邪已解，论述其他内在疾病，只要有太阳或中风两个字出现，就说明了病情是因为外感寒邪造成。

《阴阳应象大论》：风胜则动。

《气交变大论》：岁木太过，化气不政，生气独治，云物飞动，草木不宁，甚而摇落。

这是取类比象理解中医，对自然看到刮风见"云物飞动，草木不宁，甚而摇落。"的自然现象，移用于中医学中。人和自然气息相通，感受外邪是会引起肢体痉挛、颤抖等动的表现，但不是一切见动的疾病都来自外邪。比如，癫痫，古人说这是风痰阻络，为什么要把痰字前再加一个风字？就是因为疾病会见动的表现。其实癫痫是痰瘀阻络，和风无关。

《五运行大论》：东方生风，风生木，木生酸，酸生肝。

中国的地理，东方靠海，多风，于是有了"东方生风"的理论；太阳从东方升起而大地逐渐温暖，阳气升发，于是把风归于阳；在人体内肝气主升发，所以把风归于肝，把见动的疾病都归于风。把风硬生生地移用于中医学中，还成为六淫之首，这是不可取的。但因为《黄帝内经》是中医学最神圣的经典，所以哪怕有人觉得不对，也不敢提出异议。有的注家更是脱离临床实际，胡乱注解，实在无法解说了，就说是历史原因的错简、遗失等等。就如《伤寒论》的风伤卫、寒伤营，注家一样是乱注，说什么风是阳邪，为什么会伤卫是同气相求，等等。卫主外，营主内，邪从外而入，内在的营都伤了，难道外在的卫不伤？清代唐宗海亦觉得不对，于是提出了"风伤营、寒伤卫"。

对于用中国地理位置和五季（取十月太阳历的五季，中间为土，主脾），再把自然界的温度和湿度的寒热湿燥再加上暑和风成为六气，这些内容是汉以后的五行学说为用。并不符合《黄帝内经》对疾病的理解和治疗。因为《黄帝内经》理解和治疗疾病，全是取气机升降出入及五脏、气血等内容，而不是取五行学说。

如果一定要把风强行归于某一脏，也是脾，而不是肝。因为风一年四季都有，从地理位置上来看，东南西北都有风。我们顺着《黄帝内经》的理论，东方靠大海，大海全是水，最湿，中国亦是东方比西方湿；一年四季春天最多雨水；万和生长全靠水涵养，肝亦得有血来润养（《黄帝内经》明确讲到肝主血），等等，都是湿主肝为合适些。而脾胃主运化，为气机升降的枢纽，中焦得如风一样转动，气机才能畅通不滞，一身气化才能正常。李东垣治脾胃偏于健脾，我则偏于通胃，这是时代问题。李东垣为金时人，当时战争不断，粮食短缺，所以脾常虚。而我现在所处的时代是物质生活极大的丰富，大鱼大肉天天有得吃，水果、冷饮不时进，胃滞，所以我以通胃为主。只有中焦气机通畅，食物的能量有效地被消化吸收，这样才能元气有保证，气机得疏通，人气化才有据。

《痹论》：风、寒、湿三气杂至，合而为痹也。其风气胜者为行痹，寒气胜者为痛痹，湿气胜者为着痹也。

这里的风是指外的意思。寒性收引，湿性黏滞，最易影响气机的郁滞。痹，通闭，意为气血闭阻不通。寒湿合邪着于人形成人体某个部位闭阻不通疼痛，有两方面的原因，一是某个部位过多接触寒湿，形成局部气血不通；还有一个原因是虚处，人体内的气血分布随着生活、工作、治疗等问题会造成气血分布失偏，气血不足的地方就是虚处。虚不耐邪，寒湿之邪就着而不去，形成局部闭阻不通。比如山村中的农民长年挑担子、扛木头，人的肩膀、腰、膝关节长期超负荷的工作形成劳损（虚），多见肩膀、腰、膝关节的气血闭阻疼痛。我少年时因为父亲生病亦种田数年，挑担子过多，现在年过四十亦会见肩膀不时酸痛。

"风气胜者为行痹",行,是走。行痹指的是疼痛的地方不固定,会走动。因为动所以理解为风胜,其实还是气血闭痹的问题。气血在身体上某个部位闭阻很严重,通不开,于是就一直疼痛着。如果瘀阻不是很严重,通开了,另一个地方不通,于是又疼痛,这和风无关,所以治疗上不能乱用风药。随着中医学的不断深入,古代医生亦发现这个问题和风无关,用风药治疗无效,反而用活血药治疗有效果。《妇人大全良方》:"夫中风者,虚风中于人也。风是四时八方之气,常以冬至之日自坎而起。候其八方之风,从其乡来者,主长养万物;若不从其乡来者,名为虚风,贼害万物。人体虚者则中之,当时虽不即发,停在肌肤,后或重伤于风,前后重沓,因体虚则发,入脏腑俞。俞皆在背,中风多从俞入,随所中之俞而乃发病。妇人血气虚损,故令中风也。"这里的中风自然不是指现在脑血管病变的中风,而是指外感病。并且明确的指说"妇人血气虚损,故令中风也。"人的气血虚损不耐外邪而生病。书中虽载"三生饮"治疗"卒中,昏不知人,口眼㖞斜,半身不遂,咽喉作声,痰气上壅。"这也不是脑血管病变的中风,而是受寒后气机闭阻的病机。从三生饮的用药上看,用生天南星、生乌头、生附子、木香大辛大热的药,无非是振奋阳气疏通气机而已,不论是脑血管病变的闭证中风还是脱证中风都不对证。陈自明在他的《妇人贼风偏枯方论》详细讲解"论曰:贼风偏枯者,是体偏虚受风,风客于半身。人有劳伤血气,半身偏虚者,风乘虚入,客于半体,名为偏风也。其风邪入深,真气去,邪气留,发为偏枯。此由血气衰损,为风所客,令血气不相周荣于肌,故令偏枯也。论曰:夫偏枯者,其状半身不遂,肌肉枯瘦,骨间疼痛,神智如常,名曰偏枯。仆原疾之由,皆由阴阳偏亏,脏腑怯弱,经络空虚,血气不足,当风冲坐,风邪乘虚而入,疾从斯作。《内经》云:汗出偏沮,使人偏枯。详其义理,如树木或有一边津液不荫注而先枯槁,然后被风所害。人之身体,或有一边血气不能荣养而先枯槁,然后被风所苦,其理显然。王子亨有云:舟行于水,人处于风。水能泛舟而亦能覆舟;风能养体而亦能害体。盖谓船漏水入,体漏风伤。古人有云:医风先医血,血行风自灭是也。治之先宜养血,然后祛风,无不愈者。"陈自明的"医风先医血,血行风自灭是也。"也就一直成为治疗动性疾病的经典治则。从实际临床角度上看,不论是中风、痹证、还是荨麻疹等疾病,治疗上如果不用活血化瘀的确没有什么效果,但也不能过用活血化瘀,因为久病必虚,患者元气已经虚损,再过用活血化瘀,又犯了虚虚之戒。

《风论篇》：风之伤人也，或为寒热，或为热中，或为寒中，或为疠风，或为偏枯，或为风也，其病各异，其名不同，或内至五脏六腑。风气藏在皮肤之间，内不得通，外不得泄。风者，善行而数变，腠理开，则洒然寒，闭则热而闷。风中五脏六腑之俞，亦为脏腑之风，各入其门户，所中则为偏风。风气循风府而上，则为胸风，风入系头，则为目风，眼寒。饮酒中风，则为漏风。入房汗出中风，则为内风。新沐中风，则为首风。久风入中，则为肠风，飧泄。外在腠理，则为泄风。故风者，百病之长也，至其变化，乃为他病也，无常方，然致有风气也。

"疠风"是指瘟疫，是传染病。

"风者，善行而数变，腠理开。"风开腠理，自然要热才能开腠理，如果是冬天冷风何来开腠理？因为取类比象说明不了问题，于是又说"闭则热而闷"。外感寒邪，腠理郁闭，体内热不能外散才见发热，这和风无关。

"故风者，百病之长也。"风不是百病之长，如果把一个人置于冷库里，没有风吹一样受寒，这和风根本无关。

《温病条辨》：《内经》曰：风为百病之长。又曰：风者善行而数变。夫风何以为百病之长乎？《大易》曰：元者善之长也。盖冬至四十五日，以后夜半少阳起而立春，于立春前十五日交大寒节，而厥阴风木行令，所以疏泄一年之阳气，以布德行仁，生养万物者也。故王者功德既成以后，制礼作乐，舞八佾而宣八风，所谓四时和，八风理，而民不夭折。风非害人者也，人之腠理密而精气足者，岂以是而病哉！而不然者，则病斯起矣。以天地生生之具，反为人受害之物，恩极大而害亦广矣。盖风之体不一，而风之用有殊。春风自下而上，夏风横行空中，秋风自上而下，冬风刮地而行。其方位也，则有四正四隅，此方位之合于四时八节也。立春起艮方，从东北隅而来，名之曰条风，八节各随其方而起，常理也。如立春起坤方，谓之冲风，又谓之虚邪贼风，为其乘月建之虚，则其变也。春初之风，则夹寒水之母气；春末之风，则带火热之子气；夏初之风，则木气未尽，而炎火渐生；长夏之风，则挟暑气、湿气、木气（未为木库），大雨而后暴凉，则挟寒水之气；久晴不雨，以其近秋也，而先行燥气，是长夏之风，无所不兼，而人则无所不病矣。初秋则挟湿气，季秋则兼寒水之气，所以报冬气也。初冬犹兼燥金之气，正冬则寒水本令，而季冬又报来春风木之气，纸鸢起矣。再由五运六气而推，大运如甲己之岁，其风多兼湿气；一年六气中，客气所加何气，则风亦兼其气而行令焉。然则五运六气非风不行，风也者，六气之帅也，诸病之领袖也，故曰：百病之长也。其数变也奈何？如夏日早南风，少移时则由西而北而东，方南风之时，则晴而热，由北而东，则雨而寒矣。四时皆有早暮之变，不若夏日之数而易见耳。夫夏日日长日化，以盛万物也，而病亦因之而盛，《阴符》所谓害生于恩也。无论四时之风，皆带凉气者，木以水为母也；转化转热者，木生火也；且其体无微不入，其用无处不有，学人诚能体察风之体用，而于六淫之病，思过半矣。前人多守定一桂枝，以为治风之祖方；下此则以羌、防、柴、葛为治风之要药，皆未体风之情，与《内经》之精义者也。桂枝汤在伤寒书内，所治之风，风兼寒者也，治风之变法也，若风之不兼寒者，则从《内经》风淫于内，治以辛凉，佐以苦甘，治风之正法也。以辛凉为正而甘温为变者何？风者木也，辛凉者金气，金能制木故也。风转化转热，辛凉苦甘则化凉气也。

"风淫于内，治以辛凉。"辛能通、能散，用辛凉药治风，自然指的是温热之邪，而不是指寒邪。在中国，传统的东西很难突破，如果谁会对传统的东西有点微言，马上就会引来一片骂声。对于中医学的发展上，一直是跟随王朝的政治走，只要符合政治，哪怕错了也没事。如杨继洲这样的针灸大家，他在《针灸大成》里讲寻穴进针也如对待"贵人"一般。对于中医的六淫，对风和暑要剔除掉，只留下寒、热、湿、燥，这样就很贴合实际了。

《临证指南医案》：经云：风为百病之长。盖六气之中，惟风能全兼五气，如兼寒则风寒，兼暑则曰暑风，兼湿曰风湿，兼燥曰风燥，兼火曰风火，盖因风能鼓荡此五气而伤人，故曰百病之长也。其余五气，则不能互相全兼，如寒不能兼暑与火，暑亦不兼寒，湿不兼燥，燥不兼湿，火不兼寒。由此观之，病之因乎风而起者自多也。然风能兼寒，寒不兼风，何以辨之？如隆冬严寒之时，即密室重帏之中，人若裸体而卧，必犯伤寒之病，此本无风气侵入，乃但伤于寒，而不兼风者也。风能兼寒者，因风中本有寒气，盖巽为风，风之性本寒，即巽卦之初爻属阴是也。因风能流动鼓荡，其用属阳，是合乎巽之二爻三爻，皆阳爻也。如炎溽暑之时，若使数人扇一人，其人必致汗孔闭，头痛恶寒骨节疼等，伤寒之病作矣。斯时天地间，固毫无一些寒气，实因所扇之风，风中却有寒气，故令人受之，寒疾顿作，此乃因伤风而兼伤寒者也。故有但伤寒而不伤风之症，亦有因伤风而致兼伤寒之症，又有但伤风而不伤寒之症，有因伤风而或兼风温风湿风燥风火等症，更有暑湿燥火四气各自致伤，而绝不兼风之症。故柯韵伯所注伤寒云：伤风之重者，即属伤寒，亦有无汗脉紧，骨节疼诸症。此柯氏之书，所以能独开仲景生面也。至仲景所着伤寒书，本以寒为主，因风能兼寒。

"六气之中，惟风能全兼五气，如兼寒则风寒，兼暑则曰暑风，兼湿曰风湿，兼燥曰风燥，兼火曰风火，盖因风能鼓荡此五气而伤人。"风兼寒、湿、燥、暑、火，这是无稽之谈，一边说天气冷裸睡会着凉，一边又牵强附会地说风怎么怎么的。风本无性，不寒不热，不湿不燥，随邪而成性。天气寒冷，再刮风则更冷人更易受寒。但天气闷热，风吹则凉，人反而更舒服。类似于此类，人们日常生活中时时遇见。"风能鼓荡五气"是此论的要义，不是说风为阳邪，是风能促进邪气的激变，所以才说"风为百病之长"。不是风为主邪，其他为兼，而是其他为主，邪再遇风（兼），则邪更甚，主次要分明。比如夏天虽热，电风扇吹着，人虽觉得舒服，但易外感风寒，因为风吹散了体表的温度，使人凉快，但热则使人的毛孔开泻，着于肌肤的汗液冷后，就随毛孔入体于是受寒。天气炎热用电风扇后反而见风寒外感，难道此时的风是寒？

《素问玄机气宜保命集》：诸风掉眩，皆属于肝。掉，摇也。眩，晕乱旋运也。风主动故也。所谓风气甚，而头目眩运者，由风木旺，必是金衰不能制木，而木复生火，风火皆属阳，多为兼化，阳主乎动，两动相搏，则为治旋转。故火本动也，焰得风则自然旋转，如春分至小满，为二之气，乃君火之位；自大寒至春分七十三日，为初之气，乃风木之位，故春分之后，风火相搏，则多起飘风，俗谓之旋风是也。四时多有之。由五运六气千变万化，冲荡击搏，推之无穷，安得失时而便谓之无也！但有微甚而已。人或乘车跃马，登舟环舞而眩运者，其动不正，而左右纡曲，故《经》曰：曲直动摇，风之用也。眩运而呕吐者，风热甚故也。

诸暴强直，支痛软戾，里急筋短，皆属于风。足厥阴风木乃肝胆之气也暴，卒也，疟害也。强，劲有力而不柔和也。直，筋劲强也。支痛，支持也，坚固支持，筋宁不柔而痛也。软戾，软，缩也，戾，乖戾也，谓筋缩里急乖戾失常而病也。然燥金主于紧敛短缩劲切。风木为病，反见燥金之化，由亢则害，承乃制也。况风能胜湿而为燥也，亦十月风病势甚而成筋缓者，燥之甚也，故诸风甚者，皆兼于燥。

所谓中风瘫痪者，非谓肝木之风实甚而卒中也，亦非外中于风尔。由乎将息失宜而心火暴盛，肾水衰不能制之，则阴虚阳实，热气怫郁，心神昏冒，筋骨不用，而卒倒无所知也。风本乎热，以热为本，以风为标，是以热则动风。五脏之志者，怒、喜、悲、思、恐也。若志过度则劳伤本脏，凡五脏所伤皆热也。热甚郁结，气血不得宣通，郁极乃发人卒中则气血不通，而偏枯也宜以辛热治风之药开冲结郁，荣卫宣通而愈。如三化汤，用厚朴、枳实、大黄、羌活，就是用辛热的羌活开冲积滞。

风、痨、鼓、膈是中医的四大症，风是脑血管病的中风，痨是肺结核，鼓是肝腹水，膈是食道癌，这四大症中除了痨用抗结核药以外，其他的三大症，就算是目前的西医也是属于大症。中风，除了脑溢血以外的手术，其他的亦是中医治疗更有优势。但对中风治疗的认知，却是一个漫长的过程。在金元之前，一直是从外风论治，也就是说医家一直拘泥于取类比象的外风为病因。我们承认外界自然气象环境的变化会诱发脑血管病变，但这只是一个诱因，最主要的还是身体内在的病理变化造成，哪怕没有外界的变化也一样会中风。但治疗中风一定要考虑外风，如果是外风造成的中风，就要内外并治。

刘守真对《黄帝内经》很有心得，但对风的理解也突破前人，特别是对中风的理解以气血不通、阴虚内热的病机研究得很透。此后开掀开了治疗中风从内论治的先河，后来李东垣论中风从虚立论，丹溪从痰立论。三家论中风，看是三个不同的观点，其实这都是中风病临床上常见或并见的。到了明朝肾命学说的兴起，才对中风有了更深的认识，明确认识到原来用风动的取类比象解决不了实际治疗问题，于是把病名也改成了"类风"（类似于风之动性）。

中风先有虚，无虚不中风，观中风患者都是上了年龄的人，并且平素失于调养致使元气亏虚；虚则气化失权而生痰湿；虚则无力行血而瘀阻，这是中风实证方面。中风还有元气脱散的一方面，根本原因也是虚。所以中风病，虚是核心根本。但不论是脱还是实，虚瘀是最主要的。痰盛在于气化失司；火热在于下元阴虚无力制火，所以治疗中风补虚活血是根本大法。

经　络

经络是经脉和络脉的总称。《脉度》："经脉为里，支而横者为络，络之别者为孙。"经络是人体气机上下内外的通路系统。经的原意是纵丝，有路径的意思；络的原意是网络。经在体，内贯穿上下，沟通内外；络在体表，纵横交错，遍布全身。经络的主要内容有：十二经脉、十二经别、奇经八脉、十五络脉、十二经筋、十二皮部等。其中属于经脉方面的，以十二经脉为主，属于络脉方面的，以十五络脉为主。它们纵横交贯，遍布全身，将人体内外、脏腑、肢节联成为一个有机的整体。

经络的功能是通过"经气"（其实就是处于经脉中的元气）沟通表理上下、联系脏腑器官、通行气血、濡养脏腑组织。人体是一个以五脏系统为核心的有机整体，五脏系统之间要相互促进和制约才能平衡，人才能健康，但五脏系统相互之间的联络就靠经络。

《经脉》：经脉者，所以能决死生、处百病、调虚实，不可不通。

《扁鹊心书》："学医不知经络，开口动手便错。"可见经络在中医中的重要地位。窦材是一个针灸师，《扁鹊心书》集宋以前的灸法大成，但不能因为他是针灸师认为经络重要，其实经络学不仅用于扎针治病，它在诊病方面亦有重要的地位。

《脉度》：气独行五脏，不荣六腑，何也？岐伯答曰：气之不得无行也，如水之流，如日月之行不休，故阴脉荣其脏，阳脉荣其腑，如环之无端，莫知其纪，终而复始，其流溢之气，内溉脏腑，外濡腠理。

《邪气藏府病形》：阴之与阳也，异名同类，上下相会，经络之相贯，如环无端。

人体气化功能正常有赖于经脉的畅通不滞，如果经脉失畅，气化就失司，经脉不通气化就停止。所以人体这之气血要通过经络如环无端的运行，才能"内溉脏腑，外濡腠理。"

"阴之与阳也，异名同类。"这里的阴是指营气，阳是指卫气。其实营卫一样，都是人体元气，在内称为营，在外称为卫。营出外则为卫，卫入内则为营。

《营卫生会》：人受气于谷，谷入于胃，以传与肺，五脏六腑，皆以受气，其清者为营，浊者为卫，营在脉中，卫在脉外，营周不休，五十度而复大会，阴阳相贯，如环无端。壮者之气血盛，其肌肉滑，气道通，营卫之行不失其常，故昼精而夜暝。老者之气血衰，其肌肉枯，气道涩，五脏之气相搏，其营气衰少而卫气内伐，故昼不精，夜不暝。

"气道通，营卫之行不失其常。"气道就是经络，经络通畅，人体的营卫之气才能正常的运行，气化能正常，人才健康。

"气道涩，五脏之气相搏。"经脉失畅，五脏系统功能就紊乱，气化就失司，于是人就生病，丹溪说"气血冲和，万病不生，一有怫郁，诸病生焉。"

《皮部论》：余闻皮有分部，脉有经纪，筋有结络，骨有度量，其所生病各异。别其分部，左右上下，阴阳所在，病之始终，愿闻其道。欲知皮部以经脉为纪者，诸经皆然。阳明之阳，名曰害蜚，上下同法，视其部中有浮络者，皆阳明之络也。其色多青则痛，多黑则痹，黄赤则热，多白则寒，五色皆见，则寒热也。络盛则入客于经。阳主外，阴主内。少阳之阳，名曰枢持。上下同法，视其部中，有浮络者，皆少阳之络也。络盛则入客于经，故在阳者主内，在阴者主出，以渗于内，诸经皆然。太阳之阳，名曰关枢。上下同法，视其部中，有浮络者，皆太阳之络也。络盛则入客于经。少阴之阴，名曰枢儒。上下同法，视其部中，有浮络者，皆少阴之络也。络盛则入客于经，其入经也，从阳部注于经，其出者，从阴内注于骨。心主之阴，名曰害肩，上下同法，视其部中，有浮络者，皆心主之络也。络盛则入客于经。太阴之阴，名曰关蛰。上下同法，视其部中，有浮络者，皆太阴之络也。络盛则入客于经。凡十二经络脉者，皮之部也。是故百病之始生也，必先于皮毛。邪中之，则腠理开，开则入客于络脉，留而不去，传入于经，留而不去，传入于腑，廪于肠胃。邪之始入于皮也，泝然起毫毛，开腠理，其入于络也，则络脉盛色变；其入客于经也，则感虚，乃陷下，其留于筋骨之间。皮者，脉之部也。邪客于皮，则腠理开，开则邪入客于络脉，络脉满，则注于经脉，经脉满，则入舍于腑脏也。故皮者有分部不与而生大病也。

"皮部以经脉为纪。"经脉在体内，体表看不见，但要知道经脉在什么地方，就在经脉相对应的体表部位寻之，但经脉体表的皮部，所表现的功能和对应内在的经脉是一致的，所以皮部以经脉为纪。

"其色多青则痛，多里则痹，黄赤则热，多白则寒，五色皆见，则寒热也。"这是讲观察皮部颜色以诊断疾病，"多里则痹"应是黑字之误，色黑则瘀滞不通。"五色皆见，则寒热也"，并不是指皮部的五色一起出现，而是指通过皮部颜色变化来区别病情的寒热。

"在阳者主内，在阴者主出。"这里的内，是入的意思，和阴者主出相对应。外主阳，内主阴，人要健康气机出入要正常，外在的阳要入，内在的阴要出。比如天寒衣服穿少，体表的温度不足，于是就收敛，身体气机出入失常，内热郁滞就发热。人体气机的出和入是相辅相成的，不能出就不能入，不能入就不能出。

"凡十二经络脉者，皮之部也。是故百病之始生也，必先于皮毛。"这里的百病之始生，指的是外感病，而不是饮食、神志的病变。

《根结》：天地相感，寒暖相移，阴阳之道，孰少孰多，阴道偶，阳道奇。发于春夏，阴气少，阳气多，阴阳不调，何补何泻。发于秋冬，阳气少，阴气多；阴气盛而阳气衰，故茎叶枯槁，湿雨下归，阴阳相移，何泻何补。奇邪离经，不可胜数，不知根结，五脏六腑，折关败枢，开合而走，阴阳大失，不可复取。九针之玄，要在终始；故能知终始，一言而毕，不知终始，针道咸绝。太阳根于至阴，结于命门。命门者，目也。阳明根于厉兑，结于颡大。颡大者，钳耳也。少阳根于窍阴，结于窗笼。窗笼者，耳中也。太阴根于隐白，结于太仓。少阴根于涌泉，结于廉泉。厥阴根于大敦，结于玉英，络于膻中。足太阳根于至阴，溜于京骨，注于昆仑，入于天柱、飞扬也。足少阳根于窍阴，溜于丘墟，注于阳辅，入于天容、光明也。足阳明根于厉兑，溜于冲阳，注于下陵，入于人迎、丰隆也。手太阳根于少泽，溜于阳谷，注于小海，入于天窗，支正也。少阳根于关冲，溜于阳池，注于支沟，入于天牖、外关也。手阳明根于商阳，溜于合谷，注于阳溪，入于扶突、偏历也。此所谓十二经者，盛络皆当取之。

《标幽赋》：岂不闻脏腑病，而求门海俞募之微；经络滞，而求原别交会之道。更穷四根三结，依标本而刺无不痊。

《终始》：凡刺之道，毕于终始，明知终始，五脏为纪，阴阳定矣。故泻者迎之，补者随之，知迎知随，气可令和，和气之方，必通阴阳。谨奉天道，请言终始。终始者，经脉为纪。

　　"根"指根本、开始，即四肢末端的井穴；"结"指结聚、归结，即头、胸、腹部。《标幽赋》指出"更穷四根三结，依标本而刺无不痊。"这里的"四根三结"意为十二经脉以四肢为"根"，以头、胸、腹三部为"结"。

　　"九针之玄，要在终始；故能知终始，一言而毕，不知终始，针道咸绝。"终始就是指根结，根是根源之间，是始。结是终结，是终。九针的妙用，主要在于经脉根结。所以知道了经脉根结，针刺的道理一说就清楚。如果不知道经脉根结，针刺的道理就闭绝难通。为什么根结对针灸如此重要，这在于人体气机运转的开、阖、枢的问题。人体气机要出入正常，出为开，入为阖，枢是出入的枢纽，而根结则是气机开阖的关键。根在四肢，头胸腹的病，都可以采取四肢的穴位治疗。

　　"终始者，经脉为纪。"应再补一句"脏腑为纲"，经脉之所以能治病，在于经脉中的气，针灸、按摩、刮痧等治疗，全是在调理经脉的气而达到调理脏腑的目的，如果元气亏虚则无气可调，于是只得药食进补不用针。研究经络，一定要以脏腑为纲领。

　　《卫气》：五脏者，所以藏精神魂魄者也；六腑者，所以受水谷而行化物者也。其气内干五脏，而外络肢节。其浮气之不循经者，为卫气；其精气之行于经者，为营气。阴阳相随，外内相贯，如环之无端

　　《营气》：营气之道，内谷为宝。谷入于胃，乃传之肺，流溢于中，布散于外，精专者，行于经隧，常营无已，终而复始，是谓天地之纪。故气从太阴出注手阳明，上行注足阳明，下行至跗上，注大指间，与太阴合；上行抵髀，从髀注心中；循手少阴，出腋中臂，注小指，合手太阳；上行乘腋，出䪼内，注目内眦，上巅，下项，合足太阳；循脊，下尻，下行注小指之端，循足心，注足少阴；上行注肾，从肾注心外，散于胸中；循心主脉，出腋，下臂，出两筋之间，入掌中，出中指之端，还注小指次指之端，合手少阳；上行注膻中，散于三焦，从三焦注胆，出胁，注足少阳；下行至跗上，复从跗注大指间，合足厥阴，上行至肝，从肝上注肺，上循喉咙，入颃颡之窍，究于畜门。其支别者，上额，循巅，下项中，循脊，入骶，是督脉也；络阴器，上过毛中，入脐中，上循腹里，入缺盆，下注肺中，复出太阴。此营气之所行也，逆顺之常也。

　　"其气内干五脏，而外络肢节。其浮气之不循经者，为卫气；其精气之行于经者，为营气。"营卫之气，其实同是水谷所化之气，区别营卫在于浮沉的部位

不同。"浮气不循经"为卫气，浮是指浮于体表。经在内，络在外，所以营在经，卫在络。

"营气之道，内谷为宝。谷入于胃，乃传之肺，流溢于中，布散于外，精专者，行于经隧，常营无已，终而复始，是谓天地之纪。"营气之所生源于胃中水谷。文中所说到的"布散于外"指的是卫气，所以营卫一体。

对于营卫问题争论亦很大，主要在内外、阴阳上争辩。一个最现实的现象，寒冷天，肚子饿了，人就怕冷，越饿越怕冷，只要一吃饱饭，马上就全身暖和。怕冷是卫外功能，吃饭是养内营。气机出入，营出则为卫，卫入则为营。

《海论》：夫十二经脉者，内属于腑脏，外络于肢节，夫子乃合之于四海乎。岐伯答曰：人亦有四海，十二经水。经水者，皆注于海，海有东西南北，命曰四海。黄帝曰：以人应之奈何？岐伯曰：人有髓海，有血海，有气海，有水谷之海，凡此四者，以应四海也。胃者水谷之海，其输上在气冲，下至三里；冲脉者，为十二经之海，其输上在于大杼，下出于巨虚之上下廉；膻中者，为气之海，其输上在于柱骨之上下，前在于人迎，脑为髓之海，其输上在于其盖，下在风府。

海，就是大海。百川入海，经是大江，络是小支溪流，海则是蓄纳之处。对于气海有二，一是上焦的胸口膻中处，一是脐下气海穴，道家练气功称为"丹田"。因为胸中藏宗气，宗气又称"大气"。《邪客》："宗气积于胸中，出于喉咙，以贯心脉，而行呼吸。"宗气一方面上出于肺，循喉咙而走息道，推动呼吸；一方面贯注心脉，推动血行。三焦为诸气运行的通道，宗气还可沿三焦向下运行于脐下丹田，以资先天元气，所以对于郁证的治疗，疏调气机可上气海的膻中和脐下气海配合一起。冲脉虽为十二经之海，但经脉之气全在胃的强弱，所以胃气是根本。

《调经论》：神有余，有不足；气有余，有不足；血有余，有不足；形有余，有不足；志有余，有不足。凡此十者，其气不等也。人有精气、津液、四肢、九窍、五脏十六部，三百六十五节，乃生百病，百病之生，皆有虚实。今夫子乃言有余有五，不足亦有五，皆生于五脏也。夫心藏神，肺藏气，肝藏血，脾藏肉，肾藏志，而此成形。志意通，内连骨髓而成身形五脏。五脏之道，皆出于经隧，以行血气。血气不和，百病乃变化而生，是故守经隧焉。

《玉版》：人之所受气者，谷也。谷之所注者，胃也。胃者，水谷气血之海也。海之所行云气者，天下也。胃之所出气血者，经隧也。而隧者，五脏六腑之大络也。

人体的神气血液等等有余或不足，有余是邪实。《本神》："心气虚则悲，实则笑不休。"丹溪说"气有余便是火"。生病了只有精气亏虚，哪来有余？这有余自然是指邪实。所以神气血等有余全是病邪，不是真的太多了。神有余是神亢奋，比如精神分裂的狂证；气有余是气滞；血有余是血瘀，这些都是因为血气不和造成的结果。

"五脏之道，皆出于经隧，以行血气。血气不和，百病乃变化而生，是故守经隧焉。"经脉是内连脏腑，通过特定的部位行出体表，所以经络学，一定要以脏腑学为基础，离开脏腑谈经络是空谈。

"胃之所出气血者，经隧也。"人的生命活动全赖脾胃对食物能量的吸纳，所以一身之气其实是相同的元气，无非是元气所处的部位不同，名称不同，如在胸中称为宗气，在体表称为卫气，在脉中称为营气，在经络称为经气。所以调经络之气，其实就是调元气。不是说经气和元气不同。

《逆顺肥瘦》：手之三阴，从脏走手；手之三阳，从手走头；足之三阳，从头走足；足之三阴，从足走腹。冲脉者，五脏六腑之海也，五脏六腑皆禀焉。

这是三阴三阳经循行规律。经络系统另外还有十二经的循行，对于这个问题王玉川前辈在他的《运气探秘》中有详细的论述。他整理出了经络的循环有四种，一是阴阳表里循环，二是经水云雨循环，三是阴出阳入循环，四是十二经首尾衔接大循环。其实前三种都是讲气机出入的循环，本节所讲的是气机上下的循环。《经脉》所讲的循环是十二经首尾相接的大循环，后人有根据十二经对应一天十二时辰分析应用，形成子午流注。但从子午流注的实际应用来看，实用性不大，还是直接以脏腑气机的"升降出入"四字为总纲来得直接。

"冲脉者，五脏六腑之海也，五脏六腑皆禀焉。"冲脉为五脏六腑之海，是脏腑中的盈余之气溢出而储蓄之处，如调节江河水量的湖泊一样。如果脏腑功能下降，气化失司，冲脉的储蓄就少。《上古天真论》说太冲脉盛，才能有天癸，才能有月经。临床上时常见血枯闭经就是因为五脏功能失常元气亏虚导致冲脉亏虚而闭经。这个主次问题要弄明白。

《九针论》：阳明多血多气，太阳多血少气，少阳多气少血，太阴多血少气，厥阴多血少气，少阴多气少血。故曰刺阳明出血气，刺太阳出血恶气，刺少阳出气恶血，刺太阴出血恶气，刺厥阴出血恶气，刺少阴出气恶血也。足阳明太阴为里表，少阳厥阴为表里，太阳少阴为表里，是谓足之阴阳也。手阳明太阴为表里，少阴心主为表里，太阳少阴为表里，是谓手之阴阳也。

《血气形志篇》：夫人之常数，太阳常多血少气，少阳常少血多气，阳明常多气多血，少阴常少血多气，厥阴常多血少气，太阴常多气少血。此天之常数。足太阳与少阴为表里，少阳与厥阴为表里，阳明与太阴为表里，是为足阴阳也。手太阳与少阴为表里，少阳与心主为表里，阳明与太阴为表里，是为手之阴阳也。

经脉中气血的偏多偏少，由相对应脏腑功能来决定，阳明为胃和大肠，多气多血才能腐熟水谷并把糟粕正常排出体外。阳虚则见下利清谷，阴虚则大便结秘，所以只有气血功能才正常。如厥阴多血少气，厥阴是心胞和肝，心胞行血，肝藏血，都是以血为用事。

《难经》：其奇经八脉者，既不拘于十二经，皆何起何继也？然：督脉者，起于下极之俞，并于脊里，上至风府，入属于脑。任脉者，起于中极之下，以上毛际，循腹里，上关元，至咽喉。冲脉者，起于气冲，并足阳明之经，夹脐上行，至胸中而散也。带脉者，起于季胁，回身一周。阳跷脉者，起于跟中，循外踝上行，入风池。阴跷脉者，亦起于跟中，循内踝上行，至咽喉，交贯冲脉。阳维、阴维者，维络于身，溢蓄，不能环流灌溉诸经者也，故阳维起于诸阳会也，阴维起于诸阴交也。比于圣人图设沟渠，沟渠满溢，流于深湖，故圣人不能拘通也。而人脉隆盛，入于八脉，而不还周，故十二经亦有不能拘之。其受邪气，畜则肿热，砭射之也。奇经之为病，何如？然：阳维维于阳，阴维维于阴，阴阳不能自相维，则怅然失志，溶溶不能自收持。阳维为病苦寒热，阴维为病若心痛。阴跷为病，阳缓而阴急，阳跷为病，阴缓而阳急。冲之为病，逆气而里急。督之为病，脊强而厥。任之为病，其内苦结，男子为七疝，妇子为瘕聚。带之为病，腹满，腰溶溶若坐水中。此奇经八脉之为病也。

奇经八脉不拘十二经，这是因为奇经八脉的循环方式和十二经不一样，其作用在于调节十二经和维护十二经之间的联系。十二经的相互作用有在体表的络脉，主要还有在体内的奇经八脉。奇经八脉每一脉都有一个特定的部位和十二经相联络，这个部位就是"八脉交会穴"。《标幽赋》："阳跷，阳维并督、带，主肩背腰腿在表之病；阴跷、阴维、任、冲脉，去心腹胁肋在里之疑。八脉始终连八会，本是纪纲。"但奇经八脉中的气，全是源于脾胃，胃为水谷的大海，胃强则八脉盛，胃败则八脉废。

穴 位

穴位，中医上称为"腧穴"，腧与输通，是转输之意；穴即孔隙。腧穴的本义是指人体脏腑经络之气转输于体表的特定孔隙，是针灸治疗疾病的刺激反应点。穴位可分为经穴、经外奇穴、阿是穴等类别。经穴是指分布在十二经络和任督二脉上的穴位，这是穴位的主体。经外奇穴是没有分布在经络上的固定穴位，阿是穴是以痛点为穴，痛的部位就是穴位，没有固定的位置。

穴位的治疗作用方面，阿是穴治疗局部疾病；经外奇穴亦是治疗特定的疾病，如十宣清热开窍醒神、八邪清热解毒、子宫穴治疗痛经等妇科病等；分布在经络上的经穴位治疗作用很多，有三方面作用：一是近治，即治疗局部疾病，这是所有穴位主治作用中具有的共同特点。凡是穴位均能治疗该穴所在部位及邻近组织、器官的疾病，如外关治疗腕关节痛，小腹部的关元、中极等穴能治疗痛经等疾病；二是远治作用，这是十四经穴位主治作用的基本规律。在十四经穴位中，尤其是十二经脉在四肢肘膝关节以下的穴位，不仅能治疗局部病证，而且能治疗本经循行所涉及的远隔部位的组织、器官、脏腑的病证，甚至具有治疗全身疾患的作用。如鱼际穴，对局部可以治疗局部疼痛，因为在肺经上，又能清宣肺气，用于风热外感、咳嗽、咯血、咽干、咽喉肿痛、失音，还能治疗小儿疳积；三是特殊作用，某些腧穴，对机体的不同状态可起到特殊作用，比如泄泻时，针刺天枢能止泻；便秘时，针刺天枢又能通便。足三里对胃蠕动慢的可以促进，蠕动快的可以抑制，可起着双相的良性调整作用。

经络是脏腑气机运行的通道，穴位治疗通过调整经络的气达到调整脏腑，所以对于治病上如何选择合适的穴位，和开中药治病一样，都是以五脏系统为核心指导，离开五脏谈穴位，不切实际。学习穴位和学习中药一样，一个穴位可以理解为一味中药，一条经脉上的穴位可以理解为一类中药。

针灸取穴在于调气，从穴位的作用上来看，肘关节以外的穴位都能促进气机向外展放的作用，巅顶的穴位能促进气机的升提，小腹的穴位能促进气机的固涩，膝关节以下的穴位能促进气机下行。但针和灸的作用又不同，比如胃气不降取足三里用针刺，可以通胃降逆，如胃肠下降太过的腹泻，又可以用温灸足三里来止泻，可见用针泻是可进气机下行，温灸则能推动气机上升。小腹的穴位用温灸能固涩阳气，用针刺则疏散小腹局部的病邪，比如子宫肌瘤、子宫内膜炎、盆腔炎、膀胱炎等疾病，取小腹部的穴位用针刺，效果都很好。所以病情的寒热虚实一定要明确，要不治不了病反使病加重。现在有些养生馆乱灸，记得 2009 年金华有一个妇女患慢性盆腔炎，到养生馆温灸小腹，可以达到理想的养生效果，并且还能治疗盆腔炎，没想到灸后盆腔炎加重发热；还有人说常年温灸足三里穴可以长寿，有一六十来岁的男人到养生馆温灸足三里，灸了数次导致局部溃烂，于是到医院治疗，但溃烂一直不好，2017 年患者到义乌找我治疗，原来患者是一个多年糖尿病患者，血糖高的人，血液黏滞，一用火灸于是火毒结而溃烂。

万物都偏，针灸治病和用中药治病一样，有利有害，所以针灸之用，不知其害则不能至其用。和用中药治病一样，不知中药之不良反应，必定开不好治病的中药处方。

🔅 穴位的命名

《千金翼方》："凡诸孔穴，名不徒设，皆有深意。"穴位的命名和人起名字一样，很有意思。所以对于学习针灸了解穴位，要先从了解穴位的命名开始，有助于对穴位的记忆、理解和应用。

《五脏生成篇》：人有大谷十二分，小溪三百五十四名，少十二俞，此皆卫气所留止，邪气之所客也，针石缘而去之。

《气穴论》：肉之大会为谷，肉之小会为溪，肉分之间，溪谷之会。以行荣卫，以会大气。邪盛气壅，脉热肉败，荣卫不行，必将为脓，内销骨髓，外破大䐃。留于节凑，必将为败。积寒留舍，荣卫不居，卷肉缩筋，肋肘不得伸。内为骨痹，外为不仁，命曰不足，大寒留于溪谷也。溪谷三百六十五穴会。亦应一岁。其小痹淫溢，循脉往来，微针所及，与法相同。

上述的谷和溪是指自然界的山谷和小溪，山谷和小溪都是流水的地方，两座大山之间为谷，小山之间为溪。应对于人体，大肉之间是谷，小肉之间是溪，行人体的荣卫之气"以行荣卫，以会大气。"但山也好，溪也好，谷也好，都有名称来区别，人体的穴位也一样。对于穴位的命名来说，有依据穴位所在的古代人体解剖部位而命名；有依据穴位主治功效的某些突出特征及其对某种疾病的特殊治疗作用而命名；有借用自然界的天体、地貌名称命名；或采用相应的动植物形象比喻而命名等。

穴位的功能

《九针十二源》：所言节者，神气所流行出入也，非皮肉筋骨也。五脏有六腑，六腑有十二原，十二原出四关，四关主治五脏。

《小针解》：神者，正气也，客者，邪气也。在门者，邪循正气之出入也。

《气穴论》：余闻气穴三百六十五以应一岁，凡三百六十五穴，针之所由行也。孙络三百六十五穴会，亦以应一岁，以溢奇邪，以通荣卫。荣卫稽留，卫散荣溢，气竭血着。外为发热，内为少气。疾泻无怠，以通荣卫，见而泻之，无问所会。

"神气所流行出入。""邪循正气之出入也。"神气就是元气，穴位的功能是人体元气和外邪出入的"门户"，治疗上寒则用温灸，热则用针泄。但有些穴位不适合用针，有些穴位不适合用灸，这要注意。至于元气亏虚则内服药以补元气祛邪外出。

"五脏有六腑，六腑有十二原"指十二原穴。

"十二原出四关，四关主治五脏。"《标幽赋》："寒热痹痛，开四关而已之。"《针灸大成》："四关穴，即两合谷、两太冲是也。"《席弘赋》："手连肩脊痛难忍，合谷针时要太冲。"《杂病穴法歌》："鼻塞、鼻痔及鼻渊，合谷太冲随手取。"四关穴即合谷、太冲穴的总称。合谷穴是手阳明大肠经的原穴，太冲穴是足厥阴肝经的输穴和原穴，两穴合称为"四关穴"。合谷主气、太冲主血，两穴相配伍，一气一血、一阳一阴、一升一降，相互为用，协同作用较强。但至于说到四关主治五脏，是有些言之太过，只是讲穴位配合的原理。

《千金翼方》：凡孔窍者，是经络所行往来处，引气远入抽病也。

"引气远入抽病"是把偏的气机向远方引，针灸的上病治下、下病治上、左病取右、右病取左等等，如肝阳上亢的头痛针脚上太冲、气机失升的脱肛取头顶上的百会、中风后遗症取健侧的穴位，都是把气引向远的地方，可以从经络中调动元气，把病邪"引"而"抽走"。另外，穴位还可以作为疾病诊断的依据，在疾病发生时，相应的腧穴往往可出现压痛、酸楚、麻木、结节、肿胀、变色、丘疹、脱屑、凹陷等各种反应。2010 年本人治疗金华原婺城区某退休干部章某的肺癌，我仔细询问后，患者告诉我在四年前就见背后的肺俞穴疼痛。于是我给他治疗时，中药的内服药和肺俞穴贴狗皮膏药的方式一起进行，随着病情的好转，且腧穴疼痛也逐渐的减轻，最后肺癌治好了，疼痛也消失了。我自己为了中医科普熬夜写书，有一次我右手拇指少商穴处疼痛，这是熬夜阳气过亢奋，加上抽烟引起肺气不利的表现，我就自觉地缓一缓，不再熬夜，好好休息几天。

穴位的定位

《备急千金要方》：有阿是之法，言人有病痛，即令捏其上，若里当其处，不问孔穴，即得便成痛处，即云阿是。灸刺借验，故云阿是穴也。

因其无固定名称与位置，以病痛局部或压痛点为腧穴，故有疏通经络、运行气血的作用。

《标幽赋》：足见取穴之法，必有分寸，先审自意，次观肉分。

《流注指微赋》：孔窍详于筋骨肉分。

杨甲三教授根据古人记载的内容，将穴位定位规律概括为"三边""三间"取穴法，所谓"三边"指筋边、骨边、肉边；所谓"三间"为筋间、骨间、肉间。此外还有筋骨间、筋肉间等。虽然穴"非皮肉筋骨"，但其定位则需借助筋、肉、骨这些解剖标志来完成。另外，有些穴位是以尺寸的骨度折量法来定位的，需要借助患者自己的手指来衡量"同身寸"。《针灸资生经》"今取男左女右手中指第二节内庭两横纹相去为一寸，若屈指则旁取侧中节上下两纹角，相去远近为一寸，是谓同身寸。自依此寸法，与人着艾疗病多愈，今以为准。"如果医生对患者取穴，没有确定性，比如人有高矮，个子高的人，他的寸就要相应加长，这种定位的几寸只是一个大概的范围，所以取穴前一定要仔细寻找，用手指慢慢寻按，找到反应最敏感的地方，才是真实的穴位。有些人说某某针灸师很厉害，看都不看就进针，其实这是草率。针灸界贺普仁前辈，他寻穴就很细致。

另外还有体表标志法和指寸定位法，体表标志这很方便，比如两眉毛间是印堂，肚脐是神阙等。对于指寸定位法，也是取一个大概范围，在此范围内寻找。

对于穴位的准确位置，不一定是处于教科书上的实际部位，实际治疗过程中有时会偏。本人一般以中医药大学教授《针灸学》为基准，在穴位的大致位置上仔细寻按，在患者感觉最敏感的地方用针，效果最好。

《血气形志篇》：欲知背俞，先度其两乳间，中折之，更以他草度去半已，即以两隅相拄也，乃举以度其背，令其一隅居上，齐脊大柱，两隅在下，当其下隅者，肺之俞也。复下一度，心之俞也。复下一度，左角肝之俞也。右角脾之俞也，复下一度，肾之俞也，是为五脏之俞，灸刺之度也。

这是当时对背俞穴的定位之法，现在用的是数脊椎，从大椎穴下一脊椎往下数的方式，再旁开到足太阳膀胱经处取穴。

🏵 特定穴

《九针十二原》：五脏六腑所出之处，所出为井，所溜为荥，所注为俞，所行为经，所入为合，二十七气所行，皆在五俞也。节之交，三百六十五会，知其要者，一言而终，不知其要，流散无穷。所言节者，神气之所游行出入也。非皮肉筋骨也。五脏有六腑，六腑有十二原，十二原出于四关，四关主治五脏。五脏有疾，当取之十二原。十二原者，五脏之所以禀三百六十五节气味也。五脏有疾也，应出十二原。十二原各有所出。明知其原，睹其应，而知五脏之害矣。阳中之少阴，肺也，其原出于太渊，太渊二。阳中之太阳，心也，其原出于大陵，大陵二。阴中之少阳，肝也，其原出于太冲，太冲二。阴中之至阴，脾也，其原出于太白，太白二。阴中之太阴，肾也，其原出于太溪，太溪二。膏之原，出于鸠尾，鸠尾一。肓之原，出于脖胦，脖胦一。凡此十二原者，主治五脏六腑之有疾者也。

"原"含本原、原气之意，是人体生命活动的原动力，为十二经脉维持正常生理功能之根本。原穴分布在人体手腕与足踝之间及以下、胸、脐等处的十二个原穴，即五脏输穴和膏、肓的十二个原穴。经气所注为输，输是五输穴第三个穴，六阴经无原穴，乃以输代原，即肺经之原太渊、心经之原神门、肝经之原太冲、脾经之原太白、肾经之原太溪、心包经之原大陵。六阳经经气所过为原穴，即胆经之原丘墟、胃经之原冲阳、三焦经之原阳池、膀胱经之原京骨、大肠经之原合谷、小肠经之原腕骨。《难经》："肺之原出于太渊，心之原出于大陵，肝之原出于太冲，脾之原出于太白，肾之原出于太溪；少阴之原出于兑骨，胆之原出于丘墟，胃之原出于冲阳，三焦之原出于阳池，膀胱之原出于京骨，大肠之原出于合谷，小肠之原出于腕骨。"

原穴，是脏腑原气经过和留止的腧穴，主治相对应脏腑的疾病。

《邪气藏府病形》：五脏六府之气，荥、俞所入为合，荥俞治外经，合治内府。胃合于三里，大肠合入于巨虚上廉，小肠合入于巨虚下廉，三焦合入于委阳，膀胱合入于委中央，胆合入于阳陵泉。

"五脏六府之气，荥、俞所入为合。"古人把经络用水流方式来形容命名，十二经脉各经分布于肘膝关节以下的五个从四肢末端起向肘膝方向依次排列的穴位，即井、荥、输、经、合，简称"五输穴"，比喻各经脉气自四肢末端向上，具有像水流一样由小到大、由浅入深的特点。《九针十二原》："所出为井、所溜为荥、所注为输、所行为经、所入为合。"井指地下泉水初出，微小而浅，即泉眼；荥指小水成流；输指水流渐大可输送、灌注；经指水流行经较直、较长；合指水流汇合入深。

"荥俞治外经。"这里的俞不是背部的背俞穴，是指输穴，荥穴和输穴都能治外感发热和经脉疼痛，所以说治外经。

"合治内府。"这里所讲的是下合穴，主要是合六腑。《本输》："六腑皆出足之三阳，上合于手者也。大肠、小肠皆属于胃。"《邪气脏腑病形》："合治六腑。"膀胱主藏津液，三焦主水液代谢，二者关系密切。所以三焦是太阳之别。《针灸甲乙经》："委阳，三焦下辅俞也。"大肠、小肠下合于胃，三焦下合于膀胱经。下合穴偏于治疗腑实证的泻邪，寒则温灸，热则针刺。

《标幽赋》：阳跷，阳维并督、带，主肩背腰腿在表之病；阴跷、阴维、任、冲脉，去心腹胁肋在里之疑。八脉始终连八会，本是纪纲；十二经络十二原，是为枢要。

阳跷是指通于阳跷脉的申脉穴，阳维是指通于阳维脉的外关穴，督是指通于督脉的后溪穴，带是指通于带脉的足临泣穴，此四穴偏于治疗在表的外经病，如肩背腰腿疾患。而分别通于阴跷、阴维、任脉、冲脉的照海、内关、列缺、公孙则偏于治疗在里的脏腑病。

"八脉始终连八会，本是纪纲。"纪纲就是纲领的意思，可见八脉交会穴的重要性。《医学入门》："周身三百六十五穴，统于手足六十六穴，六十六穴又统于八穴。"《针方六集》："以八穴交会奇经八脉，而分主乎表，主乎里，主乎表里之间也。仲景妙于伤寒，以其有六经之辨，予今以八法为妙者，以其分主八脉，而该乎十二经也，创为针灸一大法门。"说明八脉交会穴可以主治全身疾病，八穴的主治范围广泛。

八脉交会穴是人体十二正经和奇经八脉相通的八个重要穴位，公孙通冲脉、内关通阴维脉、临泣通带脉、外关通阳维脉、后溪通督脉、申脉通阳跷脉、列缺通任脉、照海通阴跷脉。公孙通过足太阴脾经入腹会于关元，与冲脉相通；内关通过手厥阴心包经起于胸中，与阴维脉相通；外关通过手少阳三焦经上肩髎，与阳维脉相通；临泣通过足少阳胆经过季胁，与带脉相通；申脉通过足太阳膀胱经与阳跷脉相通；后溪通过手太阳小肠经交肩会于大椎，与督脉相通；照海通过足少阴肾经循阴股入腹达胸，与阴跷脉相通；列缺通过手太阴肺经循喉咙，与任脉相通。

这说明了八脉交会穴和十二原穴对针灸学来说非常重要。

《九针十二原》：所出为井，所溜为荥，所注为腧，所行为经，所入为合，二十七气所行，皆在五腧也。

《顺气一日分为四时》：病在藏者取之井，病变于色者取之荥，病时间时甚者取之输，病变于音者取之经，经满而血者，病在胃，及以饮食不节得病者，取之于合。

《难经》：井主心下满，荥主身热，俞主体重节痛，经主喘咳寒热，合主逆气而泄。春刺井，夏刺荥，季夏刺俞，秋刺经，冬刺合。阴井木，阳井金；阴荥火，阳荥水；阴俞土，阳俞木；阴经金，阳经火；阴合水，阳合土。

五输穴是由四肢末端向身体方向排列的五个穴位，以五行相生的次序排列。古人把经气运行过程用自然界的水流由小到大、由浅入深的变化来形容，把五输穴按井、荥、输、经、合的顺序，从四肢末端向肘、膝方向依次排列。"井"穴多位于手足之端，喻作水的源头，是经气所出的部位，即"所出为井"。"荥"穴多位于掌指或跖趾关节之前，喻作水流尚微，萦迂未成大流，是经气流行的部位，即"所溜为荥"。"输"穴多位于掌指或跖趾关节之后，喻作水流由小而大，由浅注深，是经气渐盛，由此注彼的部位，即"所注为输"。"经"穴多位于腕踝关节以上，喻作水流变大，畅通无阻，是经气正盛运行经过的部位，即"所行为经"。"合"穴位于肘膝关节附近，喻作江河水流汇入湖海，是经气由此深入，进而会合于脏腑的部位，即"所入为合"。

五输穴是常用要穴，为古今医家所重视。临床上如井穴可用来治疗神志昏迷，荥穴可用来治疗热病，输穴可用来治疗关节痛，经穴可用来治疗喘咳，合穴可用来治疗六腑病症等。因为这五穴以五行理论进行配合治疗，于是也有些人用五行相生相克，对五输穴故作玄虚。如脾虚胃实的脾胃不和，采用补母泻子法，脾为土，生土是火，心属火，于是取心经的输穴"神门"；土生金，金属肺，再泻肺经的经穴"经渠"。但实际上来看，用这样的方式来治疗效果不理想。针无补，只在调气，脾虚只能吃补脾的中药，胃实要通降，可在中药处方中用补脾泻胃，再加足三里通降胃腑，这才是正治。所以不能把针灸看成万能的。如果一定要用针灸治疗，不能用中药治疗才能体现医生的水平，对于脾虚胃强的脾胃不和，可取脾经的公孙和胃经的足三里一起治疗，公孙用灸，足三里用针。另外脾弱胃强，病理上还有偏于脾虚为主，或偏于胃实为主的不同。脾虚为主，是因为脾虚无力运胃，治疗当补脾为主；胃实为主，是因为胃实导致脾虚，治疗偏于泻胃。这些问题都要仔细推敲，而不是用五输穴的相生相克治疗能胜任的。五输穴是常用穴，但不是万能穴，用五行相生相克的理论配用五输穴治疗，的确有很多不足之处。

《奇病论》：胆虚气上溢而口为之苦，治之以胆募俞。

《难经》：五藏募在阴而俞在阳，阳病行阴，故令募在阴。

《难经本义》：阴阳经络，气相交贯，脏腑腹背，气相通应。

募穴分布，有在本经者，有在他经者；有呈双穴者，有为单穴者。分布于肺经的有本脏募中府；分布于胆经的有本腑募日月，肾脏募京门；分布于肝经的有本脏募期门，脾脏募章门；分布于胃经的有大肠募天枢。以上均为双穴。其余都分布于任脉，有心包募膻中；心募巨阙；胃募中脘；三焦募石门；小肠募关元；膀胱募中极。均为单穴。六腑病证多取募穴治疗，如胃病多取中脘，大肠病多取天枢，膀胱病多取中极等。

"阴阳经络，气相交贯，脏腑腹背，气相通应。"脏腑之气与俞募穴是相互贯通的。因此，募穴主治性能与背俞穴有共同之处。募穴可以单独使用，也可与背俞穴配合使用，即谓之俞募配穴。

《背腧》：黄帝问于岐伯曰：愿闻五脏之腧，出于背者。岐伯曰：背中大腧，在杼骨之端，肺腧在三焦之间，心腧在五焦之间，膈腧在七焦之间，肝腧在九焦之间，脾腧在十一焦之间，肾腧在十四焦之间。皆挟脊相去三寸所，则欲得而验之，按其处，应在中而痛解，乃其输也。灸之则可刺之则不可。气盛则泻之，虚则补之。以火补者，毋吹其火，须自灭也；以火泻之，疾吹其火，传其艾，须其火灭也。

背俞穴是指五脏六腑之气输注于背部的腧穴，属足太阳膀胱经的经穴。背俞穴全部分布于背部督脉旁开 1.5 寸的足太阳经第一侧线上，背俞穴与相应脏腑位置的高低基本一致，主要用于治疗与其相应的脏腑病证，如咳嗽取肺俞、心悸取心俞等。

《经脉》：经脉十二者，伏行分肉之间，深而不见；其常见者，足太阴过于外踝之上，无所隐故也。诸脉之浮而常见者，皆络脉也。六经络，手阳明少阳之大络，起于五指间，上合肘中。饮酒者，卫气先行皮肤，先充络脉，络脉先盛。故卫气已平，营气乃满，而经脉大盛。脉之卒然动者，皆邪气居之，留于本末，不动则热，不坚则陷且空，不与众同，是以知其何脉之动也。手太阴之别，名曰列缺；手少阴之别，名曰通里；手心主之别，名曰内关；手太阳之别，名曰支正；手阳明之别，名曰偏历；手少阳之别，名曰外关；足太阳之别，名曰飞扬；足少阳之别，名曰光明；足阳明之别，名曰丰隆；足太阴之别，名曰公孙；足少阴之别，名曰大钟；足厥阴之别，名曰蠡沟；任脉之别，名曰尾翳；督脉之别，名曰长强。脾之大络，名曰大包。出渊腋下三寸，布胸胁。实则身尽痛，虚则百节尽皆纵。此脉若罢络之血者，皆取之脾之大络脉也。凡此十五络者，实则必见，虚则必下。视之不见，求之上下。

络穴又能沟通表里二经，故有"一络通二经"之说。因此，络穴不仅能够治本经病，也能治其相表里之经的病证，如手太阴经的络穴列缺，既能治肺经的咳嗽、喘息，又能治手阳明大肠经的齿痛、头项等疾患。如果因为大肠不通造成肺气上逆，可取手阳明大肠经的络穴偏历来治疗。

针 灸

《素问·病能论》："有病颈痈者，或石治之，或针灸治之而皆已。"针灸是针法和灸法的总称。针，从金从咸。金表示古代制作针具的材料为金属。灸，从久从火。"久"意为时间长，"火"指烧灼。久与火联合起来表示"慢火烧灼"。砭，即远古时代的手术刀，是针的前身，古时在没有冶炼技术前，都是用兽骨、石头打磨成针状应用。

针灸起源很早，但一直到汉朝才总结整理到《黄帝内经》之中成为体系，成为指导针灸学的核心思想，有完整的经络系统，即有十二经脉、十五络脉、十二经筋、十二经别，以及与经脉系统相关的标本、根结、气街、四海等，并对腧穴、针灸方法、针刺适应证和禁忌证等也做了详细的论述。晋代医学家皇甫谧潜心钻研《黄帝内经》等著作，撰写成《针灸甲乙经》，书中全面论述了脏腑经络学说，发展并确定了349个穴位，并对其位置、主治、操作进行了论述，同时介绍了针灸方法及常见病的治疗，是针灸学术的第二次总结。明代杨继洲所著的《针灸大成》，汇集了明以前的针灸著作。以上是针灸发展的三次里程碑。

在针灸发展史上，元明两朝是鼎盛时期，先后出现了《针灸大成》《针灸大全》《针灸聚英》等名著，还有以歌赋形式的写作方式，如《玉龙歌》《标幽赋》《席弘赋》《肘后歌》等等，都有很高的临床价值。

针灸学除了用针刺和火灼以外，还有拔罐法，是应用各种方法排除罐筒内空气以形成负压，使其吸附体表以治疗疾病的方法。又称吸筒疗法、拔筒法。古代有以兽角制成的，称角法。而针法也有很大的发展，如皮肤针、皮内针、火针、芒针、电针、温针、埋线、梅花针等等，大大地丰富了针灸的治疗作用。

针灸的治病是以调动经脉之气以纠正脏腑平衡的治疗方式，所以针灸治疗得以脏腑为核心，以中医理论的辨证论治选穴用针或用灸，而不是机械地套用某个穴位治某种疾病。所以，针灸治疗的效果要好，中医基础学和诊断学一定要精深地掌握。

针灸的治疗原理

《刺节真邪》：用针之类，在于调气，气积于胃，以通营卫，各行其道。六经调者，谓之不病。

《针灸大成》：用针浑是泻而无补，古人用之，所以导气，治之以有余之病也。

《终始》：凡刺之道，气调而止，补阴泻阳，音气益彰，耳目聪明。反此者，血气不行。持其脉口人迎，以知阴阳有余不足，平与不平，天道毕矣。所谓平人者不病，不病者，脉口人迎应四时也，上下相应而俱往来也，六经之脉不结动也，本末之寒温之相守司也。形肉血气必相称也，是谓平人。少气者，脉口人迎俱少，而不称尺寸也。如是者，则阴阳俱不足，补阳则阴竭，泻阴则阳脱。如是者，可将以甘药，不可饮以至剂，如此者弗灸。不已者因而泻之，则五脏气坏矣。

"用针之类，在于调气。"针不一定是用针刺，而是泛指刺激穴位，本人就时常教患者用手指代针，配合中药治疗，这样方便患者也方便自己。《针灸大成》"所以导气"，《终始》"凡刺之道，气调而止。"讲的都是针灸的调气作用。

针灸治病的作用原理在于调气，人体五脏失衡则五脏之气有偏，经络是脏腑精气出入的通道，脏腑偏则经络之气亦偏，通过针灸治疗纠正气之偏。所以《终始》说"气调而止"，气机已经纠正正常了，就不要再用针灸。《针灸问对》："丹溪言针法，浑是泻而无补，何谓也？经曰：阳不足者，温之以气；阴不足者，补之以味。针乃砭石所制，既无气，又无味，破皮损肉，发窍于身，气皆从窍出矣，何得为补？若夫病邪大甚，元气已伤，决非针之所能济矣。"元气已伤，无气可调，所以不能用针来治疗。

"六经调者，谓之不病。"六经，是指三阴三阳。

"少气者，脉口人迎俱少，而不称尺寸也。如是者，则阴阳俱不足，补阳则阴竭，泻阴则阳脱。如是者，可将以甘药，不可饮以至剂，如此者弗灸。不已者因而泻之，则五脏气坏矣。"阴阳不足的人治疗在于用甘药治疗，而不是用针灸。

如果患者非常虚弱，服药都到了药都吃不进去的地步，就是灸也没用。"不可以饮至剂"不是指吃药一剂药不要吃完，而是指药都吃不进去，此时用灸法亦没有什么效果，意思指病情非常严重。如果再用泻来治疗，则"五脏气坏"。所以针灸不能乱用。

《阴阳应象大论》：故善用针者，从阴引阳，从阳引阴，以右治左，以左治右，以我知彼，以表知里，以观过与不及之理，见微得过，用之不殆。

《离合真邪论》：气之盛衰，左右倾移。以上调下，以左调右。有余不足，补泻于荣输，此皆荣卫之倾移，虚实之所生，非邪气从外入于经也。

《根结》：用针之要，在于知调阴与阳。调阴与阳，精气乃光，合形与气，使神内藏。故曰：上工平气，中工乱脉，下工绝气危生。故曰：下工不可不慎也，必审五藏变化之病，五脉之应，经络之实虚，皮之柔粗，而后取之也。

"从阴引阳，从阳引阴，以右治左，以左治右。""以上调下，以左调右。"用针治病，上病下取，下病上取，左病右治，右病左治，全在于"荣卫之倾移，虚实之所生。"的调气。如中风闭证，头部上实，取委中、太冲、内庭等下肢穴位，使气机下行；腰背痛取腹部之穴，胸腹病取腰背之穴，等等，都是这个原理。调到"合形与气，使神内藏"的程度，阴阳就平衡了。《六微旨大论》："天枢之上，天气主之；天枢之下，地气主之。"对于气机上下调整方面以天枢穴为分界，天枢穴平于肚脐和大横，对气机上下可以起到双向作用，比如治疗腹泻可取天枢，治疗便秘也可能取天枢。但天枢处于胃经，大横处于脾经，脾主脏藏精，胃为腑主运。如果对于脾虚为主的胃腑不利，本人取大横，如果因胃气滞而阳气不升取大横。这是因为脾和胃的功能不同选择取穴。

"必审五藏变化之病，五脉之应，经络之实虚，皮之柔粗，而后取之也。"用针灸治病之前，一定要进行详细的诊断，明确五脏的病变，经络的虚实，才能用针。如果不进行详细的诊断乱用针，最后的结果是"绝气危生"。对于《针灸学》教材中讲到晕针，造成晕针最主要的问题在于诊断不详细，没有明确病位，不知病之虚实，这是误治造成的。针灸的治疗作用比药（包括西药）快，因为药吃了还要吸收，得有一个过程，而针灸是直接针对脏腑调气，所以取效速，比如心绞痛，最快的是西药硝酸甘油的舌下含服，但也要有些时间才能缓解，如果直接取内关穴，进针就见效。但如果治错了，不良反应亦很大。

"气之盛衰，左右倾移。以上调下，以左调右。有余不足，补泻于荣输，此皆荣卫之倾移，虚实之所生，非邪气从外入于经也。"生病是气机失偏，"荣卫之倾移"，荣通营，是指人体气机发生偏差，用针来调整。气机的偏差，主要在于五脏失衡的偏差，经络之气，是源于五脏之气。

《缪刺论》：夫邪之客于形也，必先舍于皮毛，留而不去，入舍于孙脉，留而不去，入舍于络脉，留而不去，入舍于经脉，内连五脏，散于肠胃，阴阳俱感，五脏乃伤，此邪之从皮毛而入，极于五脏之次也。如此则治其经焉。今邪客于皮毛，入舍于孙络，留而不去，闭塞不通，不得入于经，流溢于大络，而生奇病也。夫邪客大络者，左注右，右注左，上下左右与经相干，而布于四末，其气无常处，不入于经俞，命曰缪刺。邪客于经，左盛则右病，右盛则左病，亦有移易者，左痛未已，而右脉先病，如此者，必巨刺之，必中其经，非络脉也。故络病者，其痛与经脉缪处，故命曰缪刺。

"邪客于经，左盛则右病，右盛则左病，亦有移易者，左痛未已，而右脉先病，如此者，必巨刺之，必中其经，非络脉也。"针灸治病，切勿哪里不舒服治哪里，穴位中虽有以痛为腧的阿是穴，但治病不是只取哪个点为治疗的部位，而是要综合分析。比如中风后遗症的半身不遂，往往见患病的半边身疼痛，但只取病患的一侧往往无效果，而是要详细地诊断后，再选合适的穴位。记得 2009 年，本人治疗金华一例中风后遗症左侧不能活动的病患，患者先后找了数位中医治疗，没有效果，左侧的髋关节处疼痛严重，有医取局部的环跳穴没有效果。我见患者有舌胖暗、舌苔滑腻，脉大而浊，重取则是空空的感觉。这是患者气血大亏，气化不利造成痰湿肉阻，单纯用针治疗解决不了问题。于是我针药结合，内服药以补气养血、疏经通络，另外再用鲜竹沥液，一天 100 毫升兑于药汁里喝。服药后 1 小时再用针，针灸方面取健康一侧的环跳穴和外关穴用泻法，留针 2 小时，留针过程中时不时的调气。一次针后，患者疼痛十去七八，全身为之轻松。后来通过针药结合治疗近 3 个月，患者能自行走路，生活能处理，就是走路不太方便。用针调气，要重视两体两侧和赤白肉际处，这是气机之枢，本案取外关和环跳，在于取气枢。

针灸的辨证施治

《脉度》：经脉为里，支而横者为络，络之别者为孙，盛而血者疾诛之，盛者泻之，虚者饮药以补之。

《终始》：则阴阳俱不足，补阳则阴竭，泻阴则阳脱。如是者，可将以甘药。

《刺要论》：病有浮沉，刺有浅深，各至其理，无过其道，过之则内伤，不及则生外壅，壅则邪从之。浅深不得，反为大贼，内动五脏，后生大病。

《血气形志篇》：形乐志苦，病生于脉，治之以灸刺。形乐志乐，病生于肉，治之以针石。形苦志乐，病生于筋，治之以熨引。形苦志苦，病生于咽嗌，治之以甘药。形数惊恐，经络不通，病生于不仁，治之以按摩醪药。

针无补法，全在调气。精气不足则经络无气可调，再用针是竭其精，治疗上得禁针而用药食补之。诊病情的虚实，脉诊的意义很大，如见脉大而空虚、沉细无力等一切虚证的脉象出现，不用针，以免再竭元气。有病亦得先通过药食调补身体，待脉象充实有气可调再施针。

另外还有见无胃气之脉亦是元气亏虚的脉象，比如水气凌心的心衰，患者脉见弦劲有力，切不能误认为是元气充实而用针泻，这是病邪大实的表现。对于有无胃气的脉，是以脉象是和缓柔韧，如果因心情郁闷或受外邪的弦劲脉，亦是以和缓柔韧为主要表面，弦劲脉表现越明显，说明病邪越严重。病邪大实是因为元气大亏气化失司，如果治疗用针泻，轻则病重不起，重则送命。治疗当用内服药的大补大攻方式进行，如果患者因体内水邪充斥气机不利，服药亦困难，可用手指代针，适当的在足三里作按揉，再在腹部任脉上涂点风油精之类的药疏通气机，以方便药物的运化。《根结》："形气不足，病气有余，是邪胜也，急泻之。形气有余，病气不足，急补之。形气不足，病气不足，此阴阳气俱不足也，不可刺之。形气不足，病气不足，此阴阳气俱不足也，不可刺之。刺之则重不足，重不足则阴阳俱竭，血气皆尽，五藏空虚，筋骨髓枯，老者绝灭，壮者不复矣。"

《宝命全形论》：凡刺之真，必先治神，五脏已定，九候已备，后乃存针，众脉不见，众凶弗闻，外内相得，无以形先，可玩往来，乃施于人。人有虚实，五虚勿近，五实勿远，至其当发，间不容瞬。手动若务，针耀而匀。静意视义，观适之变，是谓冥冥，莫知其形。

"必先治神"是指给患者用针之时，患者要心平气和了才能治疗。"众脉不见"是指心神不定气机逆乱的脉象；"众凶弗闻"指让人神志过激的事别和患者谈，这样才能使患者"内外相得"的气机平和，才能用针灸治疗。

"静意视义，观适之变，是谓冥冥，莫知其形。"这是指针灸医生给患者针灸治疗时，要全神贯注，仔细观察患者在治疗过程中的种种变化。而不是说针扎进患者体内了就留针在那里不去理会。用针治病，调气为用，对人体脏腑气血的动转变化很快，一定要仔细，患者进针后稍有不对，就要及时拔针，不能再治疗。

《离合真邪论》：真气者，经气也，经气太虚，故曰其来不可逢，此之谓也。故曰：候邪不审，大气已过，泻之则真气脱，脱则不复，邪气复至，而病益蓄。故曰其往不可追，此之谓也。不可挂以发者，待邪之至时而发针泻矣。若先若后者，血气已尽，其病不可下。吸则内针，无令气忤。静以久留，无令邪布。吸则转针，以得气为故。候呼引针，呼尽乃去，大气皆出，故命曰泻。必先扪而循之，切而散之，推而按之，弹而怒之，抓而下之，通而取之，外引其门，以闭其神。呼尽内针，静以久留，以气至为故，如待所贵，不知日暮。其气以至，适而自护，候吸引针，气不得出，各在其处，推阖其门，令神气存，大气留止，故命曰补。审扪循三部九候之盛虚而调之。察其左右，上下相失，及相减者，审其病脏以期之。不知三部者，阴阳不别，天地不分；地以候地，天以候天，人以候人。调之中府，以定三部，故曰刺不知三部九候病脉之处，虽有大过且至，工不能禁也。诛罚无过，命曰大惑，反乱大经，真不可复，用实为虚，以邪为真，用针无义，反为气贼。夺人正气，以从为为逆，荣卫散乱，真气已失。邪独内着，绝人长命，予人天殃，不知三部九候，故不能久长。因不知合之四时五行，因加相胜，释邪攻正，绝人长命。

《难经》：补泻之法，非必呼吸出内针也。知为针者，信其左；不知为针者，信其右。当刺之时，先以左手厌按所针荣、俞之处，弹面努之，爪而下之，其气之来，如动脉之状，顺针而刺之。得气，因推而内之，是谓补，动而伸之，是谓泻。不得气，乃与，男外女内；不得气，是为十死不治也。

"真气者，经气也，经气太虚，故曰其来不可逢，此之谓也。故曰：候邪不审，大气已过，泻之则真气脱，脱则不复，邪气复至，而病益蓄。故曰其往不可追，此之谓也。"经气就是人体内的元气，元气太虚，无气可调，再强行用针只会使人"真气脱"，不但治不了病，反而使病情更严重。

"吸则内针，无令气忤。静以久留，无令邪布。吸则转针，以得气为故。候呼引针，呼尽乃去，大气皆出，故命曰泻。必先扪而循之，切而散之，推而按之，弹而怒之，抓而下之，通而取之，外引其门，以闭其神。呼尽内针，静以久留，以气至为故，如待所贵，不知日暮。其气以至，适而自护，候吸引针，气不得出，各在其处，推阖其门，令神气存，大气留止，故命曰补。"这是用针的补泻之法，这里讲的吸气、呼气，是指患者的呼吸，而不是医生的呼吸。医生在患者吸气时进针、呼气时出针，出针后不马上按住针孔，这是泻法；呼气时进针、吸气是出针，出针后马上把针孔按住，这是补。针灸的补泻，不是对人体能量的补充，只是针对病邪治疗的方法，如人肚子饿了，只有吃饱饭才能有力气，而不是用扎针来补，针灸是不能给人体补充能量的。现在有些针灸师把针灸吹得神乎其神，这是言之太过了，肚子饿了就要吃饭，这是常理。身体虚弱，再用针，只会越针越虚，不论用什么补的手法都给人体补充不了能量。

"得气，因推而内之，是谓补；动而伸之，是谓泻。"《难经》对用针的补泻和《黄帝内经》不太一样，《难经》讲的补泻不一定要配合呼吸，指的是进针得气后再把针适当的向里推为补，不停的捻动针为泻。其实对于补泻之法，不外几点，一是针的粗细，针越粗越泻，所以用补法一定要用细针；二是刺激的强度，刺激越强，泻得越厉害；三是出针后对针孔的按压；四是特定的穴位，只有在可补的穴位上才能言补泻，如十二井穴、十二荥穴、睛明、四白等等穴位，是无法补的。粗针、强刺激、出针不按针孔，这是泻；小针、得气留针、出针后马上按压针孔，这是补。现在科技带来的针具，自然要比两千年前好得太多，如现在用的很细小的毫针，自然不是那个时代所能制造得了的。对于用针的泻法，现代针灸名家贺普仁前辈整理成了"三通法"，可以取法。《医学入门》："其针刺虽有补泻之法，予恐但有泻而无补焉。经谓：泻者迎而夺之。以针迎其脉之来气而出之，固可以泻实也。谓补者随而济之，以针随其经脉之去而留之，未必能补虚也。不然，《内经》何以曰无刺之热，无刺浑浑之脉，无刺漉漉之汗，无刺大劳人，无刺大饥人，无刺大渴人，无刺新饱人，无刺大惊人？又曰：形气不足，病气不足，此阴阳皆不足也。不可刺。九虚损，危病，久病，俱不宜针。刺之重竭其气，老者绝灭，壮者不复矣。若此等语，皆有泻无补之谓也，学人玩之。"《针灸集成》："针刺虽有补泻之法，予恐但有泻而无补焉。经谓泻者迎而夺之，以针迎其经脉之来气而出之，因可泻实也；谓补者，随而济之，以针随其经脉之去气而留之，未必能补虚也。不然，《内经》何以曰：无刺熇熇之热，无刺浑浑之脉，无刺漉漉之汗，无刺大劳人，无刺大饥人，无刺大渴人、无刺新饱人、无刺大惊人……若此等语皆有泻而无补之谓也。凡虚损、危病、久病，俱不宜用针。"

"必先扪而循之，切而散之，推而按之，弹而怒之，抓而下之，通而取之，外引其门，以闭其神。"这是讲怎样扎针的方法，"扪而循之"用手指轻压体表寻找准确的穴位所在，"切而散之"用手指在穴位上按揉一会，使穴位处的气机疏通疏通，差不多了，再用手指按着穴位进针。"弹而怒之"，不是指医生要发怒，而是指进针时要果断，做事果断的决心。"通而取之"是指医生用手指揉动穴位，穴位处已经柔软疏通的感觉了再进针。用针不是估计差不多就扎针，如果准确的穴位都没找到，这样的扎针自然治不了病。《针灸问对》："未刺之前，左手所候之气也，后言得气不得气，针下所候之气也。机按：古人针法，压按弹怒爪切多用左手，施之于未刺之先，以致其气。气至，顺针刺之。别无法也。"

"诛罚无过，命曰大惑，反乱大经，真不可复，用实为虚，以邪为真，用针无义，反为气贼。夺人正气，以从为为逆，荣卫散乱，真气已失。"这是一而再地告诫用针治病一定要诊断正确，不能伤人元气，元气越伤，病邪就越重。

《官能》：用针之理，必知形气之所在，左右上下，阴阳表里，血气多少，行之逆顺，出入之合，谋伐有过。知解结，知补虚泻实，上下气门，明通于四海。审其所在，寒热淋露以输异处，审于调气，明于经隧，左右肢络，尽知其会。寒与热争，能合而调之，虚与实邻，知决而通之，左右不调，把而行之，明于逆顺，乃知可治，阴阳不奇，故知起时。审于本末，察其寒热，得邪所在，万刺不殆。知官九针，刺道毕矣。明于五俞徐疾所在，屈伸出入，皆有条理。言阴与阳，合于五行，五脏六腑，亦有所藏，四时八风，尽有阴阳。各得其位，合于明堂，各处色部，五脏六腑。察其所痛，左右上下，知其寒温，何经所在。审皮肤之寒温滑涩，知其所苦，膈有上下，知其气所在。先得其道，稀而疏之，稍深以留，故能徐入之。大热在上，推而下之；从上下者，引而去之；视前痛者，常先取之。大寒在外，留而补之；入于中者，从合泻之。针所不为，灸之所宜。上气不足，推而扬之；下气不足，积而从之；阴阳皆虚，火自当之。厥而寒甚，骨廉陷下，寒过于膝，下陵三里。阴络所过，得之留止，寒入于中，推而行之；经陷下者，火则当之；结络坚紧，火所治之。不知所苦，两跷之下，男阴女阳，良工所禁，针论毕矣。

本节内容主要讲几方面的内容，一是医生要有深厚扎实的基本功，二是要认真诊断"察其寒热，得邪所在"，三是针对疾病的上下、寒热、虚实的治疗方法。

"大热在上，推而下之；从上下者，引而去之；视前痛者，常先取之。大寒在外，留而补之；入于中者，从合泻之。"上热的治疗要引火下行，《神农本草经疏》："气降则火降，火降则气不上升，血随气行，无溢出上窍之患也。"外寒重则要用补法并且久留针。"入于中者，从合泻之。"外邪入里，治疗从合穴泻。合是指五输穴的合穴，在膝肘关节处。如外感风热的发热，取肺合尺泽；外寒引起的腰背疼痛取膀胱经的委中。

"针所不为，灸之所宜。""经陷下者，火则当之；结络坚紧，火所治之。"对于虚寒证或阴寒之邪，不适合用针刺，得用温灸。经陷下者指的是阳气了虚无力升发，如脾胃虚寒中焦失运，取足三里就不得用针，而是要用灸，同一个穴位，用针和用灸的治疗方式，针对的病机不一样，治疗效果也不一样。对于阴寒凝结的疾病，不一定要用艾灸，可用火针，比如腱鞘囊肿，用火针扎后，再对局部进行长时间按压，基本一次就能治愈。但不论是艾灸也好，火针也好，都是用火。《医学入门》："药之不及，针之不到，必须灸之。丹溪凡灸有补泻，若补，火艾灭至肉；泻，火不要至肉，便扫除之，用口吹风主散。曰：虚者灸之，使火气以助元阳也；实者灸之，使实邪随火气而发散也；寒者灸之，使其气之复温也；热者灸之，引郁热之气外发，火就燥之义也。"《异法方宜论》："藏寒生满病，其治宜灸。"比如脾胃虚寒的运化不利，见腹脘胀满，治疗当温运，可灸足三里、中脘穴等。再用针刺，反更伤阳气。

《五禁》：形肉已夺，是一夺也；大夺血之后，是二夺也；大汗出之后，是三夺也；大泄之后，是四夺也；新产及大血之后，是五夺也。此皆不可泻。

不可泻，自然指的是针的泻法，本人认为出现五夺不宜用针，哪怕是补法的用针亦不可。而是要药食调补为上，有病可以通过中药处方中兼顾治疗，有些疾病虽说针灸配合效果更好，也不用针，而是用手指代针适时按揉即可。

《禁服》：凡刺之理，经脉为始，营其所行，知其度量，内刺五脏，外刺六腑，审察卫气，为百病母，调其虚实，虚实乃止，泻其血络，血尽不殆矣。盛则泻之，虚则补之，紧则先刺而后灸之，代则取血络，而后调之，陷下则徒灸之，陷下者，脉血结于中，中有着血，血寒，故宜灸之，不盛不虚，以经取之。

"内刺五脏，外刺六腑。"五脏主内，六腑主外，都可以用针灸来治疗。

"审察卫气，为百病母。"营卫一体，营主内，卫主外，针灸治疗是外治法，所以要审察卫气。

"紧则先刺而后灸之，代则取血络，而后调之，陷下则徒灸之。"这里的紧、代、陷下是指脉象。紧是寒邪凝滞血脉不畅；代脉很多人理解是病情的忽轻忽重，其实这里是虚证，因为是虚证所以针不至经，只在表面的络脉上，并且取血络后不再用针，而是"后而调之"的方式用药食调养；陷下是指脉沉弱无力的气阳两虚无力升发的脉象，治疗上主要在于药食进补。

针灸的操作方式

《邪气藏府病形》：病之六变者，刺之奈何？岐伯曰：诸急者多寒；缓者多热；大者多气少血；小者血气皆少；滑者阳气盛，微有热；涩者多血、少气，微有寒。是故刺急者，深内而久留之；刺缓者，浅内而疾发针，以去其热；刺大者，微泻其气，无出其血；刺滑者，疾发针而浅内之，以泻其阳气而去其热；刺涩者，必中其脉，随其逆顺而久留之，必先按而循之，已发针，已按其疾，无令其血出，以和其脉；诸小者，阴阳形气俱不足，勿取以针而调以甘药也。

这里的急、缓、大、小、滑、涩是指脉象，通过诊脉得知病情。寒邪收引凝滞血脉不通，所了治疗要深刺并且久留针；热性动血，所以治疗热病浅针，得气后就出针；脉大是虚证，所以用了一个"微"字，轻轻泻一下；滑脉是阳气盛，用针浅刺且得气后出针；涩脉是瘀血，"涩者多血"并不是指血很多，而是指血瘀。丹溪所说的"气有余便是火"指的是不是气太多很足，而是指气滞。瘀血不通，所以要久留针。

对于留针时间的长短，可以得出一个规律，就是寒证、瘀血证等要久留针；对于热证则少留针。

《官针》：凡刺有九，以应九变。一曰俞刺，俞刺者，刺诸经荥俞脏俞也；二曰远道刺，远道刺者，病在上，取之下，刺腑俞也；三曰经刺，经刺者，刺大经之结络经分也；四曰络刺，络刺者，刺小络之血脉也；五曰分刺，分刺者，刺分肉之间也；六曰大泻刺，大泻刺者，刺大脓以铍针也；七曰毛刺，毛刺者，刺浮痹皮肤也；八曰巨刺，巨刺者，左取右，右取左；九曰焠刺，焠刺者，刺燔针则取痹也。

这是针对疾病治疗的九种针刺方法。"诸经荥俞脏俞也"这是针对本脏或腑的经脉上取穴治疗，如肺病取肺经的穴位，肝病取肝经的穴位；远道刺，不一定是取腑的经穴，这里讲腑俞，是因为脏主藏精，腑主泻浊，对于邪实的疾病取腑泻邪。但具体病情具体对待，比如中风闭证，就可对膝关节以下的肝、胃两经同取；经刺是指刺络穴，络穴是表里关系的脏和腑的联络之穴，取一穴可以对表里关系的脏腑进行调治；络刺是针对血络上的瘀血进行放血，比如小儿惊吓后耳尖上的静脉针见瘀血，小儿疳积手指关节纹处也会见瘀血，用针挑刺出血，这种针对疾病见体表静脉瘀血的情况，挑刺瘀血的方法，治疗效果很好；分刺中讲的分肉之间，指的是两肉之间的地方，主要针对肌肉慢性操作，这种刺法不一定刺在穴位上，比如运动员长期运动造成某些部位发生粘连，寻找肉之间的粘连部位进行针刺治疗，现在的小针刀，就是分刺法；大泻刺，其实是小手术放脓，比如皮下脂肪瘤、痈化脓后的小手术；巨刺，不是用很粗的针，而是左病右治，右病左治；焠刺就是火针，把针在火上烧通红，对病患部位快速的刺针，对于火针的刺针和出针速度一定要快，快进快出，手一抖针就进出了，如果慢了一来患者疼痛，二来会有火毒留存变成他疾。《医门补要》"火针（又名燔针）为外症所必用，能决脓痈，消散阴疽，惟红肿痛，火毒旺者。误用，更肿痛深溃。头面为诸阳总会，一用火针，引火闭邪，使轻病转危矣。"

🏵 针灸的禁忌

《诊要经终论篇》：春夏秋冬，各有所刺。凡刺胸腹者，必避五脏。

春升夏浮秋降冬收，这是自然气机，人亦随应。对于四季气机的特点，《诊要经终论篇》有很长的篇幅，本人觉得对临床应用不是很适合，并且历代名家亦有自己的观点，比如李东垣就反对冬天用针，本人读李东垣的病案，治疗冬天寒痹，不用针而是用内服药的方式治疗。但冬天一定禁刺吗？病情急了还是要刺的，并且再严格按照书中所讲的方式进行，也不太现实，还是要具体问题具体对待。但对于针刺要避开五脏，这是一定要注意的，治病千万不能伤了人体的脏器，弄不好会出人命。

《终始》：凡刺之禁：新内勿刺，新刺勿内；已醉勿刺，已刺勿醉；新怒勿刺，已刺勿怒；新劳勿刺，已刺勿劳；已饱勿刺，已刺勿饱；已饥勿刺，已刺勿饥；已渴勿刺，已刺勿渴；大惊大恐，必定其气乃刺之。乘车来者，卧而休之，如食顷乃刺之。出行来者，坐而休之，如行千里顷乃刺之。凡此十二禁者，其脉乱气散，逆其营卫，经气不次，因而刺之，则阳病入于阴，阴病出为阳，则邪气复生。粗工勿察，是谓伐身，形体淫乱，乃消脑髓，津液不化，脱其五味，是谓失气也。

《黄帝内经》中对于禁刺的内容很多，包括禁刺穴和禁刺的时机，这方面的内容一定要去了解。禁刺有理，但可以变通，比如刚吃饱饭后，见运化不利的情况，可以在任脉的上脘、中脘、下脘涂点风油精或白花油之类的，再用手轻轻揉一揉肚子来代替针灸；晕车呕吐可以在内关穴上手指按揉。

附：

《九针十二原》

黄帝问于岐伯曰：余子万民，养百姓而收其租税；余哀其不给而属有疾病。余欲勿使被毒药，无用砭石，欲以微针通其经脉，调其血气，荣其逆顺出入之会。令可传于后世，必明为之法，令终而不灭，久而不绝，易用难忘，为之经纪，异其章，别其表里，为之终始。令各有形，先立针经。愿闻其情。

岐伯答曰：臣请推而次之，令有纲纪，始于一，终于九焉。请言其道！小针之要，易陈而难入。粗守形，上守神。神乎神，客在门。未赌其疾，恶知其原？刺之微在速迟。粗守关，上守机，机之动，不离其空。空中之机，清静而微。其来不可逢，其往不可追。知机之道者，不可挂以发。不知机道，扣之不发。知其往来，要与之期。粗之暗乎，妙哉，工独有之。往者为逆，来者为顺，明知逆顺，正行无问。迎而夺之，恶得无虚？追而济之，恶得无实？迎之随之，以意和之，针道毕矣。

凡用针者，虚则实之，满则泄之，宛陈则除之，邪胜则虚之。大要曰：徐而疾则实，疾而徐则虚。言实与虚，若有若无。察后与先。若存若亡。为虚与实，若得若失。

虚实之要，九针最妙，补泻之时，以针为之。泻曰，必持内之，放而出之，排阳得针，邪气得泄。按而引针，是谓内温，血不得散，气不得出也。补曰，随之随之，意若妄之。若行若按，如蚊虻止，如留如还，去如弦绝，令左属右，其气故止，外门已闭，中气乃实，必无留血，急取诛之。

持针之道，坚者为宝。正指直刺，无针左右。神在秋毫，属意病者。审视血脉者，刺之无殆。方刺之时，必在悬阳，及与两卫。神属勿去，知病存亡。血脉者在俞横居，视之独澄，切之独坚。

九针之名，各不同形。一曰镵针，长一寸六分；二曰员针，长一寸六分；三曰提针，长三寸半；四曰锋针，长一寸六分；五曰铍针，长四寸，广二分半；六曰员利针，长一寸六分；七曰毫针，长三寸六分；八曰长针，长七寸；九曰大针，长四寸。镵针者，头大末锐，去泻阳气；员针者，针如卵形，揩摩分间，不得伤肌肉者，以泻分气；提针者，锋如黍粟之锐，主按脉勿陷，以致其气；锋针者，刃三隅以发痼疾，铍针者，末如剑锋，以取大脓；员利针者，大如厘，且员且锐，中身微大，以取暴气；毫针者，尖如蚊虻喙，静以徐往，微以久留之而养，以取痛痹；长针者，锋利身薄，可以取远痹；大针者，尖如梃，其锋微员，以泻机关之水也。九针毕矣。

夫气之在脉也，邪气在上，浊气在中，清气在下。故针陷脉则邪气出，针中脉则浊气出，针太深则邪气反沉、病益。故曰：皮肉筋脉，各有所处。病各有所宜。各不同形，各以任其所宜，无实无虚。损不足而益有余，是谓甚病。病益甚，取五脉者死，取三脉者恇；夺阴者死，夺阳者狂，针害毕矣。

刺之而气不至，无问其数。刺之而气至，乃去之，勿复针。针各有所宜，各不同形，各任其所，为刺之要。气至而有效，效之信，若风之吹云，明乎若见苍天，刺之道毕矣。

黄帝曰：愿闻五脏六腑所出之处。岐伯曰：五脏五俞，五五二十五俞，六腑六俞，六六三十六俞，经脉十二，络脉十五，凡二十七气，以上下。所出为井，所溜为荥，所注为俞，所行为经，所入为合，二十七气所行，皆在五俞也。

节之交，三百六十五会，知其要者，一言而终，不知其要，流散无穷。所言节者，神气之所游行出入也。非皮肉筋骨也。

观其色，察其目，知其散复。一其形，听其动静，知其邪正，右主推之，左持而御之，气至而去之。

凡将用针，必先诊脉，视气之剧易，乃可以治也。五脏之气，已绝于内，而用针者反实其外，是谓重竭。重竭必死，其死也静。治之者辄反其气，取腋与膺。五脏之气，已绝于外，而用针者反实其内，是谓逆厥。逆厥则必死，其死也躁。治之者反取四末。

刺之害中而不去，则精泄；害中而去，则致气。精泄则病益甚而恇，致气则生为痈疡。

五脏有六腑，六腑有十二原，十二原出于四关，四关主治五脏。五脏有疾，当取之十二原。十二原者，五脏之所以禀三百六十五节气味也。五脏有疾也，应出十二原。十二原各有所出。明知其原，睹其应，而知五脏之害矣。阳中之少阴，肺也，其原出于太渊，太渊二。阳中之太阳，心也，其原出于大陵，大陵二。阴中之少阳，肝也，其原出于太冲，太冲二。阴中之至阴，脾也，其原出于太白，太白二。阴中之太阴，肾也，其原出于太溪，太溪二。膏之原，出于鸠尾，鸠尾一。肓之原，出于脖胦，脖胦一。凡此十二原者，主治五脏六腑之有疾者也。

胀取三阳，飧泄取三阴。

禀今夫五脏之有疾也，譬犹刺也，犹污也，犹结也，犹闭也。刺虽久犹可拔也，污虽久犹可雪也，结虽久犹可解也，闭虽久犹可决也。或言久疾之不可取者，非其说也。夫善用针者，取其疾也，犹拔刺也，犹雪污也，犹解结也，犹决闭也。疾虽久，犹可毕也。言不可治者，未得其术也。

刺诸热者，如以手探汤；刺寒清者，如人不欲行。阴有阳疾者，取之下陵三里，正往无殆，气下乃止，不下复始也。疾高而内者，取之阴之陵泉；疾高而外者，取之阳之陵泉也。

《小针解》

所谓易陈者，易言也。难入者，难着于人也。粗守形者，守刺法也。上守神者，守人之血气有余不足可补泻也。神客者，正邪共会也。神者，正气也，客者邪气也。在门者，邪循正气之所出入也。未睹其疾者，先知邪正何经之疾也。恶知其原者，先知何经之病所取之处也。

刺之微在数迟者，徐疾之意也。粗守关者，守四支而不知血气正邪之往来也。上守机者，知守气也。机之动不离其空中者，知气之虚实，用针之徐疾也。空中之机，清静以微者，针以得气，密意守气勿失也。其来不可逢者，气盛不可补也。其往不可追者，气虚不可泻也。不可挂以发者，言气易失也。扣之不发者，言不知补泻之意也。血气已尽而气不下也。

知其往来者，知气之逆顺盛虚也。要与之期者，知气之可取之时也。粗之暗者，冥冥不知气之微密也。妙哉！工独有之者，尽知针意也。往者为逆者，言气之虚而小，小者逆也。来者为顺者，言形气之平，平者顺也。明知逆顺正行无问者，言知所取之处也。迎而夺之者，泻也；追而济之者，补也。

所谓虚则实之者，气口虚而当补之也。满则泄之者，气口盛而当泻之也。宛陈则除之者，去血脉也。邪胜则虚之者，言诸经有盛者，皆泻其邪也。徐而疾则实者，言徐内而疾出也。疾而徐则虚者，言疾内而徐出也。言实与虚若有若无者，言实者有气，虚者无气也。察后与先若亡若存者，言气之虚实，补泻之先后也，察其气之已下与常存也。为虚为实，若得若失者，言补者佖然若有得也，泻则恍然若有失也。

夫气之在脉也，邪气在上者，言邪气之中人也高，故邪气在上也。浊气在中者，言水谷皆入于胃，其精气上注于肺，浊溜于肠胃，言寒温不适，饮食不节，而病生于肠胃，故命曰浊气在中也。清气在下者，言清湿地气之中人也，必从足始，故曰清气在下也。针陷脉，则邪气出者取之上，针中脉则浊气出者，取之阳明合也。针太深则邪气反沉者，言浅浮之病，不欲深刺也。深则邪气从之入，故曰反沉也。皮肉筋脉各有所处者，言经络各有所主也。取五脉者死，言病在中气不足，但用针尽大泻其诸阴之脉也。取三阳之脉者，唯言尽泻三阳之气，令患者恇然不复也。夺阴者死，言取尺之五里五往者也。夺阳者狂，正言也。

睹其色，察其目，知其散复，一其形，听其动静者，言上工知相五色于目。有知调尺寸小大缓急滑涩以言所病也。知其邪正者，知论虚邪与正邪之风也。右主推之，左持而御之者，言持针而出入也。气至而去之者，言补泻气调而去之也。调气在于终始一者，持心也。节之交三百六十五会者，络脉之渗灌诸节者也。

所谓五脏之气，已绝于内者，脉口气内绝不至，反取其外之病处，与阳经之合，有留针以致阳气，阳气至则内重竭，重竭则死矣。其死也，无气以动，故静。所谓五脏之气，已绝于外者，脉口气外绝不至，反取其四末之输，有留针以致其阴气，阴气至则阳气反入，入则逆，逆则死矣。其死也，阴气有余，故躁。

所以察其目者，五脏使五色循明。循明则声章。声章者，则言声与平生异也。

吴南京按：《九针十二原》和《小针解》这两篇文章是针灸学上很重要的内容，这两篇文章是姊妹篇，《小针解》是针对《九针十二原》的解释、补充、完善。这两篇文章其实是一个整体。

医　论

❀ 轻剂救命

一个 80 岁的老奶奶，2020 年夏天骨折久卧，到秋天，病危，饮食全无，神志不清，在医院里抢救，但医院里除了用一些能量剂通过静脉注射外，别无他法，病情日趋严重。家属来电话问我怎样办好，我想起当年蒲辅周前辈治疗一个极虚老年人，无法用药，闻得患者还能喝点绿茶，于是停止一切其他治疗，只让患者喝点茶水，待胃气恢复再用药物来治。于是我叫家属买些黄芪生脉饮，一次 10 毫升，通过鼻饲到胃里，每小时鼻饲 1 次，连续 3 次。次日老奶奶情况好转，于是上午每 1 小时鼻饲 10 毫升黄芪生脉饮，连续 3 次，下午再一样的量和频率，再鼻饲 3 次。到了第 3 天，老奶奶可以自己吃点稀粥，就是苦于无大便。医院医生打算用开塞露通便，我问奶奶是不是有大便的感觉，家属告诉我，老奶奶没有想大便的感觉，于是我叫她告诉医生，目前不适合通便，以免元气下陷无力运化，稍稍有点起色的脾胃功能会再次受损，一定要等到老奶奶有便意了才能用开塞露。又过了 2 天，老奶奶一餐可以喝半小碗稀粥，此时胃气已经恢复得较好，但还是没有便意，我叫家属买来人参，用人参炖好的汤混到稀粥里给老奶奶吃。又过了两天，老奶奶有便意，此时用开塞露外用通便，排出了几粒干结的大便，微微出了点汗，老奶奶精神马上好转，次日出院。

用药治病，本无固定的剂量，全在视病情而定，本案患者一来年老，二来元气大伤。治病一定要在元气的基础上进行，元气崩溃就是死人，于是用中成药慢补恢复元气，促进脾胃的运化。虽说患者数天无大便，但在患者元气极虚的情况下，通便一定要注意。通便是泄下，虽说是外用开塞露，但排便一样会使气机下陷。2021 年立春节气来得早，过年前有几天就见气温升高很快，我爸妈都见口腔溃疡，因为父母平时听我会说些治病方面的事，于是他们自己去药店里买了维生素 B 来吃，外用锡类散配合，没效果。于是来电话询问我，我告诉他们这是寒火上冲，因为气温回升，人反而不会大冬天那样注意防寒，易受外寒，老人稍微受寒，毛孔郁闭，体热不能外散就上冲，出现口腔溃疡，要吃小柴胡颗粒疏散郁热，父母各吃两小包小柴胡颗粒，次日口腔溃疡就见愈合。

 ## 月经期间是攻邪的最佳时间

绝大多数中医给育龄女性治病，都会交代月经期间不得吃药，其实月经期间是攻邪的最佳时期。病邪从体内慢慢消和直接排出体外，完全不一样。常说月子病难治，因为产后妇女元气大亏，此时生病则邪深入难祛，寻常治法根本不起效，见身体虚，补不进；见病邪实，考虑元气伤而不敢攻。其实只要在月经期间在大补的基础上大攻，使久积体内的病邪随着月经直接驱逐于体外，就补亦好补。安徽高某的子宫腺肌症非常严重，整个子宫都硬了，手按小腹感觉子宫如皮革感。2014 年高某到义乌找我治疗，见对方面色、嘴唇暗瘀，时值月经来，于是我用针刺血海、三阴交排瘀止痛，再用大剂中药补气养血，时而大块的瘀血排出，时而瘀血挟带着膜样物外排。连续排瘀近 2 个月，体重下降了六七斤，原来胖胖臃肿的身材变得苗条多了，面部肤色也如脱胎换骨一样变得红润。

傅某，女，义乌人，三十八岁。子宫内膜癌晚期，腹水严重，四肢消瘦，带下恶臭，低热，二便不畅，月经已淋漓近 40 天未干净，医院叫患者回家，不要再治。我用生黄芪 100 克、生白术 100 克、生薏苡仁 60 克、炮附子 10 克、干姜 10 克、败酱草 150 克、荆芥 15 克、益母草 30 克、炒枳壳 50 克。叫患者把药液当解渴的茶水用，口渴就喝，不拘时服用。患者治疗一星期，体温恢复正常，腹水消了大半，人的精神亦好转了很多。患者来复诊时告诉我，在治疗期间，排出了大量恶臭腐烂物。原方再治疗近半个月，患者又排出些脏物体，突然出血见止，患者来电话问我怎么治疗，还有四五剂药没吃，我叫患者把原来四五剂药吃了再说。过了四五天，患者来复诊，见患者腹水已消失，形体胖了些许。我以上方出入，生薏苡仁、败酱草、炒枳壳用量减半，再加党参、菟丝子、当归等药继续治疗，先后治疗了九个多月，患者在治疗过程中一直没有月经，患者见月经两三月没来，急得问我是不是可以通月经。我告诉患者，元气大亏，无月经可排，再用通经药治疗，元气大伤，必成坏证，等元气足，月经自通。本人以调补气血、活血解毒的方式又接着治疗了近 3 个月，患者来月经，我叫患者买来新生化颗粒混到中药液里混合一起吃，继续服药，患者见小腹绞痛，排出瘀血和膜样物甚多，到行经第 3 天起，已经没有什么瘀滞物排出，但行经第 8 天还没干净，这是元气大伤固摄不力。我用大剂补气固肾为基础，稍加升提气机来治疗，叫患者卧床休息。月经干净后，用补气固肾解毒的方式治疗，又接着治疗了近半年时间，患者月经正常，到医院检查癌症已愈。本案病连续治疗二十来个月，期间有数次外感，都是患者及时找来治疗，所以总体治疗来说，还是较满意。

对于月经期间攻邪，本人以视月经中有没有瘀滞物，只要有瘀滞物，都是连续的排经攻邪，但都是在大补气血的基础上进行。如果体虚月经不来，则要补养元气，不得通经。

治病当分脏腑

人体是由五脏功能系统组成的一个有机整体，治病之要，首先要落实病位是在哪个脏系，但五脏之间通过经络联系着，形成相互促进和制约的关系，所以落实病位后，针对治疗，一定要考虑五脏之间的相互关系，还有脏和腑之间的相互关系。切不能见一个症状就武断地马上把病定位在某处。

某男，商人，四十五六岁，2019 年三伏天大热，因喝冷饮见胃痞胀不舒服，觉得是食积，于是自行去药店里买了健胃消食片，没效果。于是去看西医，用多潘立酮片等药治疗，亦没效果，只得去求治中医。中医用焦三仙、鸡内金、厚朴等药治疗，患者胃痞没治好，反见四肢无力、气短神疲。患者为人很聪明，平时也会看点中医的书，觉得中医治疗很对证，换了四五个中医师都是这个思路，但就是没效果，于是很郁闷。到了 2019 年 11 月，我从北方出差回杭州，患者找我治疗。我见患者脉浮大，这是虚证。五脏藏精，六腑通运，不补脏，只攻腑，这是病位没有落实。我对患者说"李东垣的《脾胃论》中讲到了'肺之脾胃虚'，你自己先看下再说。"对方取出手机，马上查阅。看完后，一拍脑袋"原来治错了，我一直在治胃，原来是肺气虚。"我解释说"今年上半年连续阴雨低温，但7 月下旬开始气温突然升高成为暴热。'大火食气'，天气过热，气耗伤了。肺主气，肺气伤则无气可运，于是你才出现脾胃运化不利。今年下半年天气热起来后，就很难退，现在 11 月了还是这么暖和，所了气收敛不住。气化，要考虑三方面问题，一是足够的元气，二是五脏功能正常，三是经脉要畅通。你这病治疗在于肺，不在于胃。原来用消导药治疗，越消元气越虚，气化越不利。"于是我用生黄芪 60 克、党参 30 克、麦冬 30 克、五味子 30 克、炒枳壳 30 克、半夏 15 克、菟丝子 30 克、黄芩 30 克、生大黄 3 克、吴茱萸 5 克、干姜 15 克、当归 15 克。患者服药 1 剂胃痞消失大半，数天就愈。

2020 年夏天，有人给我介绍了一个浙江舟山的肝腹水患者。患者四十余岁，做水产生意。患者腹水严重，从胸口以下到脚都肿，精神疲惫，脉象弦涩有劲而浊，这是气虚不能化。我亦用大剂生黄芪为主药大补肺气，半个月治疗，腹水尽消，人精神亦好。气化不仅是温阳利尿，因为有形之水邪，亦是承载元气的依托，只用利尿药，水邪去，元气亦败，很多肝腹水患者抽腹水后病情马上恶化，就是抽腹水使人元气大损，导致气化失司。《虚劳要旨》里说，见人舌苔腻而有湿，如见气虚，这是气虚不化津，不能化湿，当补气。

🦠 癌症和瘟疫的异同

癌症和瘟疫，都是人体内寄居了一个新生命，不同的是癌症发展慢，瘟疫发展迅速并且会传染。癌细胞和瘟疫病毒在发展过程中，都会吸纳人体大量的能量，同时释放大量的病理产物，又成为新的致病因素，所以治疗癌症和瘟疫都一样，要改变身体的内环境，使之不利于癌症和瘟疫的生存，同时还要把他们的代谢产物排出体外。治病上都一样，得大补元气，因为能量被消耗再不补，元气不继死路一条；癌症和瘟疫的代谢产物，要直接排出体外，而不是在体内慢慢消（让人体组织器官慢慢的吸收），如果留在体内慢慢消，只会让病情更加严重，元气更加亏虚。所以瘟疫和癌症的治疗都是大补大攻为主要思路，攻邪一定要果断。这是治疗癌症和瘟疫的相同之处。

癌症初起十之八九都是见阴寒证，治疗当以温运为主。治疗上得大补大攻，因为一切癌症都是虚证，虽说先有积毒实邪渐渐地转变成癌，但等到确诊癌症时，病情已由实转虚。现在见治疗肿瘤以实验室的药理数据为依据堆积拼凑组方治疗，这个思路十治九死。实验室的小白鼠是处于一个温度和湿度都相对稳定的环境中，小白鼠身体的激素水平也一直处于一个稳定的状态中，所以用小白鼠试验效果很好的抗癌药，治疗到处乱跑、时时算计利益的人类，就没有什么效果。人生在世，一切斗争都是为了利益，神志时时变动，人体内的激素水平亦处于不稳定状态中，所以用实验室中效果显著的抗癌中药治疗人体没有效果。

瘟疫和癌症大不同，有寒、热、湿等区别，治疗上要针对性治疗。癌症的细胞分裂是一个渐进的缓慢过程，而瘟疫则是发展非常的迅速。所以治疗瘟疫一开始就要急补快攻，时机一过就成坏证。

攻邪之要在于分消

攻邪分消，指的是针对多种致病因素混合而成的病邪进行各路分消治疗。比如，常说的理气活血，就是用理气和活血同时进行；《伤寒论》中的"承气汤"是气和热一起分消、"五苓散"是寒和水一起分消、"大青龙汤"是寒热内外一起分消。分消治疗，主要针对病情复杂的情况，单一方法达不到治疗效果，就得多种方式一起治疗。

首创分消攻邪的是刘守真，他在《黄帝素问宣明方论》所创制的"防风通圣散"（由防风、川芎、当归、芍药、大黄、薄荷叶、麻黄、连翘、芒硝、石膏、黄芩、桔梗、滑石、甘草、荆芥、白术、栀子组成），以内外上下一起分消。《医方考》："防风、麻黄解表药也，风热之在皮肤者，得之由汗而泄；荆芥、薄荷清上药也，风热之在巅顶者，得之由鼻而泄；大黄、芒硝通利药也，风热之在肠胃者，得之由后而泄；滑石、栀子水道药也，风热之在决渎者，得之由溺而泄。风淫于膈，肺胃受邪，石膏、桔梗清肺胃也，而连翘、黄芩又所以祛诸经之游火；风之为患，肝木主之，川芎、归、芍和肝血也，而甘草、白术又所以和胃气而健脾。诸痛疡疮痒，皆属心火，故表有疥疮，必里有实热。是方也，用防风、麻黄泄热于皮毛；用石膏、黄芩、连翘、桔梗泄热于肺胃；用荆芥、薄荷、川芎泄热于七窍；用大黄、芒硝、滑石、栀子泄热于二阴；所以各道分消其势也。乃当归、白芍者，用之于和血；而白术、甘草者，用之以调中尔。"《医方集解》："此足太阳、阳明表里血气药也。防风、荆芥、薄荷、麻黄轻浮升散，解表散寒，使风热从汗出而散之于上。大黄、芒硝破结通幽；栀子、滑石降火利水，使风热从便出而泄之于下。风淫于内，肺胃受邪，桔梗、石膏清肺泻胃；风之为患，肝木受之，川芎、归、芍和血补肝；黄芩清中上之火；连翘散气聚血凝；甘草缓峻而和中（重用甘草、滑石，亦犹六一利水泻火之意）；白术健脾而燥湿。上下分消，表里交治，由于散泻之中，犹寓温养之意，所以汗不伤表，下不伤里也。"《退思集类方歌注》："汗不伤表，下不伤里，名曰通圣，极言其之效耳。此为表里、气血、三焦通治之剂。"

防风通圣散是针对外感病的治疗，朱丹溪取其意，创"越鞠丸"（由神曲、苍术、香附、川芎、栀子组成）五药治六郁，用于治疗内伤病的分消。到了清代叶天士的《温热论》"再论气病有不传血分，而邪留三焦，犹之伤寒中少阳病也。彼则和解表里之半；此则分消上下之势。"提出了上下分消，吴鞠通取叶天士的《临证指南医案》著《温病条辨》，并载"三仁汤"三焦分消治湿邪。

攻邪用分消，临床上应用非常广泛，因为病情很单一的情况其实极少，治疗上采取单一方法难以胜任。有人看我以前出版的书，见我用药纯和，都是平平无奇治大症，有些读者来询问，其实本人用的就是分消。

常见误治

治病之难，难在误治太多。

误治，有医生的误治，有患者自己不懂乱治的误治。最常见的误治有误汗、误下、误清、误补、误消。

误汗，外感病用发汗方式。患者到医院治疗，见医生用抗生素和生理盐水输液，再加消炎止痛药退热发汗，于是患者觉得医学很简单，时常感冒也就自行到药店买抗生素和消炎止痛药来治疗。对于身体强健或普通的外感病，大多一汗而愈。但对于流感，这是属于瘟疫，不同于单纯外感，再用发汗，这是伤其无辜，发汗后体温又升高，再发汗，如此反复，对于体弱的患者，数次发汗，于是元气大伤，形成重症。有人说一个小小的感冒治成大病，就是误治造成的。瘟疫治内，外感治外，治疗完全不同。

误下，现在的医生用攻下法治病其实极少，因为现在的患者很矫情，在治疗过程中如果见大便次数多，马上就来骂医生。本人治病有时要用通下，也会先和患者说明，治疗过程中会见大便次数增加。但患者自己却是乱吃泻药，一见某某产品在广告上说可以"排毒"，于是自行去药店买来乱吃。泻下伤阳，好好的身体吃什么泻药呢。

误清，时下有一部分的中医治病，采用的不是中医学的理论，而是西医实验室的药理学理论，开处方是以药理学的数据为依据，进行堆积用药来开处方。人的疾病最多就是外感病，很多医生把感冒和上呼吸道感染划上等号，根本不去区分寒、热、燥、湿。治疗上用大剂量的清热解毒药。外感风热用清热解毒会使邪难以外出，如果是寒湿之邪再用清热解毒药治疗，只会加重病情。但患者通过媒体对于治病的信息多了，见感冒亦会自行去药店买"板蓝根""莲花清瘟"等清热解毒的中成药乱治。

误补，患者都好补，生活条件好了更是服补药成风。比如杭州的冬天，吃滋补膏方是一种风气，有的患者在单位里把吃膏方成为攀比的内容之一，很多患者吃出一身病。是药都偏，不虚乱补，或邪盛误补，都会致病。我以前的问业老师周亨德教授，见有患者好补，来治病时都会对患者说"一定要把补药当毒药来对待。"

误消，这主要集中在活血化瘀和祛风湿方面。对于女性的乳房小叶增生、子宫肌瘤等体内有硬块的良性肿瘤，医院医生会给患者用活血化瘀的中成药，患者亦会时常去药店里买活血化瘀的中成药。对于风湿性关节炎，亦是用祛风湿和活血化瘀的治疗为套路。虽说服用活血化瘀药一时之损没有表现，但由于服药量的增加，人体元气日见虚损而成他变。五六年前浙江一带有网络小道消息说吃三七粉能治百病，于是很多人就乱吃三七粉，2016年有一个妇女因过食三七粉成崩漏找来治疗，这是三七燥精血的不良反应。

盲目信古人养生成病

因为近年来国家提倡文化复兴，一股复古之风吹遍全国，《黄帝内经》《伤寒论》这些中医古籍一下子成为民众的日常读物，街头一下子也多了很多养生馆，媒体上也到处是有关于养生的信息。我接手的患者，十之八九是全国各地久治不愈的疑难病，这些患者都有一个共同的特点，就是聪明过头，一说起中医，一套一套，好像很专业，但一听又是一些零碎的知识。

治病不易，养生更难。不会治病的人来谈养生本来就是一个笑话，但聪明的国民就是误认为中医只是用于养生，而不能用于治病。拿着《黄帝内经》五味入五脏的理论自行选择某些偏味的食物进行养生，或用《黄帝内经》中的五色入五脏的理论选择食物外表颜色进行所谓针对性的保健。用黑豆、黑芝麻、黑米等数种黑色的食物煮粥，或研成粉弄成糊来吃，这是众多民众一种保健养生的食谱之一，觉得《黄帝内经》说黑色入肾，吃黑色可以补肾。常见中药的鹿茸、菟丝子、枸杞子等补肾药，难道也是黑色的吗？一知半解乱养生成疾者多。

2019 年 6 月，有一女人胃痛找我治疗，因为 2019 年浙江上半年连续阴雨，气温偏低，我见患者舌头淡胖，舌苔滑腻，一派阳虚湿阻的表现，于是我用温阳运中为本，辅以升提气机的治疗。没想到治疗十来天，患者来复诊时见效果平平。我见自己治疗对证，怎么会没效果，于是我就和患者攀谈，得知患者近两三年来，天天吃五六种黑色食物，要么弄成糊，要么弄成粥。原因找到了，原来她的胃痛就是吃这些东西吃出来的。我叫患者把这黑色食物先停半个月，患者理直气壮地说很多人都在吃，这是补肾的。我对患者说"吃粥或半流性的糊，对胃不好，因为吃这些东西都没有通过咀嚼，而是直接喝到胃里。咀嚼的好处在于人的唾液里含有很多有助于消化的物质，不通过咀嚼就直接到胃里，其实并不好消化，时不时吃一餐问题不大，吃多了就会造成消化不良。胃中食滞，脾就失运。有人说为什么喝稀饭都长胖，就是过多喝稀饭造成胃的消化功能下降，食积于胃，气机就失运，三焦气化就失司，水湿阻滞人就胖了。"患者听进去了，没再吃这黑色食物，不几天胃痛就好过来。

治病之难，一些患者自己觉得日常很普通的行为，会直接造成疾病的发生，或直接影响治疗效果。医生治病最怕的就是遇上不懂装懂的聪明人，泥古不化，不如不读古书。

世上无万能药

世人渴望健康，但又不懂得尊重医生，这是最可悲的事。于是都去寻找某一种能通治一切病，或能对人体健康有益的万能药。因为民众都有这样的心理，所以商家就会有层出不穷的各种保健品，媒体上也会不断报道出来一些关于健康和治病的小道消息。当年把绿豆当作万能药、金华红豆杉众人中毒、铁皮石斛、灵芝粉等等，诸如此类，都是民众在寻找万能药的结果。

每个人的先天体质不同，后天生存环境也不一样，同样的疾病，不同的人治疗都不一样，世上又怎么可能有对任何人都通用的万能药呢？

我以前一起习武的师弟，2012年他父亲患肺癌到金华找我治疗，我安排在文荣医院呼吸科住院，我用纯中医治疗，肺癌治愈后我送他回云和。后来他父亲见膝关节疼痛，听说北京某某风湿病医院技术很好，于是去治疗。虽说是师弟，但没有找我治，我也不方便开口来说什么。2021年刚过完年，他父亲胃出血，急到医院里住院，病理切片结果是胃癌早期，来询问我怎么治疗。我们在沟通中才知道他父亲一直在吃止痛药，并且自北京那家风湿病医院治疗后，大便干结，便秘，这是久服止痛药和中药过燥伤了胃阴，过年期间饮食不注意就胃出血。但他的口中还是觉得北京这家风湿病医院是很专业，我也就不作任何回复，叫他听医院的安排。他还通过手机发来了一些这些年时常在吃的保健品给我看，问我合适不合适。我只能告诉他，我一家人从不吃这些保健品。

患者对医学的认识很有限，行医这么多年来，原来痛经被我治好的，觉得我只会治疗痛经；癌症被我治好的就觉得我只会治疗癌症。昨天和几个哥们一起吃饭，讲到了健康方面的话题，从他们口中听到某某官员怎样误治到死、某某富豪花了多少钱被误治到死。官员在官场上的明争暗斗很高明，商人在商场博弈是高手，但不见得他们懂医，这就是他们认识上的缺陷。用自己对事物的认识去衡量别人，这是寻医治病的最大误区所在。平时被人捧惯了，内心膨胀后，就真的误以为自己是个什么都比别人要懂的通才。场面上听到官员和富商们一套一套的健康理论，我都是闭嘴听听，有时对方定要问我，碍于情面也说几句。但这样的人，基本上也就是一饭之缘，不太会有什么交集。

套方治病危害大

患者去看医生，有个药方吃着觉得效果好，就当仙方一样珍藏。这是因为患者对中医的认识局限在某病用某药或某方治疗，主要原因是有大量这样的医生在套方治病，给患者带来如此观念。

汉时中医有经方、医经、神仙、房中四大类，其中的经方是指经验方。后来的《小品方》《肘后方》《千金方》《外台秘要》等，都是记载经验方的方书。到了明代的《本草纲目》，还有现在的《中药大词典》里面都记录了大量的经验方。

《伤寒论》中记载的药方，也是当时的经验方，但书中针对药方的应用，有一定的指导，比如"小柴胡汤""桂枝汤""麻黄汤"等药方的应用，都有很多变化，于是开创了中医辨证论治的先河，但直到现在还有很多人迷信于《伤寒论》的药方治病，认为治疗时要一味药不变，药量也不能有所改变，于是治出了很多坏证。

患者的疾病会随着天气、季节、情绪、饮食、起居、运动等变化而变化。以固定不变的药方去机械地套用时时变化的疾病，自然难以取效。时下中医的热度比十多年前我行医时要热得多，于是打着各种旗号的中医都出来，名目繁多，主要集中在民间中医这块，比如祖传中医、佛医、道医等等，其实都是弄几个药方机械地套来套去在治疗。医院里则用协定处方，患者一来，问几句话，马上从电脑上调出药方针对治疗。

用固定的药方治病，不仅效率很低，而且可能使病情更加严重，并且变得复杂化。

宗教对健康的影响

宗教对人体的健康有巨大的影响，主要是影响人的心理。对于意志力薄弱的人，有宗教信仰的确是不错的事，遇上困难可以寻求心灵寄托，所以有些人患病后久治不愈，去拜佛病就愈，这在于患者的自我心理暗示。本人的代表作《杏林外史》专门写了一篇"祈祷"，讲述一个偏远山村农民对神灵的敬畏，其实这种情况全国到处都一样，杭州这么多寺庙，香火如此之旺盛可见一斑。

但并不是所有的疾病都可以通过心理暗示得到治疗。早在两千年前的《黄帝内经》就有"移精变气"专门的篇章写这方面的问题。"黄帝问曰：余闻古之治病，惟其移精变气，可祝由而已。今世治病，毒药治其内，针石治其外，或愈或不愈，何也？岐伯对曰：往古人居禽兽之间，动作以避寒，阴居以避暑，内无眷暮之累，外无伸宦之形，此恬淡之世，邪不能深入也。故毒药不能治其内，针石不能治其外，故可移精祝由而已。当今之世不然，忧患缘其内，苦形伤其外，又失四时之从，逆寒暑之宜。贼风数至，虚邪朝夕，内至五脏骨髓，外伤空窍肌肤，所以小病必甚，大病必死。故祝由不能已也。"文章论述了用转移患者注意力、改变脏腑气机紊乱的状态，从而治疗疾病的方法。但这种方法是针对特定的人群，由于历史条件、生活环境以及精神活动等方面的不同，疾病的情况也随之而异，治疗的方法也不断发展，并指出了"得神者昌，失神者亡。"神就是元气，人如果元气崩溃，神仙也救不了。所以对于宗教心理安慰的效果，首先在于患者的元气充足，并且信念坚定。

2017年我到合肥出诊一例乳腺癌晚期患者，我到病房里患者看到我时，见对方的眼神首先看我左手的那串珠子。于是我马上取下珠子，在胸前划了十字形，顺口喊了一声"阿门"。患者马上流露出了友好的神色。于是我在合肥待了两三天，观察患者服药的反应，同时陪患者聊耶稣。对于这样的情况，本人以前在金华也遇上过，并且也在写病因方面的《杏影》写了一文章"神为何物。"

医生治病要尊重患者的宗教信仰，才能取得患者的配合，这很重要。

🌼 运动太过反促命

前年高辉兄弟说他单位有一个同事跑马拉松猝死，这是运动太过造成的。

人动则生阳以运阴，静则养阴以涵阳，生命在于运动其实只讲对一半，还应再加"长寿在于静养"。

义乌有一群人，本人刚到金华行医时时常聚，后来去河南请来了一个陈式太极拳的老师来教拳，可练拳不到一年，这群人大多数膝关节都坏了。后来我在义乌居住，这帮家伙来找我治疗，我告诉他们，练拳时步法不能太低，得以自己觉得舒服为宜，如果练拳时这个习惯不改，我治不好。

运动，要根据每一个人的实际情况来定运动的内容和运动强度。2015年，我时常会去义乌幸福湖水库边上活动筋骨，见一胖子天天在跑步，我知道此人是为了减肥在早上空腹运动。我见此人跑步大半年还是一样胖胖的，出于好心告诉对方运动太过，减不了肥。因为人运动是生阳气，但过度运动就是耗损体能，元气不足，气化更不利，于是体内的生理产物不能及时有效地代谢出体外。此人听后，运动量减少为原来的1/3，半个月下来，身体一下子瘦了好几斤。

对于运动健身，在手术后、产后、大病后等元气大亏的情况下，应要静养。静养积蓄能量，气足后才有气可化，人才能健康。如果元气大亏的情况下过度运动，反是祸事。

🌼 老年病以调补为上

本人自从父亲病后学中医起，父母的身体就一直由自己调治，三十来年也看到了父母变老的过程，动作渐渐不麻利、不耐劳、消化功能下降等等。针对于此，我在家里常年都备有人参等补药，但并不是乱服。比如浙江天气湿热，则用人参配合绿茶泡服；立秋后天气燥热，于是用人参配合夏桑菊颗粒；老人出去玩出汗了防寒，用人参配合午时茶颗粒。时常调补，于是父母身体还是很硬朗，现在定居杭州，老父亲今年已经81岁了，还种很多菜。

对于老年人的疾病治疗，也一样要以补为上，攻邪之药不能太过太猛，以免元气不支。就算要攻病，也情愿多治疗几天，不能急于求成。老年人日薄西山，整个生命机能都衰退，还要治得和年轻人一样，这是不现实的。

我治疗过很多老年癌症患者，家属很担心，我都是调补的基础上适当针对癌症进行治疗，有的患者，医院里都觉得要走了，不治了，我用调补的方式进行治疗，虽然癌没有消失，但人活得好好的，能吃能拉好睡，带癌保命。有个姓何的老人家，大肠癌晚期，找我治疗时才67岁，现在12年过去了，还活着，就是每年有一半时间是在吃中药调理身体。但去医院里检查癌症还是一样存在，并且这2年癌症发展较快，难以控制。去年患者家属问我老人身体怎么办好，我笑了起来"这么多年都活过来了，转眼就是80岁，舒服地活一天赚一天。要叫我把你父亲癌症治好，他太老了，我没这个能力的。"对方还有些遗憾的神色，但我的能力也只能做到这样子了。

杭州叶健中的父亲，糖尿病几十年，后来发展成为肾衰，在13年前找我治疗时，已经血液透析好多年，我接手治疗后，虽然血糖没有降多少，但不要血液透析，精神也很好。到2018年因为老伴去世心情因素病情又反复，出现了关格危症，我去抢救回来，时不时吃药调补，现在已经过去3年时间，86岁了。

很多老年人的疾病，以我吴南京的能力无法治愈，比如上述的癌症、糖尿病肾衰，另外还有慢性支气管哮喘、慢性心衰、类风湿性关节炎等等，只要把老人的精气神调补好，生活质量提高，不痛苦地活着，带病延年还能高寿。如果有些家属一定要我把老年人一些慢性病治愈，我大多是推辞不治。超出自己能力范围的事我不会来做。

重财轻命者不治

2019年，浙江一个教授介绍我去宁波治疗一个非常有钱的胰腺癌患者，我和患者谈好了诊费，于是这教授带着我到宁波给患者治疗。患者原来小便要花半小时才能滴出来几滴尿，癌痛不能忍受，服药1剂并扎针，患者当晚疼痛就缓解，可以入睡。到了第2天，我见患者及其家属态度傲慢，也不提给我诊费的事，我就找个借口走了，我去宁波和回义乌的路费都自己倒贴。没想到过了3天，我接到了北京某人的电话，叫我去为这患者治疗，于是我也就实情相告，此后接二连三地北京有人来电话叫我去为患者治病。我自然不会受威压，于是患者不到1个月就痛苦地死了。

患者为了治病不付费或尽可能少付费，可以说是无所不用其极，我一路风雨过来，类似这样的情况见多了。有的官员找来治病，开口就是显摆他的官是什么级别；商人是炫耀他的财富有多少；穷人是开口就说自己怎么可怜，等等。类似于这样的患者，我都是以技术有限直接推辞不接手。

对于中国医生职业行为有两种，一种是扁鹊的"六不治"，一种是孙思邈的"大医精诚"，医生遵守的是扁鹊的这一套，而患者要求的是孙思邈大医精诚的这一套，这是医患关系复杂的根源所在。本人认为扁鹊的观点较为合理，因为扁鹊是一个正常的社会人，而孙思邈是一个职业道士，其次才是医生。道士意味着有花不完的香火钱，又没有家庭责任要承担，于是可以做到他在《大医精诚》里所说的那样。而作为一个正常社会人的医生，要养家，没有收入又怎样去为患者服务。

想免费获取治疗的患者，最根本的原因是患者觉得世上有的是医生提供选择，没有这个有那个。有的患者我开始免费治疗，后来我不可能永久性免费，于是患者就来骂我，觉得原来都免费，为什么不来免费了。并且有的患者更是赤裸裸地说"稀罕什么？世上又不止你吴南京一个医生，你的技术也是你师父教的，你师父陶广正教授就在北京，我去找他就是了。"这些年明确这样说的患者有几十号之多。

想免费治病的人，都是贪得无厌的人，这种人本来就是思想不正常，价值观扭曲，平时五脏就失衡，所以才会多病。佛家说"贪为万恶之首"，其实是有一定道理的。我在业界是以治疗疑难病和危重症立足的，所以大人物见过很多，来来往往的，也就这样子。早就淡然了。有些患者是朋友介绍来的，碍于情面，碰一下，发现不对，马上溜。

❋ 润通

中医治疗痹证以祛风湿药和活血药堆积组方；治疗子宫肌瘤、乳房小叶增生以及痛经等用活血化瘀和理气药堆积组方，这是目前中医界一个很常见的套路。活血药除了当归、鸡血藤极少数几味药不燥血耗精以外，其他的全有燥血耗精的不良反应，而祛风湿药更燥。用此套路治疗痹证，最后患者都见形体干瘦、大便干结的精亏血燥之证。其实这是误治。

北京故宫博物院的杨某，患类风湿性关节炎，治疗后瘦得皮包骨，但疾病依然，2013 年杨某找我治疗，我用八珍汤化裁，通过调养脾胃，养血润燥的治疗而愈；河南程瑞静的婆婆类风湿几十年，亦是因为治疗过燥而病不起，一直坐轮椅，生活不能自理，2016 年到义乌找我治疗，我亦用养营和血、润燥养精的方式治疗，不数月就能自己行走；金华楼某子宫肌瘤过用活血理气治疗成闭经、失眠、潮热等出现，我用养精润燥、活血和营治疗而愈。类似这样的病例还很多，一看患者原来的治疗，全是燥药所误治。

对于润通之法，首见于《千金方》的"独活寄生汤"，由独活、桑寄生、杜仲、牛膝、细辛、秦艽、茯苓、肉桂心、防风、川芎、人参、甘草、当归、芍药、干地黄组成。处方中用人参、甘草、当归、芍药、地黄养营润燥，使整个处方形成一个润通的思路；吴鞠通在《伤寒论》承气汤的基础上加了地黄等养阴药，也使承气汤变成润通剂。

疾病是气化失司的表现，气化要有足够的物质基础（元气）才能化，过用燥药治疗，使阴阳两虚，无气可化，于是病越治越重。治疗痹证或子宫肌瘤等疾病是要活血化瘀，但要使有血可活才行，燥血太过，无血可活，又治什么病？

❋ 治病当考虑患者职业

不同的职业会造成人的心理和生理都发生变化，同样的疾病治疗方法也不一样，本人的《杏林外史》和《杏影》中写了很多各种职业的问题。

比如老师给学生上课就要多说话，《黄帝内经》说"久言伤气"，给老师治病就要考虑到补气；官员和企业家，应酬很多，思想压力也很大，治病就要考虑脾疏肝运脾；熬夜伤精，要时常加班熬夜的职业就要考虑补肾养精。

2010 年初秋，金华颇热，有一个二十三四岁，娇艳可人的小美女胃疼找我治疗，我见患者虽然脸上涂了一层妆，但还是隐约可以看出青暗的面色，睛白青，脉象虚大但不数，两尺几乎摸不到脉，但有涩象。舌淡暗舌苔偏腻，舌尖红有芒刺，舌根苔厚。这是气阳两虚中焦失运的表现。于是我用吴茱萸、干姜、党参、黄芪、菟丝子、厚朴、枳壳、巴戟天、肉桂、当归、生大黄、茯苓、益母草、红花、桃仁等药治疗。这患者下焦寒邪凝滞，得温通祛邪以治标，补气温阳以治本。因为当时我门诊部里没有煎药机，患者带药方去别的药房抓药，过了一星期，患者又来，我见病情没有一点变化，患者告诉我，那个药店里有一个胡子很白的老中医坐堂，老中医看了下我的药方，说我的药方不伦不类。大量的补气温阳药，又加生大黄 20 克。于是老中医重新开了个药方，治疗一星期没有什么效果，又找回来。我看到患者满脸犹豫，于是直接对患者说："你是不是在 KTV 里上班的？"对方很吃惊，问我怎么知道。我说"这是推理，你的脉象是说话多的脉象，但你的形象不像是一个老师，是因为唱歌唱伤了气，加上你一派阳虚寒滞，是喝啤酒伤了阳气，你尺脉这么弱，又有涩象，这是流产后没养好的精亏，并且痛经也较严重。"患者听我能直接说出她的职业，才决定治疗。过了一星期，在其他药店坐堂的老中医来访，他很好奇地问我"我看你的药方怪怪的，超大剂量的生黄芪加上承气汤，又有这么多的热药，但上次那个病吃了效果很好，我过来问下。"我告诉对方，承气汤加大热药这是祛寒邪，《千金要方》里写得很清楚的。过了近 1 个月，患者来复诊，见患者没有什么精神，原来病吃药 1 剂胃痛就好了，觉得药方很好，于是就一直吃，天天拉肚子。这是攻标邪急用一时的治疗，不能久服。经过这患者后，对于要攻实邪的治疗，我都会详细地对患者说清楚，千万不能久服。

🌸 学中医要考虑古时王朝政治问题

自古以来，中国的学术都不单纯，一切为了政治统治服务，政治干扰因素太大，所以学中医看古医书，一定要考虑到当时王朝的政治问题。

从中国历史看历代王朝的寿命，敢于大改革的王朝都不长久，秦败于郡县制；隋亡于科举制。而有作为的王朝，都是在原有的政治基础上进行修改，比如汉就是在秦的基础上修改，唐在隋的基础上修改。以前有作为的名医，都是饱读诗书的人，很懂政治，写书也一样会符合当时的政治特色。而有些敢直言的医书，细看医生的生活年代，都是战争年代，因为战争，统治阶级没空去管这些小事，所以医生敢写，比如《伤寒杂病论》就没有用汉代的五德学说五行的相生相克来理解中医；金元诸家，也是历为战争，加上北方的马背文化，导致了那一批医家的书很敢写；民国时期也有一批中医界的佼佼者写书是直抒胸臆。现在国家政治开明，鼓励创新，一时间中医百花齐放，欣欣向荣。

所以学中医，看古医书，不能人云亦云，要自己独立思考，才能明白其中的本义，并活用于实际治疗。

中医治病当取西医之长

经常看到网络上一些中医把西医骂得一无是处，而中医则是包治百病，这是中医没学好不自信的表现。一个真正的医者应该一切以治病为核心，要包容其他医学为中医所用，比如《千金方》中就有很多当时印度的医学。

取西医之所长，不是简单地用西药治疗，而是在中医辨证的前提下，考虑什么样的情况下取西医之长应用西药。比如魏长春前辈，他亦不排斥西医，他理解西医的输液是"急救津液"，外感、瘟疫、痢疾等疾病，因为高热腹泻等，体液大量丢失有必要及时给人补充体液。中药的养阴绝对不如西药的输液来得及时，但气津一体，失津同时亦伤气，于是气化不利而使输液后见湿邪阻滞，并且输液能补津液不能补气，所以可以用中药的运脾补气来纠正输液带来的不良反应。

2006 年，我当时还没有行医，陈法总有一个亲戚更年期在月经期间见严重便秘，他觉得用承气汤又怕元气不支，不知道如何治，我叫他用开塞露外用导便，等月经干净后再调治。

对于体积较大的肿瘤，通过中药攻是很慢的，要手术还得手术，手术是"急去瘀滞"，大邪去后再用中医调治，这是很可取的方式。

空调病和冰箱病

春温、夏热、秋凉、冬冷是一年四季的常态。但空调的应用，使人夏不热冬不冷，人的抵抗力也就随之下降。本人不是说不用空调，而是要在人体能承受气温冷热的前提下，能不用尽量不用，就算是应用也别把空调开太低。本人大夏天，家里的空调一般开二十七八度，车里的空调一般开二十一二度，并且风量不会很大。人还是要尽量去顺应一年四季的四时变化为宜。

冰箱的冷饮，尽量少吃，大夏天更要注意，不要贪一时嘴巴的凉爽。中国人的体质和西方国家不一样，西方国家吃牛肉比中国要多得多，体内积热很多，所以吃水果或冷物可以承受，而中国人的饮食以素食为主，不能和西方国家人的体质相提并论。

2016 年，我父亲常去听一些保健品厂家的课，于是觉得自己都很懂中医了，觉得中医很简单，我回金华去看我父亲，父亲也和我一套一套地谈中医。后来他误信这些厂家的人说吃冰东西可以煅烧人的胃功能，于是自己在冰箱里弄冰东西吃，吃得整天头晕晕的，觉得这是中暑，去街道卫生服务站打输液，没想到更加严重，后来我妈看不下去了，叫他吃藿香正气水，两支藿香正气水一吃就好，又很心疼卫生服务站那输液的几百元钱。那次教训之后，我父亲才知道，医学不是他想得那么简单。

手机迷惑人心

智能手机的产生和应用，给民众带来了很大的便利，也带来了很大的烦恼，因为信息量实在太大，使很多人迷失。手机上各种心灵鸡汤，各种养生治病的小道消息，各种培养孩子的方式方法，数不胜数。现在疾病这么多，除了丰富的饮食和空调应用以外，就是手机上的信息使人迷惑。

人心迷惑，不明就里，于是身体气机就紊乱，五脏就失衡，从而百病丛生。本人写《杏林外史》就是试图用"个人、家庭、国家"为纵向一条主线，"情感、利益、自由"为横向的主线来阐述人生的社会坐标，人只有明白自己的社会坐标，才不会被大量的信息所迷惑，不论对事业还是心灵都有帮助。

我现在很少去应酬，都是几个要好的哥们时不时聚下，没事就一个人待家里看书，很多人觉得怎么安静得住，其实我就是明白了自己的社会位置。我一个农民的娃，并且年龄也到中年，社会上乱七八糟的事也经历多了，知道自己的所需，到处应酬得来的小道消息没有半点价值，不如窝着看书来得实际。实在无聊了，去健身房打下沙袋，或去野外走走，让自己尽可能少去接触没有必要的信息。要做什么事，盘算一下，行就干，不行就看看，很是清爽。

拘泥运气成坏病

五运六气学要明白，这是关系到人和自然的和谐问题，但不能拘泥。一年四季的温热寒凉是主气，但天有不测风云，谁能知道将来具体天气变化。五运六气取天干地支的配对，六年一小轮，六十年一大轮的变化规律，本来就是不可取。地球的气候受外太空的影响，但外太空时时在变化，用古历法的天干地支来预测是不现实的。谈五运六气的人有一些，但去把这些人的实际治病病案找来分析下，水平又如何？宋代因为拘泥于五运六气治病，治死了很多人，都有真实历史记载的。如果要说对天干地支理解的深度，子平学说一定超过中医学。《子平真诠》《渊海子平》《三命通会》等子平学说的书看下来，命学对天干地支和理解远超中医的五运六气学说。

2020 年秋有个抑郁症患者找我治疗，我见患者精亏很严重，于是叫患者把原来的药方给我看，我见患者吃了很多风药。我好奇地问怎么会这样治疗，患者告诉我，那是一个大师，精通五运六气学说，此大师说 2019 年是厥阴司天，多风，所以要多用风药。最后患者被治得烦躁失眠很严重，最后不得不再找别的医生治疗。

浙江经济发达，于是各类神人都会来走走，我就见过很多，有的说是精通五运六气的，有的说是精通子午流注的，可笑的是，说自己精通子午流注的人，却不懂针灸，也不懂人体十二正经的首尾循环。还有的是什么道医、佛医、气功医，等等，名目很多。但浙江也的确有一批老板和官员很信这一套，市场还是有的。

医生培养在于培养医生的独立思维

有人说中医和西医的最大区别，中医是针对个体治疗，西医是针对普遍治疗。这话不对。说到中药和西药都有普遍性，比如西药的抗生素对任何人都能抗菌；中药的黄芪也一样对任何人都有补气的作用。但根据人的身体差异，调整药物的配合和剂量，这是针对个体治疗。因为中国的特殊性，医生人数多，普遍技术不高，这是事实。民众看到的十之八九都是千篇一律的治疗方式，所以民众就误认为医学是他们所了解的医学。

常说隔行如隔山，每一个行业都有行业的专业性和特殊性，技术水平有高有低，于是造成任何行业里的从业人员水平差别很大。比如当官是一个职业，小到村长，大到国家级干部，这是他们的职业水平所决定。村长往往无法理解国家级官员的决策，而高官对基层干部的所作所为则是一目了然。医学也一样，技术水平差的医生，他无法理解高水平医生的治病思路，更不要说行业外的人不明白。

造成医生治病水平差的原因，最根本的是在于没有培养医生的独立思维。

人类学习首先在于模仿，小时模仿家中大人，到了学校里模仿老师和班级中优秀的同学，到了社会上模仿成功人士。医学亦一样，在学校学习过程中，都是在模仿老师的治疗方法。比如中医，有二十几门课程，每一门课程由一个老师教，看起来学生是在取众家之长，其实反而使学生的思维混乱。同一味药，不同老师的理解和应用都不一样，于是对于基础差的学生来说，变得无所适从，不知道听谁的好，等到毕业出来行医，一片茫然。民众为什么会相信道听途说关于健康的小道消息，也是缺少独立思维的随波逐流。官员和商人很精明，这是他们业内的事，医学是另一个行业的事。对自己未知又不得不去面对的行业，人们总有一种猎奇心和从众心。

当年我在北京拜师时，我师父陶广正教授叫我"虚心师百氏"，因为我拜师时我的技术水平已经自成一家，所以师父可以用这样的方式教导。如果我还是一个基础极差的人，师百氏只会更加混乱。只有培养独立思维，学者心中自有主见后，才能汇百家之长。

拿来主义，在自己水平还不行时，千万不要拿，拿来也没用。三十年前有人买来了日本的发动机来研究，最后的结果是拆下来后装不回去。我从医的历程中，也走过套方治病、名医经验药治病、套用名医的治疗思路等等，行不通，治不了病。但我反应快，有点不对马上调头，不会一条路走到黑。

要怎样做到独立思考？先取一家精研，一家弄通了，再旁及诸家。比如取东垣学，不是只看李东垣一个人的书，而是要深入研究和东垣有关的书，比如张元素、罗天益、王海藏等都要结合在一起研究，才能把东垣学说真正弄明白。把一家弄通透了，再学其他的就自然得心应手。

伪医书和伪医

自宋代文人都好言医药起，此后文人士大夫都好言医药并著书留世，于是现在学中医就看到他们留下了很多伪医书。比如王纶、苏东坡、沈括、黄元御、江涵暾、周学海、徐灵胎、汪昂、张景岳等等都留下了著作，但这其中有些人的著作质量高，有些人的著作质量就很差。比如《苏沈良方》《四圣心源》这些书实在没有必要看，特别是初学中医者，最易误人。现在有些人把《四圣心源》当秘籍来对待，不过是这些人想走捷径，一步登天成为名医就想赚钱，如果一个学中医有素的人，把李东垣的脾胃学说和明朝的肾命学说这些名著看下来，就会发现《四圣四源》分文不值。有人会说这些名人都是载入史册的，其实历史上写人物，都会有较大的夸张。特别是宋朝以后的史书，很是夸张，所以学中医一定要懂中国历史。

张景岳和汪昂虽不是医生，但他们的书却是质量非常高的，因为这是集体创作的结果。有钱人，请来一群名医作书，最后书名写上他的名字来留世。对于医书的集体创作，《黄帝内经》是最有名的一本，历经上千年，直到汉代才成书；《千金方》也不是孙思邈个人所著，试想一个 90 岁高龄的老道士，还要创作出上百万字的巨作，精力、体力都吃不消；张景岳原来是一个将军，史书上明确记载他壮年还在部队里任职，等到部队复员回乡自然是人际关系的劳累，哪里还有时间写这么多东西。但请名医集体创作的书质量都不错，比如现在中医药大学教材，也是集体创作的结果。

对于学医成败，选书很关键，在错误的方向上努力，到头自然是一场空。怎样选？本人认为以大学教材《中医各家学说》所提到的名家原著为优。要成为一个合格的中医，一定要多看名家原著，要不对于一些医学原理无法理解，也就谈不上治病。

伪医自宋代起就辈出，现在一样很多。几年前有一个媒体人炒作中医，于是到乡下去寻找，报道我们浙江一个文盲的民间中医，说他才是真正掌握中医的人，这自然是无稽之谈，一个文盲，书都看不懂，起码的医理药理都不明白，只是持着几个民间偏方就是高人？像这样的人全国各地都有，但还是有很多民众非常相信，不过这两年听不太到这文盲中医的消息了。

伪医，还有一种是文人治医，以前老百姓绝大多数是文盲，于是几个读书人来谈医药，现在教育得到普及，加上现在国家扶持中医，于是全国人都来谈中医。有人说我吴南京是一个疯子，以前国家不扶持中医时开门诊部、医院上班，现在国家扶持中医了却不来行医，其实是我不想趟这浑水，烦。

怎样去区别伪医？这是一个学问，要从历史角度来看这问题。自新中国成立后，因为各行业人才凋零，于是国家把各行有一技之长的都请到体制内去工作。中医也是在那种大时代背景下，国家把各地有名的民间中医都请到官方医院里上班，到中医学院教中医，于是这批民间中医也就成为了大专家、教授，他们的学生毕业后有路子可走的也进了官方体制内上班，也成为了专家和教授。但这个过程中发生了很多事情，主要是人心的变化，改革开放后，全民一心向钱看，加上政治稳定，于是体制内的中医也逐渐把心思花在金钱和混职场上。比如几年前北京某名气很大的针灸师，在官方的针灸杂志上发表了关于量子纠缠和针灸的文章，内容是说孩子生病了，给母亲扎针就可以治疗孩子的病，理论是基于量子纠缠，一时弄得满城风雨。还有某名气很大的中医专家，隔空和科普作家方舟子谈中医，弄得灰溜溜的。为什么一个科普作家跳出来说中医不行，这专家只会打口水仗，不敢真刀真枪地通过实际治病来证明中医的效果呢？因为此专家只有理论，治病水平不行，所以不敢干实的。鉴别一个医生的真伪，主要看他的理论体系和实际治病案例，如果此人所提的理论和实际治病是相符合的，这样的医生差不到哪里去，如果是理论一套，实际治病又一套，就是另一种结果了。

学习医案是一个中医进步的捷径

学中医无捷径，因为要看的书，要背的内容必须要记住，不把基础打好就想急着赚钱，不现实。但理论学好了，要转变成为实际的治病，这是一个煎熬的过程。很多人理论学得很好，场面上讲得头头是道，实际治病效果不佳，这在于理论和实际脱节。这就得多读名家医案。

医案是一个医生真实治病水平的表现，丹溪、东垣等人为什么后人去学，不仅是因为他们提出了实际的理论，还有他们留下了很多经典医案经得起考验。对于医案方面的书籍很多，比如《名医类案》《古今医案按》《临证指南医案》《王孟英医案》等等，都是医案的经典之著，要成为一个合格的治病中医，这些医案必读，并且要精读。每读一个医案，就是一次模拟演习，久而久之，记忆在脑，治病时就能自动地反映出来。我家藏中医书五六百册，其中就有很多医案的专著，有空就拿来看看。

中医的心理治疗

随着社会的发展，患心理疾病的人越来越多，于是医院里也多了心理科。对于心理治疗，中医和西医不同，西医学的心理治疗是以叫患者做问答题，来判断患者的心理问题，而中医是针对神志对人体气机影响的方式进行调气来治疗。

对于心理治疗的方法，在于刺激患者的情绪，从而纠正原来失常的气机。怒则气上、悲则气消、思则气结、恐则气泻、喜则气缓等等内容，是中医心理治疗的依据。神志主宰五脏，神动则气动，五脏气机亦随之而变化。对于中医的这个理论，西医学的内分泌学方面做了证实，巴甫洛夫通过狗来做实验，发现了神志变动对健康产生了巨大作用。心理刺激影响五脏根源在于内分泌的媒介。

中医的心理治疗，不能用五行相生相克的理论进行指导。比如人郁闷气滞，用激怒的方式刺激患者，有人认为这是木克土。但对于久思脾虚之人，还不能用激怒的方式治疗，因为久郁之人肾气亏虚（久病及肾），治疗上得用安抚方式使人喜，这样患者郁结气机才能疏散开。五行理论的金克木，是不是可以用悲的方式来刺激发怒的患者？自然行不通，对于怒应以恐或喜来刺激。怒如火邪，火郁发之，喜则气缓，缓是涣散之意，遇喜则人的气机就散开（发泄、宣泄），恐使人气机向下，比如清热药。所以心理治疗得用气机的升降出入为核心观念来指导，而不是用五行相生相克来指导。

对于心理治疗方面，本人的《杏影》写得较多，医生要刺激患者的神志，有时不得不采用非常手段，很难为患者所理解，这是一分苦差事。

附录1　不失人情论

李中梓　著

尝读《内经》至《方盛衰论》，而殿之曰"不失人情"，未曾不瞿然起，喟然叹轩岐之人人深也！夫不失人情，医家所甚亟，然忧戛乎难之矣。大约人情之类有三：一曰病人之情，二曰旁人之情，三曰医人之情。

所谓病人之情者，五藏各有所偏，七情各有所胜。阳藏者宜凉，阴藏者宜热；耐毒者缓剂无功，不耐毒者峻剂有害，此藏气之不同也；动静各有欣厌，饮食各有爱憎，性好吉者危言见非，意多忧者慰安云伪，未信者忠告难行，善疑者深言则忌，此好恶之不同也；富者多任性而禁戒勿遵，贵者多自尊而骄恣悖理，此交际之不同也；贫者衣食不周，况乎药饵？贱者焦劳不适，怀抱可知，此调治之不同也；有良言甫信，谬说更新，多歧亡羊，终成画饼。此无主之为害也。有最畏出奇，惟求稳当，车薪杯水，难免败亡。此过慎之为害也；有境遇不偶，营求未遂，深情牵挂，良药难医。此得失之为害也；有性急者遭迟病，更医而致杂投，有性缓者遭急病，濡滞而成难挽，此缓急之为害也；有参术沾唇俱补，心先痞塞，硝黄入口畏攻，神即飘扬，此成心之为害也；有讳疾不言，有隐情难告，甚而故隐病状，试医以脉。不知自古神圣，未有舍望、闻、问，而独凭一脉者。且如气口脉盛，则知伤食，至於何日受伤，所伤何物，岂能以脉知哉？此皆病人之情，不可不察者也。

所谓旁人之情者，或执有据之论，而病情未必相符；或兴无本之言山，而医理何曾梦见？或操是非之柄，同我者是之，异己者非之，而真是真非莫辨；或执肤浅之见，头痛者救头，脚痛者救脚，而孰本孰标谁知？或尊贵执言难抗，或密戚偏见难回。又若荐医，动关生死。有意气之私厚而荐者，有庸浅之偶效而荐

274

者，有信其利口而荐者，有食其酬报而荐者，甚至薰莸不辨，妄肆品评，誉之则跖可为舜，毁之则凤叮作鸮，致怀奇之士，拂衣而去，使深危之病，坐而待亡。此皆旁人之情，不可不察者也。

所谓医人之情者，或巧语诳人山，或甘言悦听，或强辩相欺，或危言相恐。此便佞之流也。或结纳亲知，或修好僮仆，或求营上荐，或不邀自赴。此阿谄之流也。有腹无藏墨，诡言神授，目不识丁，假托秘传。此欺诈之流也。有望、闻、问、切，漫不关心，枳、朴、归、芩，到手便撮，妄谓人愚我明，人生我熟。此孟浪之流也。有嫉妒性成，排挤为事，阳若同心，阴为浸润，是非颠倒，朱紫混淆。此谗妒之流也。有贪得无知，轻忽人命。如病在危疑，良医难必，极其详慎，犹冀回春；若辈贪功，妄轻投剂，至於败坏，嫁谤自文。此贪幸之流也。有意见各持，异同不决，曲高者和寡，道高者谤多。一齐之傅几何？众楚之咻易乱。此肤浅之流也。有素所相知，苟且图功，有素不相识，遇延辨症，病家既不识医，则倏赵倏钱，医家莫肯任怨，则惟芩惟梗。或延医众多，互为观望；或利害攸系，彼此避嫌。惟求免怨，诚然得矣；坐失机宜，谁之咎乎？此由知医不真，任医不专也。

凡若此者，孰非人情？而人情之详，尚多难尽。圣人以不失人情为戒，欲令学者思之慎之，勿为陋习所中耳。虽然，必期不失，未免迁就。但迁就既碍于病情，不迁就又碍于人情，有必不可迁就之病情，而复有不得不迁就之人情，且奈之何哉！故曰：蔓忧乎难之矣！

吴南京按：人和其他动物的区别在于分工和交换的社会属性。不懂得分工和交换，只以阶级富贵定论贵贱，会对事物本质认识失真。有很多人在职场上精明强干，遇寻医治病就一片茫然，这在于对医学认识的缺陷；有医者如狗，见富贵者摇尾，见穷者恶言以对，此失医道之真。至于旁人自是旁观者迷，世上并无清醒的旁观者。

治病不易，得坚守本分，时时警醒社会分工和交换之理，方能防疾少病，有病亦能明白医之真伪。

附录 2　医中百误歌

程钟龄　著

医中之误有百端，漫说肘后尽金丹，先将医误从头数，指点分明见一斑。

医家误，辨证难，三因分症似三山（内因、外因、不内外因，此名三因），三山别出千条脉，病有根源仔细看（治病必求其本，须从起根处看明）。

医家误，脉不真，浮、沉、迟、数不厘清，却到厘清浑又变（如热极脉涩细，寒极反鼓指之类），胸中了了指难明（扁鹊云：持脉之道，如临深渊而望浮云。胸中了了，指下难明）。

医家误，失时宜，寒、热、温、凉要相时，时中消息团团转，惟在沉潜观化机（寒暑相推者，时之常；寒暑不齐者，时之变。务在静观而自得之，正非五运六气所能拘也）。

医家误，不明经，十二经中好问因，经中不辨循环理，管教阳证入三阴（六淫之邪，善治三阳，则无传阴之患）。

医家误，药不中，攻补寒温不对证，实实虚虚误非轻，举手须知严且慎（用药相反，厥祸最大）。

医家误，伐无过（伐无过，谓攻伐无病处也），药有专司切莫错，引经报使本殊途，投剂差讹事辄复（药味虽不相反，而举用非其经犹为未合，如芩、连、知、柏，同一苦寒，姜、桂、椒、萸，同一辛热，用各有当，况其他乎）。

医家误，药不称，重病药轻轻反重，轻重不均皆误人，此道微乎危亦甚（药虽对症而轻重之间，与病不相称，犹难骤效）。

医家误，药过剂，疗寒未已热又至，疗热未已寒更生，劝君举笔须留意（药虽与病相称，而用之过当，则仍不称矣，可见医贵三折肱也）。

医家误，失标本，缓急得宜方是稳，先病为本后为标，纤悉几微要中肯（病症错乱，当分标本相其缓急而施治法）。

医家误，舍正路，治病不识求其属，壮水益火究根源，太仆之言须诵读（王太仆云：热之不热，是无火也；寒之不寒，是无水也。无水者，壮水之主以制阳光；无火者，益火之源以消阴翳。此谓求其属也）。

医家误，昧阴阳，阴阳极处没抓拿，亢则害兮承乃制，灵兰秘旨最神良（亢则害其物，承乃制其极，此五行四时迭相为制之理）。

医家误，昧寒热，显然寒热易分别，寒中有热热中寒，须得长沙真秘诀（长沙用药寒因热用，热因寒用，或先寒后热，或先热后寒，或寒热并举，精妙入神，良法俱在，熟读精思，自然会通。然时移世易，读仲景书，按仲景法，不必拘泥仲景方，而通变用药，尤为得当）。

医家误，昧虚实，显然虚实何难治，虚中有实实中虚，用药东垣有次第（《脾胃论》《内外伤辨》，补中、枳术等方，开万世无穷之利）。

医家误，药姑息，症属外邪须克治，痞满燥实病坚牢，茶果汤丸何所济。

医家误，药轻试，攻病不知顾元气，病若祛时元气伤，似此何劳君算计（轻剂误事，峻剂偾事，二者交讥）。

医家误，不知几，脉动症变只几希，病在未形先着力，明察秋毫乃得之（病至思治，末也，见微知著，弥患于未萌，是为上工）。

医家误，鲜定见，见理真时莫改变，恍似乘舟破浪涛，把舵良工却不眩（病轻药应易也，定见定守，历险阻而不移，起人于垂危之际，足证学识）。

医家误，强识病，病不识时莫强认，谦躬退位让贤能，务俾他人全性命（不知为不知，亦良医也）。

医家误，在刀针，针有时宜并浅深（脓熟不针，则内溃；未熟早针，则气泄不成脓。脓浅针深，则伤好肉；脓深针浅，则毒不出而内败），百毒总应先艾灸（隔蒜灸法，胜于刀针。《外科正宗》云：不痛灸至痛，痛灸不疼时）头面之上用神灯（头面不宜灸，宜用神灯照法。《外科正宗》云：内服蟾蜍丸一服，外将神火照三枝。此法不止施于头面，而头面为更要）。

医家误，薄愚蒙，先王矜恤是孤穷，病笃必施真救济，好生之念合苍穹（当尽心力，施良药以济之）。

医家误，不克己，见人开口便不喜，岂知刍荛有一能，何况同人说道理。

医家误未已，病者误方兴，与君还细数，请君为我听。

病家误，早失计，初时抱恙不介意，人日虚兮病日增，纵有良工也费气（病须早治）。

病家误，不直说，讳疾试医工与拙，所伤所作只君知，纵有名家猜不出（大苏云：我有疾必尽告医者，然后诊脉，虽中医亦可治疗我但求愈疾耳，岂以困医为事哉）。

病家误，性躁急，病有回机药须吃，药既相宜病自除朝夕更医也不必（既效不可屡更）。

病家误，不相势，病势沉沉急变计，若再蹉跎时日深，恐怕回春无妙剂（不效则当速更）。

病家误，在服药，服药之中有窍妙，或冷或热要分明，食后食前皆有道。

病家误，最善怒，气逆冲胸仍不悟，岂知肝木克脾元，愿君养性须回护。

病家误，苦忧思，忧思抑郁欲何之？常将不如己者比，知得雄来且守雌。

病家误，好多言，多言伤气最难痊，劝君默口存神坐，好将真气养真元。

病家误，染风寒，风寒散去又复还，譬如城郭未完固，那堪盗贼更摧残。

病家误，不戒口，口腹伤人处处有，食饮相宜中气和，鼓腹舍哺天地久。

病家误，不戒慎，闺房衽席不知命，命有颠危可若何，愿将好色人为镜。

病家误，救绝气（病患昏眩时以手闭口而救之也），救气闭口莫闭鼻，若连鼻子一齐扪，譬如入井复下石（鼻主呼吸，闭紧则呼吸绝，世人多蹈此弊，故切言之）。

两者有误误未歇，又恐旁人误重迭，还须屈指与君陈，好把旁人观一切。

傍人误，代惊惶，不知理路乱忙忙，用药之时偏作主，平时可是学岐黄。

旁人误，引邪路，妄把师巫当仙佛，有病之家易着魔，到底昏迷永不悟。

更有大误药中寻，与君细说好留神。

药中误，药不真，药材真致力方深，有名无实何能效，徒使医家枉用心（郡邑大镇易于觅药，若荒僻处须加细辨）。

药中误，失炮制，炮制不工非善剂，市中之药未蒸炒，劝君审度才堪试（洗、炙、蒸、煮，去心、皮、壳、油、尖，皆不可苟）。

药中误，丑人参，或用粗枝枯小参，蒸过取汤兼灌锡，方中用下却无功（参以原枝干结为美，蒸过取汤则参无宝色，锡条可当人参否）。

药中误，秤不均，贱药多分贵药轻，君臣佐使交相失，偾事由来最恼人。

仍有药中误，好向水中寻，劝君煎药务得人。

煎药误，水不洁，油汤入药必呕哕（曰入声），呕哕之时病转增，任是名医审不决。

煎药误，水频添，药炉沸起又加些，气轻力减何能效，枉怪医家主见偏。

此系医中百种误，说与君家记得熟，记得熟时病易瘳，与君共享大春秋。

吴南京按：治病误治者多，有很多因素，总结出来无非是利益和认识两方面。人生在世，来来往往地忙，无非是为获取利益。利益不仅是权力和金钱，另外比如美食、美色、好逸恶劳全是利益。有所贪才会心动而支配行动，从而忘记健康问题。至于认识这有行业的差异问题，俗话说"隔行如隔山"，每一个行业都有其规律，从业人员也是水平高低不一。同行业低水平者都看不懂高水平的人，何况行业外的眼光，自然是雾里看花。我见过很多对医学失去信心的患者求助于神灵，这在于患者对医学行业的认识不足，试求于第三方的认识去理解别行业的事，这自然很难。

程钟龄把行医过程中种种误治问题进行总结，非常有意义，不论医者还是患者都要重视。

中国科学技术出版社·中医原创图书推荐

书 名	作 者	定价（元）
中医临床		
朱良春精方治验实录	朱建平	26.50
柴松岩妇科思辨经验录：精华典藏版	滕秀香	49.80
印会河脏腑辨证带教录	徐远	35.00
印会河理法方药带教录	徐远	35.00
人体经筋解剖图谱：图解学习人体经筋解剖及筋结点	刘春山，刘菏婧	68.00
人体经筋循行地图	刘春山，刘菏婧	59.00
针灸经外奇穴图谱	郝金凯	182.00
《黄帝内经》七论新编	阎钧天	39.80
《金匮要略》经纬	阎钧天	39.80
五运六气推算与应用	阎钧天	39.80
运气伤寒临证指南	阎钧天	39.80
男科疾病中西医诊断与治疗策略	邹如政	39.80
扶阳显义录	王献民，张宇轩	45.00
百治百验效方集	卢祥之	29.50
百治百验效方集·贰	张勋，张湖德	35.00
百治百验效方集·叁	张勋，张湖德	35.00
王光宇精准脉诊带教录	王光宇	29.50
王光宇诊治癌症带教录	王光宇	35.00
中医脉诊秘诀：脉诊一学就通的奥秘	张湖德，王仲宗	29.50
胡思荣中医临床带教录	左明晏，许从莲	29.50